Ralf Gerl

Ambulante Operationen in der Augenheilkunde

D1717292

Ambulante Operationen in der Augenheilkunde

Herausgegeben von
Ralf Gerl

Unter Mitarbeit von
L. Chumbley, St. Schmickler, H. Wartensleben

151 Abbildungen und 4 Tabellen

 Hippokrates Verlag Stuttgart

Die Deutsche Bibliothek – CIP-Einheitsaufnahme

Ambulante Operationen in der Augenheilkunde / hrsg. von Ralf
Gerl unter Mitarb. von L. Chumbley ... – Stuttgart : Hippokrates Verl.,
1997
  ISBN 3-7773-1261-4

Anschrift des Herausgebers:
Dr. med. Ralf Gerl
Ärztlicher Direktor
Augenklinik Ahaus
Am Schloßgraben 13
48683 Ahaus

Wichtiger Hinweis
Wie jede Wissenschaft ist die Medizin ständigen Entwicklungen unterworfen. Forschung und klinische Erfahrung
erweitern unsere Erkenntnisse, insbesondere was Behandlung und medikamentöse Therapie anbelangt. Soweit in diesem Werk eine Dosierung oder eine Applikation erwähnt wird, darf der Leser zwar darauf vertrauen, daß Autoren, Herausgeber und Verlag große Sorgfalt darauf verwandt haben, daß diese Angabe dem Wissensstand bei Fertigstellung des
Werkes entspricht.
Für Angaben über Dosierungsanweisungen und Applikationsformen kann vom Verlag jedoch keine Gewähr übernom-
men werden. Jeder Benutzer ist angehalten, durch sorgfältige Prüfung der Beipackzettel der verwendeten Präparate und
gegebenenfalls nach Konsultation eines Spezialisten festzustellen, ob die dort gegebene Empfehlung für Dosierungen
oder die Beachtung von Kontraindikationen gegenüber der Angabe in diesem Buch abweicht. Eine solche Prüfung ist
besonders wichtig bei selten verwendeten Präparaten oder solchen, die neu auf den Markt gebracht worden sind. Jede
Dosierung oder Applikation erfolgt auf eigene Gefahr des Benutzers. Autoren und Verlag appellieren an jeden Benutzer, ihm etwa auffallende Ungenauigkeiten dem Verlag mitzuteilen.
Geschützte Warennamen (Warenzeichen) werden nicht besonders kenntlich gemacht. Aus dem Fehlen eines solchen
Hinweises kann also nicht geschlossen werden, daß es sich um einen freien Warennamen handele.

Wissenschaftlicher Stand: September 1997

ISBN 3-7773-1261-4

© Hippokrates Verlag GmbH, Stuttgart 1997

Printed in Germany 1997
Satz und Reproduktion: Fotosatz Sauter GmbH, 73072 Donzdorf
Druck: Druckerei Kohlhammer, 70329 Stuttgart

Inhaltsverzeichnis

1. Allgemeine Aspekte des ambulanten Operierens   1

2 Wirtschaftliche Aspekte des ambulanten Operierens   21

3 Juristische Aspekte des ambulanten Operierens   37

4 Anästhesie   43

5 Katarakt   47

6   Glaukom   75

7   Keratoplastik   95

8   Ambulante Netzhaut-Glaskörperchirurgie   105

9   Operationen an der Bindehaut und den Lidern   113

10   Schielen   131

11 Refraktive Chirurgie 137

12 Anhang 155

Autorenverzeichnis

Dr. (VU) Lee Chumbley
Augenklinik Ahaus
Am Schloßgraben 13
48683 Ahaus

Dr. med. Ralf-H. Gerl
Augenklinik Ahaus
Am Schloßgraben 13
48683 Ahaus

Dr. med. Stefanie Schmickler
Augenklinik Ahaus
Am Schloßgraben 13
48683 Ahaus

Herbert Wartensleben
Rechtsanwalt
Gut Gedau 1
52223 Stolberg

Vorwort

Die Augenheilkunde hat im Bereich des ambulanten Operierens in Deutschland im letzten Jahrzehnt neben der Gynäkologie und der Orthopädie eine Vorreiterrolle eingenommen.

Inspiriert durch ambulante Augenkliniken in den USA operieren seit Mitte der 80iger Jahre Ophthalmochirurgen im deutschsprachigen Raum vor allem die Katarakt in häufig eigenen und nicht von öffentlicher Hand geförderten Operationsräumen. Bis zum Inkrafttreten des Gesundheitsstrukturgesetzes (GSG) gab es für einen ambulanten Operationsraum keine Richtlinien, auch wenn sich die »Operierenden Augenärzte« im Berufsverband der Augenärzte (BVA) schon lange vorher dafür eingesetzt hatten (Empfehlung zur »Qualitätssicherung für die Erbringung ambulanter Kataraktoperationen«, 1990). Mit dem GSG sind jetzt gleichermaßen für ambulante Operationseinrichtungen wie für Krankenhäuser einheitliche Qualitätsstandards verbindlich (Gerl 1995).

Das vorliegende Buch erhebt keinen Anspruch auf wissenschaftliche Vollständigkeit. Es soll vielmehr demjenigen Ophthalmochirurgen als Anleitung dienen, der bereits über eine gute operative Erfahrung im Klinikbereich verfügt, aber nun – nicht zuletzt aufgrund des Gesundheitsstrukturgesetzes – mit dem ambulanten Operieren beginnen möchte.

Der Schwerpunkt dieses Buches liegt daher vornehmlich in dem organisatorischen, wirtschaftlichen und juristischen Bereich des ambulanten Operierens. Viele Beschreibungen wie Organisation und Aufgabenverteilung der Mitarbeiter orientieren sich an dem Vorbild »Augenklinik Ahaus« und sind je nach Ausstattung entsprechend abzuwandeln. Es wurde dennoch versucht, ein Organisationsschema zu entwickeln, das auf möglichst viele ambulante OP-Zentren angewandt werden kann.

Im weiteren werden die häufigsten Operationen des »Kataloges ambulant durchführbarer Operationen« beschrieben. Darüberhinaus ist ein Kapitel über die refraktive Chirurgie angefügt.

Für die verschiedenen Operationen wird das jeweilige Instrumentarium zu Beginn der entsprechenden Kapitel aufgelistet. Im Anhang befindet sich ein Hersteller bzw. Lieferantennachweis (Product Guide 1996, Lieferantenverzeichnis 1996).

Bei allen medizinischen, juristischen, organisatorischen und wirtschaftlichen Aspekten sollte aber nicht außer Acht gelassen werden, daß das eigentliche Ziel des ambulanten Operierens in der Augenheilkunde immer sein sollte:

▶ Dem Patienten einen höchstmöglichen medizinischen Standard in der Versorgung spezieller Augenkrankheiten zukommen zu lassen.
▶ Die Humanität neben der medizinischen Qualität als Behandlungsprinzip zu nutzen.
▶ Die Gebühren so zu gestalten, daß sie einen Beitrag zur Kostendämpfung leisten und ohne wesentliche finanzielle Belastung von den Versicherten aller Krankenkassen getragen werden können.
▶ Allen Mitarbeitern eine Arbeitsatmosphäre zu schaffen, in der sie mit Freude und Anerkennung die hohen Anforderungen zur Erreichung dieser Ziele erfüllen können.

Literatur

1. Empfehlung zur »Qualitätssicherung für die Erbringung ambulanter Kataraktoperationen«, Ophthalmo-Chirurgie 3: 159–162 / 1991, DER AUGENARZT 24: 196/1990
2. Gerl, R.: Auswirkungen des GSG für den operativ tätigen Augenarzt in der Praxis, Aktuelle Augenheilkunde, Heft 2, April 1995, Herausgeber: G. Richard, Hamburg, Georg Thieme Verlag Stuttgart – New York
3. Lieferantenverzeichnis 1996, Der Augenarzt, Beilage
4. Product Guide 1996, Ocular Surgery News International Edition, Supplement to the September 1996 issue, Ocular Surgery News

Danksagung

Ambulante Operationen in der Augenheilkunde durchzuführen ist eine Sache, ein Buch darüber herauszugeben eine ganz andere.

Unter ambulanten oder auch stationären Rahmenbedingungen zu operieren ist seit vielen Jahren mein Tagesgeschäft – das Anliegen des Verlages, darüber ein Buch herauszugeben, schien mir daher eine überschaubare Aufgabe. Ich habe in den vergangenen Monaten gelernt, wie mühselig es ist, mit einem Buch dem sich ständig entwickelnden medizinischen Fortschritt auf der Spur zu bleiben. Neue Instrumente, die unseren OP-Alltag vereinfachen, kommen auf den Markt, neue Techniken bieten Lösungen für Komplikationen. Schon fertig geglaubte Kapitel müssen immer wieder umgeschrieben oder aktualisiert werden. So ein Buch wie das vorliegende kann nur ein Zwischenstand sein.

Entstehen konnte es nur dank der Unterstützung vieler Personen, die nicht alle namentlich genannt werden können. Ich denke da vor allem an die Mitarbeiter(innen) und Kollegen(innen) in der Gemeinschaftspraxis Dr. Gerl, Dr. Belger, Dr. Schmickler, Dr. Fetscher, Dr. Chumbley und in der Augenklinik Ahaus, mit denen ich tagtäglich zusammenarbeite. Hier sind viele Ideen für unsere Arbeit am Patienten entstanden, die in das vorliegende Buch eingeflossen sind. Für diese Unterstützung danke ich allen Beteiligten herzlich.

Besonders bedanken möchte ich bei Frau Dr. med. Stefanie Schmickler, die mir neben ihrer Mitarbeit als Autorin konzeptionell eine große Hilfe war und mich auch mit der nötigen konstruktiven Kritik unterstützt und motiviert hat. Mein Dank gilt weiter Herrn Dr. med. Erdmann Fritsch, Oberarzt in der Augenklinik Ahaus, und Herrn Dr. phil Walter Pfeifer, Verwaltungsleiter in der Augenklinik Ahaus, die beide redaktionelle Unterstützung geleistet haben.

Im Hippokrates Verlag war Frau Dorothee Seiz für mich eine ständige Ansprechpartnerin, die mit viel Engagement und Verständnis das Projekt gefördert hat.

Abschließend danke ich ganz besonders meiner Frau, ohne deren Verständnis und Unterstützung diese zusätzliche Aufgabe nicht zu bewältigen gewesen wäre.

1.
Allgemeine Aspekte des ambulanten Operierens

R. Gerl

1.1 Die Entwicklung vom stationären zum ambulanten Operieren

Die ambulante Operation ist dadurch gekennzeichnet, daß der Patient im allgemeinen die Nacht vor und nach dem Eingriff zu Hause verbringt. Ausgenommen sind sogenannte Kleineingriffe, die in Art und Behandlungsumfang im Benehmen mit den medizinisch-wissenschaftlichen Fachgesellschaften und Berufsverbänden zu regeln sind.

In der Augenheilkunde wurden Operationen bis in die 80er Jahre im deutschsprachigen Raum – mit Ausnahme kleinerer Eingriffe an den Lidern – fast ausschließlich stationär durchgeführt. In den USA operierte der Augenarzt Jervey bereits Anfang der 50er Jahre Katarakt- aber auch Strabismus-Patienten ambulant (Jervey 1952). In den Jahren 1962 bis 1974 untersuchte ein Ophthalmochirurg aus den USA, Fred M. Wilson, zwei Patientengruppen mit Netzhautablösungen, wobei er die eine Gruppe stationär und die andere Gruppe ambulant operiert hatte. Es zeigten sich hinsichtlich Netzhautwiederanlage keine Unterschiede in Bezug auf ambulante oder stationäre Behandlung (Wilson 1974).

In den USA gab es bereits 1987 Veröffentlichungen, die besagten, daß es ein nationales Ziel sei, 40 bis 50 % der mehr als 20 Millionen Eingriffe pro Jahr ambulant durchzuführen (Davis 1987). In Deutschland werden nach Erhebung des Zentralinstituts für die kassenärztliche Versorgung Köln, wie 1992 veröffentlicht, nur 22,85 % aller theoretisch ambulant durchführbaren Operationen wirklich ambulant durchgeführt (Brenner et al. 1992).

Letztendlich waren es die folgenden Entwicklungen, die dem ambulanten Operieren in der Augenheilkunde im deutschsprachigen Raum zum eigentlichen Durchbruch verhalfen:

Durch das routinemäßige Einsetzen des Operationsmikroskopes sowie weiterer operationstechnischer und apparativer Neuerungen wurden Eingriffe, die früher ausschließlich stationär durchgeführt wurden, auch in ambulanten mikrochirurgischen Operationsabteilungen von Praxen und Krankenhäusern möglich. Fast zeitgleich trafen mehrere Entwicklungen zusammen und förderten die ambulante Ophthalmochirurgie: Aus medizinischen, organisatorischen und wirtschaftlichen Gründen schlossen sich zunehmend Augenärzte in den letzten Jahren zu Gemeinschaftspraxen zusammen. Dadurch wurden außer für die konservative Augenheilkunde auch Ressourcen für die operative Tätigkeit frei. Fast parallel zu dieser Entwicklung ließen sich mehr und mehr Anästhesisten in freier Praxis nieder und erschlossen weitere ambulante Operationsverfahren.

Nicht zuletzt hat das Gesundheitsstrukturgesetz mit der darin verankerten Niederlassungsbeschränkung in den Jahren 1992 und 1993 dafür gesorgt, daß unerwartet viele klinisch versierte und operativ gut ausgebildete Augenärzte die Kliniken verlassen haben und nun in der Praxis ihre erlernten Techniken ausüben (Feldkamp 1994).

Dieser Entwicklung trägt nun der Gesetzgeber Rechnung, nicht zuletzt, um die Kostenlawine für die stationäre Behandlung, die heute schon bei 33 % der Krankenkassenausgaben liegt, zu bremsen. Gleichzeitig sollen mit der proklamierten Förderung des ambulanten Operierens in den Krankenhäusern Betten abgebaut werden. Aus diesem Grund hat der Gesetzgeber alle ambulant durchführbaren Operationen katalogisiert und veröffentlicht (§ 115b, Abs. 1,1 SGB V). Für den Fachbereich Augenheilkunde sind sie aus der Tabelle 1 (Abschnitt 1.1.1) zu entnehmen. Es ist davon auszugehen, daß künftig dieser Katalog um weitere Eingriffe ergänzt wird.

Einige Operationen, die nicht mit Zuschlagsziffern für die ambulante Durchführung versehen sind, obwohl sie ambulant durchführbar sind, werden praktisch aber kaum durchgeführt, da die Eingriffe selbst nicht kostendeckend bewertet sind. Allein die Maßnahmen für die Einhaltung der Hygienevorschriften sind teurer als die Gesamtvergütung der jeweiligen Operation. Sie schlagen bei Verwendung von sterilen Einmalabdecksystemen für Patient und Instrumententisch mit OP-Kitteln und - Handschuhen sowie Desinfektionsmitteln und Einmalinstrumenten mit ca. 70–80 DM zu Buche.

Was geschieht also z.B. bei einer Hornhaut- oder Lederhautverletzung, die mit einer Naht versorgt werden muß? Der Patient wird stationär aufgenommen, operativ versorgt und frühestens am ersten postoperativen Tag wieder entlassen. Selbst wenn der ambulante Eingriff kostendeckend honoriert würde, läge der stationäre Aufwand 5–6mal so hoch. Auch Eingriffe, die nicht im Katalog für ambulant durchführbare Operationen erscheinen, könnten im Einzelfall ambulant vorgenommen werden, z. B. die Enucleatio bulbi oder eine unkomplizierte Ablatio retinae. Hier würden im Verhältnis zum üblichen stationären Aufenthalt ca. 2000,– bis 3000,– DM pro Fall eingespart. Vor dem Hintergrund solcher Zahlen ist die derzeitige Honorarpolitik absolut unverständlich.

1.1.1 Der Katalog ambulant durchführbarer Operationen

Tab. 1: **Katalog ambulant durchführbarer Operationen mit den entsprechenden Zuschlagsziffern für die erforderliche Vor- und Nachsorge einschließlich der Bereitstellung von Operationseinrichtungen**

Nr. EBM	Leistungslegende	Zuschlag
1283	Entfernung einer Geschwulst, von Fremdkörpern oder von Silikon- oder Silastikplomben aus der Augenhöhle	81
1292	Operation der Augenhöhlen- oder Tränensackphlegmone	80
1300	Tränensackexstirpation oder Exstirpation oder Verödung der Tränendrüse	80
1302	Plastische Korrektur der verengten oder erweiterten Lidspalte, des Epikanthus, des Ektropiums, des Entropiums oder von Wimpernfehlstellung, als selbständige Leistung	82
1305	Operation der Lidsenkung (Ptosis)	82
1306	Operation der Lidsenkung (Ptosis) mit direkter Lidheberverkürzung und/oder Augenlidplastik mittels Hautlappenverschiebung aus der Umgebung	82
1326	Naht einer perforierenden Hornhaut- oder Lederhautwunde, ggf. mit Reposition oder Abtragung der Regenbogenhaut oder mit Bindehautdeckung	82
1330	Verlängerung, Verkürzung oder Verlagerung eines geraden Augenmuskels	82
1332	Verlängerung, Verkürzung oder Verlagerung eines schrägen Augenmuskels oder Veränderung der Abrollstrecke eines Augenmuskels durch retroäquatoriale Myopexie	82
1345	Eröffnung, Spülung und/oder Wiederherstellung der vorderen Augenkammer, als selbständige Leistung	80
1348	Diszision der Linse oder Diszision oder Ausschneidung des Nachstars oder der Linsenkapsel, ggf. mittels Laser-Verfahrens, oder Nachstarentfernung mittels Saug-Spül-Verfahren, als selbständige Leistung	83
1350	Staroperation, ggf. mit Iridektomie	85
1351	Operation des Grauen Stars mit Implantation einer intraokularen Linse	85
1352	Extrakapsuläre Operation des grauen Stars mittels gesteuertem Saug-Spül-Verfahrens, ggf. einschl. Iridektomie, ggf. mit Implantation einer intraokularen Linse	86
1353	Phakoemulsifikation, ggf. einschl. Iridektomie, ggf. mit Implantation einer intraokularen Linse	87
1355	Implantation einer intraokularen Linse, als selbständige Leistung	85

Tab. 1 (Fortsetzung)

Nr. EBM	Leistungslegende	Zuschlag
1356	Operative Extraktion oder operative Reposition einer intraokularen Linse, als selbständige Leistung	82
1357	Hintere Sklerotomie, als selbständige Leistung	80
1358	Zyklodiathermie-Operation oder Kryo-Zyklothermie-Operation	83
1359	Operative Regulierung des Augeninnendrucks (Zyklodialyse, Iridektomie, Lasertrabekuloplastik), als selbständige Leistung	83
1361	Fistelbildende Operation bei Glaukom und/oder Goniotrepanation, Goniotomie, Trabekulotomie oder Trabekulektomie bei Glaukom	86
1364	Licht- bzw. Laser-Koagulation(en) der Netzhaut und/ oder der Aderhaut	80
1365	Licht- bzw. Laserkoagulation(en) der Netzhaut und/ oder der Aderhaut, jede weitere Sitzung im Behandlungsfall an demselben Auge	80
1366	Behandlung einer vaskulären Netzhauterkrankung mittels Diathermie- oder Kryokoagulation	83
1370	Entfernung von Glaskörpergewebe aus der vorderen Augenkammer, mittels apparativen Vitrektomieverfahrens, als selbständige Leistung	83
1371	Glaskörperstrangdurchtrennung und/ oder Entfernung von Glaskörpergewebe (Pars-plana-Vitrektomie), als selbständige Leistung	87
1375	Hornhauttransplantation, einschließlich Trepanation der Spenderhornhaut	87
	Ambulant durchführbare Operationen, die bisher im Katalog ambulant durchführbarer Operationen **nicht** aufgelistet sind, aber künftig zu diesem ergänzt werden sollten:	
1282	Entfernung einer Bindehaut- oder Lidgeschwulst	0
1321	Operation des Flügelfells	0
1325	Naht einer Bindehaut- oder einer nicht perforierenden Hornhaut- oder Lederhautwunde, ggf. einschl. Ausschneiden der Wundränder	0
1367	Operation einer Netzhautablösung mit eindellenden Maßnahmen	0
1368	Operation einer Netzhautablösung mit eindellenden Maßnahmen und Glaskörperchirurgie	0
96	Operative Entfernung des Augapfels mit oder ohne Einsetzen einer Plombe	0

1.2 Allgemeine Voraussetzungen

1.2.1 Richtlinien

▬▬▬ Mit dem Gesundheitsstrukurgesetz (GSG) werden u. a. die Anforderungen der Hygiene beim ambulanten Operieren in Krankenhaus und Praxis auch für den Vertragsarzt (Augenarzt) bindend (Stand: September 1994). Die Anforderungen stützen sich weitgehend auf die »Vereinbarung von Qualitätssicherungsmaßnahmen beim ambulanten Operieren gemäß § 14 des Vertrages nach § 115 b Abs. 1 SGB V« (Stand: 13. 6. 1994), die am 1. Oktober 1994 in Kraft getreten ist, und die »Richtlinie der Bundesärztekammer zur Qualitätssicherung ambulanter Operationen« (13. 4. 1994). Diese Richtlinien sind zum Teil inhaltlich gleich, differieren und ergänzen sich aber in einigen Punkten. Die Richtlinie der Bundesärztekammer wird für den Arzt erst verbindlich, wenn die jeweilige Landesärztekammer durch Beschluß der Kammerversammlung dieser zugestimmt hat. Für diesen Fall hat dann die Richtlinie der Bundesärztekammer Vorrang. Die Kassenärztliche Vereinigung muß somit einem Vertragsarzt, der sich an die Richtlinie der Bundesärztekammer hält, auch das Honorar für das ambulante Operieren zahlen (Kolkmann 1994).

▬▬▬ Beide Richtlinien legen personelle, räumliche, apparative und hygienische Anforderungen fest.

1.2.2 Qualitätssicherung

▬▬▬ Der Begriff der Qualitätssicherung gliedert sich in die Begriffe

▷ Strukturqualität,
▷ Prozeßqualität und
▷ Ergebnisqualiät,
  die folgendes beinhalten:
  ▷ Strukturqualität:
  - persönliche Qualifikation der ambulant operierenden Ärzte/Anästhesisten
  - Qualifikation des Assistenzpersoals
  - räumliche, apparative und hygienische Anforderungen
  - allgemeine organisatorische Anforderungen

▷ Prozeßqualität
  - präoperative Diagnostik und Therapie
  - ambulante Operationen/Anästhesien
▷ Ergebnisqualität
  - Beteiligung an Maßnahmen zur externen Qualitätssicherung der Ärztekammern
  - Beurteilung der Ergebnisqualität

▬▬▬ Die Richtlinien sind im Wortlaut dem Anhang zu entnehmen.

Anforderungen an die Struktur eines ambulanten OP-Bereiches

Persönliche Qualifikation
▬▬▬ Gemäß der Richtlinie der Bundesärztekammer zur Qualitätssicherung ambulanter Operationen (Stand: 13. April 1994) wird hinsichtlich der persönlichen Qualifikation der ambulant operierenden Ärzte/Anästhesisten folgendes vorgeschrieben:
»Operationen/Anästhesien werden nach Facharztstandard erbracht.
Der Facharztstandard setzt unter anderem auch voraus
1. ausreichende Kenntnisse, Fähigkeiten und Fertigkeiten in der Notfallmedizin und der Beherrschung prä-, peri- und postoperativer Komplikationen im Zusammenhang mit den durchgeführten Operationen/Anästhesien,
2. gegebenenfalls Nachweis zusätzlicher Qualifikationsvoraussetzungen.
Der Operateur/Anästhesist hat dafür Sorge zu tragen, daß gegebenenfalls zu beteiligendes Assistenzpersonal in ausreichender Zahl mit einer ausreichenden Qualifikation zur Verfügung steht«.

Räumliche Voraussetzungen
▬▬▬ Der OP-Bereich sollte vom übrigen Praxisbereich getrennt sein.
▬▬▬ Die Flächen im OP müssen leicht zu reinigen und zu desinfizieren sein. Kantenübergänge sind so auszuführen, daß keine Schmutzablagerungen in Ecken und Winkeln möglich sind (z. B. gekehlte Fußleisten) (Abb. 1). Der Fußboden muß flüssigkeitsdicht verfugt sein. Die Wände müssen bis auf eine Mindesthöhe

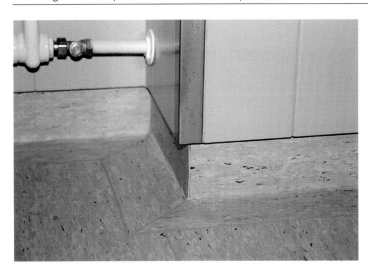

Abb. 1

von 2 Metern abwaschbar und dekontaminierbar sein. Die Einrichtung ist so zu gestalten, daß Staubablagerungen nach Möglichkeit vermieden werden. Von Installationen dürfen keine hygienischen Gefahren ausgehen. Wasch- und Reinigungsbecken sowie Bodenabläufe sind grundsätzlich in Operationsräumen nicht zulässig. Toiletten dürfen nicht im OP-Bereich untergebracht werden. Lichtquellen zur fachgerechten Ausleuchtung des Operationsraumes und des Operationsgebietes und Monitore zur Überwachung lebenswichtiger Funktionen sind durch eine Stromausfallüberbrückung abzusichern. Die Elektroinstallation muß nach den Vorschriften DIN – VDE 0107 (DIN – VDE 0107 von 10.94 und DIN – VDE 0107 Beiblatt 1 von 11/89) erfolgen. Außerdem sind die Vorschriften des Blattes M639 der Berufsgenossenschaft für Gesundheitsdienst und Wohlfahrtspflege einzuhalten. Eine Operations-Abteilung, die von mehreren Fachdisziplinen genutzt wird, müßte etwa wie folgt aussehen:

Der unsterile Bereich umfaßt	durchschnittliche Größe
den Wartebereich,	42 m²
ggf. einen Ruhe- oder Aufwachraum,	42 m²
▶ einen Putz- oder Entsorgungsraum,	10 m²
▶ Toiletten	8 m²
▶ Behinderten-WC	8 m²
▶ einen Lagerraum für Geräte und Vorräte	12 m²

Im **Schleusenbereich** sind
▶ ein Personalumkleidebereich mit Waschbecken und	8 m²
▶ Vorrichtungen zur Durchführung einer Händedesinfektion und	8 m²
▶ Umkleidebereich für den Patienten unterzubringen	8 m²

Der **sterile Bereich** schließlich umfaßt
▶ einen Vorbereitungsraum	18 m²
▶ den eigentlichen OP-Raum,	25 m²
▶ einen Waschraum mit Vorrichtung zur Durchführung der chirurgischen Händedesinfektion,	8 m²
▶ einen Raum für Geräte- und Instrumentenaufbereitung (Sterilisationsraum), Aufbereitungsbereich	20 m²
Gesamtfläche:	217 m²

▬▬▬▬ Die aufgeführten Flächengrößen geben lediglich einen Anhalt für den benötigten Raumbedarf, der für einen ambulanten Operationsbereich mit *einem* OP-Raum erforderlich ist. Viele Operateure kommen mit der Hälfte aus. Nicht erfaßt sind Räume für die sogenannte Haustechnik wie z. B. Heizung, Lüftung, technische Gase etc.

▬▬▬▬ Auch diese Flächen gehen mit in die Wirtschaftlichkeitsberechnung eines ambulanten OP's ein, sei es durch die monatliche Miete oder bei Bau mit dem Investitionsvolumen, was sich grob mit dem m³-umbauten Raum schätzen läßt (mittlerer Standard für einen OP-Bereich: 1300–1500 DM/m³ umbauten Raums, Stand: 1996).

Abb. 2 zeigt den Grundriß eines Operationszentrums mit den drei Bereichen: unsteriler Bereich = gelb, Schleusenbereich = violett, steriler Bereich = blau gezeichnet.

Bei der Planung operativer Einrichtungen sollte ein Arzt für Hygiene hinzugezogen werden (Gerl 1993; Richtlinie der Bundesärztekammer 1994, s. Anhang).

Gemäß § 14 des Vertrages nach § 115 b Abs. 1 SGB V »Vereinbarung von Qualitätssicherungsmaßnahmen beim ambulanten Operieren« haben Krankenhäuser und Ärzte, die in der vertragsärztlichen Versorgung ambulante Operationen oder Anästhesien erbringen, eine Erklärung gegenüber ihrer zuständigen Kassenärztlichen Vereinigung abzugeben, daß sie die Anforderungen dieser Vereinbarung erfüllen. Die im vorhergehenden aufgeführten baulichen Anforderungen waren von Krankenhäusern und Vertragsärzten, die bereits vor Inkrafttreten dieser Vereinbarung ambulante Operationen durchgeführt hatten, ab dem 1. Januar 1995 bindend und in einer Übergangsphase spätestens bis zum 31.12.1995 zu erfüllen. Hierüber war spätestens bis zum 31.3.1996 der jeweils zuständigen Kassenärztlichen Vereinigung ein Nachweis zu erbringen.

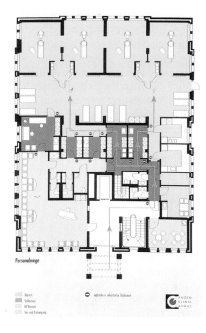

Abb. 2

Bei Operationen mit einer erkennbar höheren Infektionsgefährdung ist über die oben genannten Anforderungen hinaus der Krankenhausstandard anzusetzen.

1.2.3 Spezielle Anforderungen an einen Augen-OP

Der Augen-OP unterscheidet sich von einem chirurgischen OP allein schon durch seine Größe: Geht man bei einem chirurgischen OP von einer Mindestraumgröße von 7 x 7 m aus, so reicht für einen Augen-OP eine Grundfläche von 6x6 m oder etwas darunter aus.

Sofern in dem Operationssaal ausschließlich ophthalmochirurgische Eingriffe durchgeführt werden, sind RLT-Anlagen (= raumlufttechnische Anlagen) aus Gründen der Infektionsprävention nicht erforderlich, vorausgesetzt die Räume sind nicht innenliegend und gut belüftbar. Aufgrund der Tatsache, daß das

Abb. 3 Ein den Richtlinien entsprechender Augen-OP

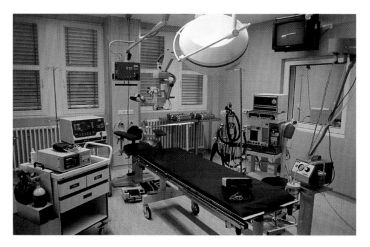

Auge steril abgedeckt ist, das Mikroskop senkrecht über dem eröffneten Auge hängt und der Operateur vor dem Mikroskop sitzt – und somit nicht direkt über dem Auge arbeitet, wird bereits eine Infektionsprävention betrieben. Außerdem sind die Wunden extrem klein. Müssen RLT-Anlagen installiert werden, weil es sich z. B. um einen innenliegenden OP handelt, so müssen diese nach der DIN 1946 Teil 4 ausgeführt werden. In jedem OP muß dann eine Druckhaltung herrschen, die die Luft mit ihren Keimen in Richtung unsterile Zone bläst. Dies kann mit einer Lüftungsanlage geregelt werden, die nicht unbedingt im OP sondern auch im Vorraum installiert sein kann. Werden Intubationsnarkosen im OP durchgeführt, muß eine Narkosegasabsaugung vorhanden sein.

▬▬▬▬ Ein Augen-OP sollte verdunkelbar sein. Die Verdunkelungsanlage muß aus hygienischen Gründen außerhalb des eigentlichen OP-Raumes angebracht sein oder zwischen Doppelfenstern verlaufen.

▬▬▬▬ Im weiteren muß die Decke in einem Augen-OP statisch für ein Deckenmikroskop ausgelegt sein, andernfalls ist eine Standausführung für das Mikroskop zu wählen.

1.2.4 Allgemeine apparative OP-Ausstattung (»mobile« OP-Einrichtung)

▷ OP-Tisch /-Stuhl/-Lampe
▷ Kompaktmonitor
▷ Blutdruckmeßgerät
▷ EKG-Monitor, Pulsoxymetrie, Blutdruckmonitor
▷ Saugpumpe mit Silikonschläuchen
▷ Sauerstoffflasche
▷ Stethoskop
▷ Magensonde
▷ Infusionsständer
▷ Narkosegerät (kann auch vom Anästhesisten gestellt werden)
▷ Wäschetrommeln oder Einmaltextilien
▷ OP-Schuhe
▷ Defibrillator
▷ Ambubeutel mit Maske, verschiedene endotracheale Tuben
▷ Intubationsbesteck (Laryngoskop, verschiedene Spatel)
▷ zentraler Venenkatheter
▷ Verbands- und Verbrauchsmaterial nach OP-Indikation

▷ Bürstenspender
▷ Handtuchspender
▷ Waschmittelspender
▷ Desinfektionsmittelspender
▷ Ultraschall-Intensivreinigungsgerät
▷ Druckluftpistole für Instrumentenreinigung
▷ Sterilisator, z. B. Überdruck-Autoklav
▷ Folienschweißgerät

Spezielle Augen-OP Einrichtung:
▷ Operationsmikroskop
▷ mikrochirurgisches Instrumentarium mit ausreichenden Reserveinstrumenten (Universalsieb), wird bei den verschiedenen Operationen separat abgehandelt
▷ Diathermiegerät für Mikrochirurgie
▷ Phakoemulsifikationseinheit
▷ Cryo-Gerät
▷ geführtes Trepansystem
▷ Biom
▷ *fakultativ:* Videoanlage mit Videorecorder, Videokamera und Monitor
▷ Pachymetriegerät
▷ Okulopressor
▷ Ophthalmoskop

Narkosewagen mit Notfallmedikamenten (zum sofortigen Zugriff und Anwendung):
▷ Suprarenin
▷ Atropin
▷ Alupent 0,5 mg, 5 mg
▷ Soludecortin
▷ Arterenol
▷ Dobutrex
▷ Dociton
▷ Isoptin
▷ Euphyllin 0,24 g
▷ Natriumbicarbonat 8,4 % 250 ml
▷ Xylocain 2 %
▷ Ebrantil
▷ 500 ml Ringerlösung
▷ 500 ml Glukose 5 %ig
▷ 500 ml Plasmasteril HAES 6 %
▷ Stethoskop
▷ Blutdruckmeßgerät
▷ Intubationsbestecke
▷ Spritzen und Kanülen
▷ Absaugkatheter
▷ OP-Handschuhe
▷ Ambu-Beutel mit Masken
▷ Tuben
▷ Staubinde

▬▬▬▬ Zusätzlich sollte ein Notfallkoffer mit gleichem Inventar zur Verfügung stehen.

Der Inhalt muß inklusiv der Medikamente ständig durch das Anästhesie-Team als Notfallset auf Vollständigkeit und Verfallsdatum überprüft und bereitgestellt werden.

Hygienische Anforderungen

▬▬▬▬ Die aktuellen Hygienebestimmungen sind den Richtlinien zur Qualitätssicherung im Anhang zu entnehmen.

▬▬▬▬ Was das Personal betrifft, so sei an dieser Stelle kurz erwähnt, daß vor operativen Eingriffen die Berufskleidung (z.B. Hose und Kasak, Mund-Nasen-Schutz, Haarschutz, OP-Schuhe) anzulegen ist und nach der chirurgischen Händedesinfektion eine den Anforderungen an den Eingriff entsprechende frische Schutzkleidung (z.B. steriler Schutzkittel, sterile Handschuhe) zu tragen ist.

▬▬▬▬ Beim Patienten ist unmittelbar vor der Operation die Haut des Operationsgebietes zu desinfizieren. Bei den meisten Augenoperationen sind am geschlossenen Auge die Lider, die Wange und die Brauen mindestens zweimal von nasal nach temporal zu desinfizieren. Das Desinfektionsmittel ist mit sterilen Tupfern vom Operationsfeldweg auf der Haut zu verteilen.

▬▬▬▬ Die für das Desinfektionsmittel vorgeschriebene Einwirkzeit muß unbedingt eingehalten werden.

▬▬▬▬ Bei intraokularen Augenoperationen sollte nach Abdeckung des Patienten mit sterilem Tuch und Abdeckung des Augenbereiches mit einer sterilen Einmalfolie und nach Öffnung des Lidspaltenbereichs der Bindehautsack mit 10–20 ml PVP-Jod-Lösung 0,75 % ausgespült werden.

▬▬▬▬ Sterile Instrumente und medizinisches Material dürfen im OP-Raum nur in staubgeschützten Schränken vorgehalten werden. Kontaminiertes Material bzw. Instrumentarium sowie textile Abdeckungen sind so zu entsorgen, daß Patienten, Personal und die Umgebung nicht kontaminiert werden. Der Operateur ist für ein fachgerechtes Reinigungs-/Desinfektions- und Sterilisationsverfahren verantwortlich. Ein Hygieneplan ist jedem Mitarbeiter auszuhändigen und sollte zusätzlich an gut sichtbarer Stelle aufgehängt sein.

▬▬▬▬ Empfehlenswert ist eine regelmäßige Überprüfung der Einhaltung der Hygienerichtlinien durch eine Hygienefachkraft und eine Überprüfung der Sterilität durch einen Hygieniker (z.B. viertel- bis halbjährlich).

Allgemeine Hinweise für die Instrumentenaufbereitung

▬▬▬▬ Bei Handhabung, Reinigung und Lagerung wird äußerste Vorsicht empfohlen, da bereits geringe Schäden die Funktion beeinträchtigen können.

Reinigung:

▬▬▬▬ Zur Reinigung der mikrochirurgischen Instrumente empfiehlt sich heute die Ultraschallreinigung, welche sich seit einigen Jahren bewährt hat und in allen Kliniken durchführbar ist. Verunreinigungen, Blutreste und Gewebepartikel werden bei diesem Verfahren losgelöst und gehen in die Reinigungsflüssigkeit über. Die Reinigung mit Ultraschall gelingt auch mühelos in Rillen und Kapillaren und verursacht – selbst bei feinsten Instrumenten – keine mechanische Beschädigung.

▬▬▬▬ Bei der Ultraschallreinigung ist zu beachten, daß nicht festgedrehte Schrauben sich durch die Einwirkung des Ultraschalls lösen und im Reinigungsbad sehr leicht verloren gehen können. Nach der Beschallung ist ein sorgfältiges Abspülen und Trocknen der Instrumente erforderlich. Temperierte Reinigungsflüssigkeit fördert die Reinigung, wobei jedoch Temperaturen über 55 °C zu vermeiden sind. Hohe Temperaturen lassen eiweißhaltige Rückstände an den Instrumenten gerinnen und festkleben. Dadurch wird die Reinigung wesentlich erschwert, wenn nicht gar verhindert.

Sterilisation:

▬▬▬▬ Instrumente können mit allen gängigen Verfahren sterilisiert werden.

▬▬▬▬ Bei Gassterilisation ist auf ausreichende Entgasung zu achten (Dekontamination).

▬▬▬▬ Ein neueres Verfahren insbesondere für feuchtigkeitsempfindliche und thermolabile Materialien und Gegenstände bildet die Plasmasterilisation: Hierbei werden Wasserstoffperoxid und ein Niedrigtemperatur-Plasma eingesetzt. Die Temperatur während des Sterilisationsvorganges beträgt 45 °C.

▬▬▬▬ Bei Sterilisation von Geräten sind die jeweiligen Gerätevorschriften maßgebend.

Lagerung:

▬▬▬▬ Die Lagerung der Instrumente empfiehlt sich bei Raumtemperatur, bei niedriger Luftfeuchtigkeit, staub- und stoßgeschützt.

▬▬▬▬ Zur Korrosion an chirurgischen Instrumenten:

Unter Korrosion versteht man die von der Oberfläche ausgehende Zerstörung eines Metalls durch chemische oder elektrochemische Prozesse.

▬▬▬▬ Die rost- und säurebeständigen Stahle sind in erster Linie gegenüber einem elektrochemischen Angriff beständig. Dieser tritt nur auf, wenn in räumlich verschiedenen Bereichen der Metalloberfläche elektrolytische Spannungsunterschiede vorhanden sind. Dabei bildet sich ein »elektrochemisches Element«, bei dem im Bereich der niedrigen Spannung gegenüber dem Elektrolyt (Anode) das Metall unter Aussendung von positiv geladenen Ionen in Lösung geht und oxidiert wird, während im Bereich der höheren Spannung (Kathode) der Elektrolyt reduziert und das Metall weniger oder gar nicht angegriffen wird. Diese Lokalelemente können an der Metalloberfläche vielartig ausgebildet sein, einen festen Platz einnehmen oder den Ort schnell wechseln. Dementsprechend sind auch die Korrosionsarten verschieden. Die beiden wichtigsten sollen im folgenden aufgezeigt werden.

Lochfraß:

▬▬▬▬ Bei halogenhaltigen Lösungen (Chloriden, Hypochloriden sowie Lösungen mit freiem Chlor, Brom, Jod oder Fluor) tritt eine örtlich begrenzte, mehr oder minder punktförmige Korrosionsart auf, die man als Lochfraß bezeichnet. Durch die Bildung kleiner Lokalelemente geht der Stahl an einigen Stellen, die als Anoden wirken, schnell in Lösung, während die übrige Metalloberfläche als Kathode wirkt und wenig oder überhaupt nicht angegriffen wird. Die entstehenden Löcher sind zunächst sehr klein und nadelstichartig auf der Oberfläche verteilt. Bei fortschreitendem Angriff wird die ganze Metalloberfläche lochartig zerstört. Diese Korrosionsart ist an den chirurgischen Instrumenten besonders gefährlich, da die Metallabtragung an besonders dünnen Stellen wie Blattfedern und Spitzen zu einem irreparablen Schaden führt. Die Instrumente werden allein dadurch unbrauchbar.

Kontaktkorrosion:

▬▬▬▬ Wenn zwei verschiedene Metalle unter gleichzeitiger Einwirkung eines Elektrolyten miteinander in Berührung stehen, so kann es zur Bildung eines elektrochemischen Elements kommen. Hierbei wird das in der galvanischen Spannungsreihe unedlere Metall langsam zerstört. Dieser als Kontaktkorrosion bezeichnete Vorgang kommt in der Hauptsache vor an den Auflagestellen der Instrumente in Metallinstrumentenrahmen oder Gestellen, wenn diese aus einem unterschiedlichen Metall zu dem Instrument stehen.

▬▬▬▬ Durch Verwendung von rostfreiem Stahl für die Instrumentengestelle oder Silikon-Instrumentenbänkchen kann dieser Korrosionsart erfolgreich entgegengewirkt werden.

1.2.5 Desinfektionsplan

Allgemeines

▬▬▬▬ Nicht zum Stammpersonal gehörende Personen (z. B. andere Mitarbeiter, Besucher, Techniker, Konsiliar-Ärzte etc.) müssen vor Betreten der aseptischen Bereiche notwendige Schutzkleidung anlegen und eine hygienische Händedesinfektion durchführen (Anweisungen des Personals sind zu befolgen).

▬▬▬▬ Im OP-Raum sind Luftaufwirbelungen zu vermeiden. Türen sind geschlossen zu halten und nur bei Bedarf kurzzeitig zu öffnen.

▬▬▬▬ Im Operationsbereich ist ein Desinfektionsplan aufzuhängen.

▬▬▬▬ Einmal-Handtuch-Spender sind vor erneuter Auffüllung zu desinfizieren.

▬▬▬▬ Die Konzentration der angesetzten Desinfektionslösung muß genau stimmen. Unterdosierungen beeinträchtigen die Wirkung. Überdosierungen verursachen unnötige Kosten sowie evtl. Materialschäden und Hautirritationen.

▬▬▬▬ Dosierhilfen verwenden: Meßbecher, Pumpen, Dosierhilfe, Dosiergeräte. Um Dosierfehler zu vermeiden, Dosiertabellen verwenden. Für die Zubereitung der Lösungen kein heißes Wasser, sondern kaltes oder handwarmes Wasser verwenden. Zuerst das Wasser in den Eimer, dann Desinfektionsmittel-Konzentrat hinzugeben.

▬▬▬▬ Desinfektionsmittel nicht mit anderen Desinfektionsmitteln, auch nicht mit neutralen Reinigungs- oder Scheuermitteln mischen.

▬▬▬▬ OP-Kittel und Abdecktücher werden in blauen Säcken entsorgt. Hausmüll und normaler Abfall wird im schwarzen Abfallsack entsorgt. Glasabfall wird in speziellen Behältern gesammelt und separat entsorgt. Plastik und Kunststoff wird in den gelben Abfallsack entsorgt.

▬▬▬▬ Wichtig: Nach jeder Kontamination Hände desinfizieren.

▬▬▬▬ Grundsatz: erst desinfizieren, dann reinigen.

▬▬▬▬ Mobile Geräte, die auch in anderen Abteilungen eingesetzt werden, müssen vor Aufnahme in die OP-Abteilung desinfiziert werden.

1.3 Allgemeine Organisation und Prozeßqualitätssicherung

1.3.1 Lagerhaltung

▬▬▬▬ In der Praxis hat sich eine Vorratshaltung für mindestens einen Monat – sicherer zwei bis drei Monate – bewährt, um als Operateur nicht mit eventuellen Lieferengpässen konfrontiert zu werden. Jedes Sterilgut, welches im OP verwandt wird, ist wegen Rekontamination des Sterilgutes bei Herausnahme durch aufgewirbelte Staubteile und Keime doppelt zu verpacken

1.3.2 Führung der Logbücher

▬▬▬▬ Die Chefassistentin A1 (vgl. S. 13) ist verantwortlich für die ordnungsgemäße Führung und Kontrolle folgender Logbücher:

▷ Waren – Sollbestand – Istbestand – Bestellung, Beachtung des Verfallsdatums, vorheriger Umtausch
▷ fortlaufendes OP-Buch
▷ Register für technische Geräte, Kontrollen und Einhaltung der Wartungsverträge und der MedGV – zusammen mit dem/der medizinisch-technischen Assistenten/in A6 (vgl.: S. 16), z. B. speziell folgender Geräte::
 – Phako-Emulsifikationseinheiten
 – Pachymetriegerät
 – Excimer-Laser
 – Kryogerät
 – Diathermiegerät
 – Endolaser
 – Kaltlichtgerät
▷ Wärmeschrank etc.
▷ Feuerlöscher
▷ Nachweis von Keimproben für Sterilisation (vierteljährlich)

▷ Kontrollbuch für eingekaufte Medikamente, Einmalartikel etc., Abgleich mit der Verwaltung
▷ Kontrollbuch für defekte Instrumente »Eingang–Ausgang«

Die Anästhesieassistentin N1 (vgl. S. 16) ist verantwortlich für das fortlaufende Anästhesie-Buch und für folgende Logbücher:

▷ Register für Routinekontrollen technischer Geräte wie z. B.:
 – Defibrillator
 – Notstrom
 – Narkosegerät
▷ Kontrollbuch für Betäubungsmittel
▷ Fortbildungsnachweis für Personal, Notfalltraining

1.3.3 Patientenauswahl

▬▬▬▬ Nach Abklärung der medizinischen und sozialen Voraussetzungen können die meisten ophthalmologischen Eingriffe ambulant durchgeführt werden, d. h., daß der Patient in der Regel die Nacht vor und nach der Operation in seiner häuslichen Umgebung verbringen kann.

▬▬▬▬ Vor dem Entschluß zur ambulanten Operation muß sichergestellt werden, daß der Patient keinem erkennbar höheren Risiko als bei einer stationär durchgeführten Behandlung ausgesetzt wird. Das Heil und das Wohl des Patienten sind die über allem stehenden Gebote, wobei sich der Patient während des ringförmigen Überwachungs- und Behandlungsablaufes in einer lückenlosen Betreuung befindet.

▓▓▓▓▓▓▓ Dies ist auch in dem zu dokumentierendem Beratungsgespräch mit dem Patienten zu erörtern, wobei insbesondere die Notwendigkeit und Möglichkeit der Nachbetreuung festzuhalten sind. Hierbei sind nicht nur medizinische Daten sondern auch das regionale Umfeld, in der die Nachsorge gesichert werden muß, zu berücksichtigen (z. B. Fähigkeit und Bereitschaft der Angehörigen zur häuslichen Hilfe, Wohnverhältnisse, Sprachprobleme, Telefon). Der für die Operation verantwortliche Arzt entscheidet in fachlicher Abstimmung mit dem Anästhesisten über Art und Umfang der Operation. Dabei sind folgende Gesichtspunkte zu berücksichtigen:

▓▓▓▓▓▓▓ Die ambulante Operation muß
▷ von der Schwere des Eingriffs her medizinisch vertretbar sein,
▷ entsprechend dem allgemeinen Gesundheitszustand des Patienten und seiner Verfasssung vertretbar sein,
▷ nach der mentalen Verfassung des Patienten vertretbar sein (erwartet werden muß z. B. Verständnis der Anweisungen, erforderliche Gedächtnisleistung, Befolgen der Anweisungen),
▷ ohne erhöhtes oder zusätzliches Risiko für den Patienten durchführbar sein.
▷ Wenn der Visus auf dem nicht operierten Partnerauge weniger als 0,1 beträgt, ist es ratsam, wegen der verschlechterten Orientierungsfähigkeit auf einen ambulanten Eingriff zu verzichten.

▓▓▓▓▓▓▓ Die Auswahl des Anästhesieverfahrens ist jeweils unter Abwägung der speziellen Situation des Patienten zwischen Operateur und dem Anästhesisten festzulegen. Auch das Anästhesieverfahren ist mit dem Patienten rechtzeitig und ausführlich in dem zu dokumentierenden Aufklärungsgespräch zu erörtern.

▷ *Operationstag:*
▓▓▓▓▓▓▓ Am OP-Tag meldet sich der Patient an der ihm benannten Stelle (z. B. Aufnahme des OP-Zentrums) zu der genannten Uhrzeit. Im Regelfall treffen die Anästhesisten nach Überprüfen der Patientendaten, der Laborwerte und der Kontrolle der Vitalfunktionen die Entscheidung über die OP-Fähigkeit des Patienten. Nach entsprechender Vorbereitung wird die ambulante Operation durchgeführt.
▓▓▓▓▓▓▓ Sie hat nach Facharztstandard unter Beachtung der räumlichen, hygienischen, perso-

nellen, apparativen und organisatorischen Anforderungen der o.g. Richtlinien zu erfolgen. Erfolgt die Operation in Narkose, sind Puls, EKG und arterielle Sauerstoffsättigung des Patienten unter Aufsicht eines Anästhesisten zu überwachen und diese Überwachung zu dokumentieren.
▓▓▓▓▓▓▓ Nach Beendigung der Operation mit entsprechender Überwachung durch den Anästhesisten kommt der Patient in den Ruheraum, aus dem er ca. 2 Stunden nach der Operation nach abschließender fachlicher Untersuchung bei nicht erkennbarer Gefahr nach Hause in die ambulante Behandlung und Betreuung entlassen werden kann. Die Abschlußvisite ist vom Operateur/Anästhesisten zu dokumentieren.

▷ *Postoperativ:*
▓▓▓▓▓▓▓ Bei Entlassung aus der ambulanten Behandlung werden dem Patienten und seiner Begleitung mündliche und schriftliche Instruktionen mitgegeben, wie er sich unmittelbar postoperativ verhalten soll, wo und wie er den Operateur oder seinen Stellvertreter auch außerhalb der Dienstzeiten bei evtl. auftretenden Schmerzen oder sonstigen Komplikationen erreichen kann. Eine Studie in den USA befaßte sich bereits 1978 mit dem Thema, inwiefern ambulant operierte Patienten die Empfehlungen bzw. Anordnungen des ärztlichen Teams befolgten. Es stellte sich heraus, daß jene Patienten, die sowohl mündliche als auch genaue schriftliche Anordnungen erhielten, am ehesten diese auch einhielten (Malins 1978).
▓▓▓▓▓▓▓ Wie bereits im vorhergehenden erwähnt muß schon wegen des Augenverbandes und der dadurch resultierenden »Einäugigkeit« sowie wegen der Beeinträchtigung durch Medikamente eine Begleitperson für den Heimtransport verfügbar sein. Auch muß nach dem Eingriff eine häusliche Nachbetreuung durch Familienangehörige oder eine sonstige zuverlässige Pflegeperson sichergestellt sein. Außer der Telefonnummer des diensthabenden Arztes des eigenen Teams erhält der Patient noch am Operationstag einen Bericht für den weiterbehandelnden Augenarzt bzw. für seinen Hausarzt. Abends findet ein telefonischer Kontakt entweder zwischen Operateur und Patient oder zwischen Anästhesist und Patient statt. In diesem Gespräch können zusätzliche Fragen beantwortet und evtl. vorhandene Ängste abgebaut werden. Außer einem Rezept für die am folgenden Tage zu verwendenden Augentropfen bzw. -salbe erhält der Patient schriftlich auch den

ersten Kontrolltermin. Nach der Entlassung ist für eine eventuell notwendig werdende Behandlung am gleichen Tage oder in der Nacht der niedergelassene Arzt zuständig, mit dem, wenn der Operateur nicht selbst zuständiger Vertragsarzt ist, anläßlich der Überweisung Verbindung aufgenommen wird. Eventuell notwendige Krankenpflege sollte vorher mit der Sozialstation abgeklärt werden, soweit dies nicht durch Familienangehörige sichergestellt ist. Für die postoperative Versorgung hat sich das folgende Schema bewährt:

1. postoperative Kontrolle am Tag nach der Operation durch den Operateur oder seinen Stellvertreter,
2. Kontrolle am zweiten oder dritten postoperativen Tag durch den zuweisenden Augenarzt oder den Operateur, wenn er selbst der behandelnde Arzt ist,
3. Kontrolle nach einer Woche postoperativ. Sollten außerhalb dieser Termine Schmerzen, Nebelsehen etc. auftreten, sind sofortige Nachkontrollen erforderlich.
4. Kontrolle nach 14 Tagen,
5. Kontrolle nach vier Wochen,
6. Kontrolle nach zwei bis drei Monaten. Dann wird auch die endgültige Brille bzw. das Brillenglas verordnet.

1.3.4 Zuständigkeitsbereiche

▬▬▬▬ Die Gesamtverantwortung der Tätigkeiten oder Unterlassungen aller Mitarbeiter liegt beim Operateur. Um diese Situation erträglich zu machen, werden für jede(n) Mitarbeiter(in) Tätigkeitsbereiche erstellt, für die er/sie die Mitverantwortung trägt. Zugeteilte Verantwortungsbereiche dürfen nicht ohne Einverständnis der ranghöheren Person weiterdelegiert werden.

▬▬▬▬ Die Augenoperation verlangt von allen Beteiligten äußerste Konzentration. Daher müssen Anrufe, Fragen, Gespräche und unnötige Geräusche im OP vermieden werden. Im OP können Kontaminationen ihre Ursachen im Verhalten des Personals haben. Cave: Feuchtigkeitsbereiche, trocknen, desinfizieren, kontrollieren (viertel- bis halbjährlich mikrobiologische Kontrollen) sowie unnötige Peronalbewegungen im OP.

Das OP-Team

▸ Operateur: Arzt A/B
▸ Operationsassistent: Arzt C/D
▸ Anästhesist: Arzt E/F
▸ leitende/r OP-Schwester/Pfleger: Chef-Assistent/in A1
▸ 2. OP-Schwester/Pfleger: OP-Assistent/in A2
▸ 3. OP-Schwester/Pfleger: OP-Assistent/in A3
▸ 4. OP-Schwester/Pfleger: OP-Assistent/in A4
▸ Arzthelfer/in: Assistent/in A5
▸ Medizinisch-technische/r Assistent/in A6
▸ leitende/r Anästhesieschwester/Pfleger: Chef-Assistent/in N1
▸ Anästhesieschwester/Pfleger:Narkose-Assistent/in N2
▸ Anästhesieschwester/Pfleger:Narkose-Assistent/in N3
▸ Raumpfleger/innen mit krankenhaushygienischer Erfahrung

Aufgabenbereiche der Mitarbeiter

▬▬▬▬ Es werden hier die Aufgaben bei der Katarakt-Operation, der am häufigsten durchgeführten augenärztlichen Operation beschrieben, bei anderen Operationen gilt Entsprechendes.

Aufgabenbereich der/des leitenden OP-Schwester/Pfleger (Chef-Assistent/in A1)
▬▬▬▬ Der/die Chef-Assistent/in A1 ist in Abstimmung mit dem/der leitenden Narkoseassistent/in N1 zuständig für den Dienstplan im OP-Bereich.

▸ Präoperative Kontrollen im OP:
  Vor jedem OP-Tag überprüft der/die Chef-Assistent/in folgende Liste:
  – Feststellung der Reinigung mit Desinfektion der OP-Abteilung
  – Lüftung und Regulierung der Raumtemperatur
  – Sauerstoffvorrat (mindestens eine volle Reserveflasche)
  – Sterilität der OP-Siebe anhand der Verfallsdaten
  – Überprüfung der Wäschetrommeln auf Verfallsdatum
  – Überprüfung aller eingeschweißten Artikel auf Verfallsdatum
  – Überprüfung aller Packungen auf Unversehrtheit, im Zweifelsfall Austausch

- Richten der Patiententabletts mit sterilen Einweg- und Mehrwegartikeln nach aktueller Liste
- Menge der Ersatzmaterialien
- Vorlage des OP-Planes mit Patientenunterlagen (bei einer Katarakt-Operation z. B. die Ultraschallauswertung)
- Beschriftung der Primärlinse mit Patientennamen. Bereithaltung einer Ersatz- und einer Stand-by-Linse (maximale Abweichung 0,5 dptr.

▷ Die Operation (am Beispiel der Katarakt-Operation):
- Nach chirurgischer Händedesinfektion und steriler Ankleidung:
- Vorbereitung steriler Lösungen nach Plan
- Steriler Aufbau des Einzeltisches
- Patientenabdeckung mit sterilem Abdeckmaterial
- Notwendige Geräte wie das Phakogerät für OP vorbereiten, Schläuche einlegen lassen, BSS-Infusions-Lösung auf vorgeschriebene Höhe einstellen lassen und Phakogerät mit laufender Infusion testen
- Die OP am Monitor oder durch den Mitbeobachtertubus und mit exakter Beobachtung des Operateurs verfolgen und die kommenden Schritte vorausahnen, so daß die operationsbedingten Bedürfnisse erfüllt werden (instrumentieren)

▷ Postoperativ:
- Versorgung der Instrumente und Überwachungsaufgaben bei der Aufbereitung
- Desinfektion der Arbeitsflächen und Geräte
- Desinfektion der OP-Innenschränke im Verlauf der Grundreinigung 1x pro Monat

▷ Ständige Aufgaben:
- Überprüfung der Hygiene
- Überwachung der Hygienemaßnahmen aller Mitarbeiter nach Desinfektionsplan
- Prüfung der Sauberkeit und Sterilisation der Instrumente und Ersatzinstrumente
- Säuberung und Desinfektion aller Geräte und Flaschen soweit notwendig
- Neupacken der unsterilen Wäschetrommeln, sowie anschließende Sterilisation
- Ordnung und Hygiene im sterilen Vorratsbereich (Magazin, OP-Tische, OP-Schränke, Vorbereitungs- und Sterilisationsraum, Bestuhlung, Warte- und Ruheraum) mit Desinfektion der Arbeitsflächen

- Sachgerechte Lagerung von Transplantatmaterial (z. B. Hornhaut, Sklera)
- Sicherung der zentralen Vorratshaltung
- Der/die Chef-Assistent/in (A1) hat die Verantwortung für die laufende Kontrolle und den ausreichenden Bestand der gesamten Vorratshaltung. Als Minimum ist von jedem Artikel ein Einmonatsvorrat zu halten.
- Bestandsprüfung aller OP-Artikel einmal wöchentlich
- Bestandsprüfung aller Medikamente einmal wöchentlich sowie Bestellung laut Plan
- Alle Artikel sind auf Computerlisten mit Name, Anzahl, Bezugsquelle und Preis aufgeführt
- Überprüfung des Vorrats im Bereich Vorratskammer, Medikamentenschränke, Magazin und Küche
- Kontrolle und Überprüfung des IOL-Lagers
- Prüfung der sterilen Siebe und Materialien auch in Hinblick auf Intaktheit der Verpackungen
- Einsatzbereitschaft der Geräte:
  - Phakogeräte
  - Endolaser
  - Cryogeräte
  - Diathermiegerät
  - Ophthalmoskope
  - Ultraschallreinigung
  - Spülmaschine für Instrumente
  - Heißluftsterilisator
  - Autoclav
  - Folieneinschweißgerät
- Zusätzliche Kontrolle für alle Geräte, die im Zuständigkeitsbereich A2/A3/A4 und N1/N2/N3 liegen
- Überwachung aller mechanisch betriebenen Geräte einschließlich Küchengeräte

Aufgabenbereich Assistent/in A2
▷ Zwischen den Operationen: Verdunklung öffnen, Licht und Raumtemperatur regulieren
▷ Abdeckpackungen richten und auf Unversehrtheit prüfen
▷ Hilfestellung für A 1 beim sterilen Aufbau
▷ sterile Materialien nach Öffnen der Verpackung anreichen
▷ Sterile Zugaben für BSS-Lösung (Suprarenin und Antibiotika) nach Plan
▷ Vorbereiten des Tabletts zur präoperativen Hautdesinfektion

▷ Steriles Aufziehen der Injektionen für die Lokalanästhesie (nach Schema): 5 ml Carbostesin 0,75 % mit 5 ml Xylonest 2 % und $\frac{1}{2}$ Ampulle Hylase

▷ Verantwortung für Funktionsbereitschaft des Mikroskops, der Beleuchtung und der Kamera während der OP

▷ z. B. Phakogerät für OP vorbereiten, Schläuche einlegen, BSS-Lösung auf vorgeschriebene Höhe einstellen und Phakogerät mit laufender Infusion testen lassen

▷ Hilfe bei Patiententransport in den OP

▷ Hilfe bei der Patientenlagerung

▷ Entfernung der Okulopression und Hautdesinfektion nach Plan

▷ Hilfe bei Abdeckung des Patienten mit sterilem Abdeckmaterial

▷ Gabe von AT prä- und evtl. intraoperativ

▷ evtl. Durchführung von Foto- und Videoaufnahmen

▷ bei Katarakt-OP Linsentyp und Dpt.-Zahl laut und deutlich ansagen, mit dem OP-Plan nochmals vergleichen und die IOL an A1 reichen.

▷ Mikroskop abschalten

▷ feuchtes Wischen des OP-Raums nach jeder OP (Aufbereitung der Wischlösung nach Plan bzw. fertige Lösung verwenden)

Aufgabenbereich OP-Assistent/in A3
▷ Präoperativ:
  – Patienten an der Schleuse von Assistent/in A5 in Empfang nehmen
  – Patienten in der Schleuse umkleiden, Straßenschuhe ausziehen, Kittel anziehen, Überschuhe über Strümpfe, Patientenhaube aufsetzen, überprüfen ob alle Haare abgedeckt sind, anschließend die Haube mit 2,5 cm breiten Leukofix-Streifen abkleben
  – Patienten auf mobilen OP-Tisch lagern
  – Patienten mit frischem grünen Tuch abdecken
  – Weitere Gabe von AT nach Plan
  – Nach Setzen der Lokalanästhesie durch den Arzt, ggf. Aufsetzen des Okulopressors (bei der Katarakt-OP), wobei darauf zu achten ist, daß die Lider vollständig geschlossen sind und der Druck bei ca. 25 mmHg für 20 Minuten verbleibt
  – Nach 20 Minuten Absetzen des Okulopressors
  – Gabe von Mydriatika nach Schema
  – Nach Durchführung der Anästhesie Gabe von Jod-Polyvidon-AT in das zu operierende Auge (Cave: Allergie auf Jod!)
  – Reinigen des OP-Gebietes nach Vorschrift z. B. mit Braunol (Cave: Allergie auf Jod!)
  – Hineinschieben der Patientenliege in den OP

▷ Postoperativ:
  – Das operierte Auge nach Anweisung versorgen (AT und Verband)
  – Aufrichten des Patienten
  – Versorgung des Patienten in der Umkleide und Übergabe an Anästhesieschwester/pfleger N3
  – Entsorgung der gebrauchten Kittel, Tücher und sonstiger Verbrauchsmaterialien
  – Nach Desinfektion der Patientenliege Auflage einer neuen Unterlage
  – Während der OP-Zeiten Eintragung der Patientendaten und OP-Daten in das Formular der Qualitätssicherung bzw. in die EDV.

Aufgabenbereich OP-Assistent/in A4
▷ Instrumententisch nach jedem Gebrauch desinfizieren

▷ Reinigung, Desinfektion des Instrumentariums nach erfolgter OP (Ultraschall bzw. Spülmaschine)

▷ Reinigung und Sterilisation von Phako-, I/A-Handgriffe incl. Schlauchsysteme

▷ Gesäuberte Instrumente und OP-Materialien verpacken und doppelt einschweißen

▷ Sterilisation des Instrumentariums, der Kleingeräte und OP-Materialien

▷ Einlagerung der sterilen Materialien in entsprechende Schränke

Aufgabenbereich Assistent/in A5
▷ Präoperativ:
  – Überprüfen der Personalien
  – Überprüfung der Einverständniserklärungen
  – Begleitperson und Patient in den Operationsbereich/Wartezone begleiten
  – Begleitperson zu warten bitten oder pünktlich zu der angegebenen Uhrzeit zurückzukehren bitten
  – Patienten in den Vorbereitungsraum bringen, hier erfolgt:
  – 1 Tropfen Kerakain AT in das zu operierende Auge träufeln
  – Pupillenerweiterung nach Plan eine Stunde vor OP beginnen (z. B. d'epifrin-AT, Neosynephrin 5 %-AT, Cyclopentolat-AT, Ocuflur-AT)
  – Übergabe des Patienten in der Schleuse an A3

▷ Ständige Aufgaben:
- Hintergrundmusik
- Ordnung in der Küche und im Wartebereich
- Telefondienst/Telefaxgerät
- Eingabe des OP-Berichts in die EDV
- Erstellung des Kurz-Berichts an den Hausarzt und den zuweisenden Augenarzt nach Diktat
- Weitergabe des Kontrolltermins an die Praxis
- Überprüfung der Wiedervorstellung am 1. postoperativen Tag.

Aufgabenbereich medizinisch-technische/r Assistent/in A6

▬▬▬ Während der OP-Zeiten ist der medizinisch technische Assistent A6 jederzeit rufbereit und ist bei allen Störungen im OP und an den Geräten sofort zu benachrichtigen.

▬▬▬ Nach Möglichkeit beseitigt er die Störung oder informiert die entsprechend zuständige Firma zur Fehlerbeseitigung.
Der medizinisch technische Assistent A6 hat ein Verzeichnis aller Firmen mit Ruf-Nummer und zuständigem Sachbearbeiter zu führen.

▬▬▬ Der medizinisch technische Assistent A6 verwaltet alle Gerätebeschreibungen, ist für die Einhaltung der MedGV verantwortlich und zugleich der Aufzugswärter. Er überprüft den Füllungszustand der Narkosegase sowie die Druckstände der Druckluftanschlüsse (zentraler Anzeiger).

Aufgabenbereich Anästhesieschwester/-pfleger N1/N2

▬▬▬ Die/der leitende Anästhesieschwester/-pfleger N1 ist in Abstimmung mit der leitenden OP-Schwester A1 für die Dienstplanaufstellung ihrer Abteilung zuständig.

▷ Operationstag:
- Vorbereitung des Anästhesietabletts nach Schema
- Sauerstoffhauptventil öffnen und Dosimeter regulieren
- Monitore einschalten
- Bereitlegen aller Geräte und Materialien, die für die Herz-Kreislauf- und Lungenüberprüfung notwendig sind (z.B. EKG-Elektroden, Blutdruckmeßgerät, Pulsoxymeter etc.)
- Defibrillatorkoffer öffnen und Betriebsbereitschaft überprüfen

- Notfallkoffer auf Vollständigkeit überprüfen und bereithalten
- Begleitung des Patienten in den OP-Saal, Hilfe bei Lagerung und Fixation
- Überprüfen der Narkoseeinwilligung
- Betreuung und Überwachung des Patienten vor und nach dem eigentlichen OP-Vorgang
- Anlegen der EKG-Elektroden und der Blutdruckmanschette
- Vorbereitung des venösen Zugangs
- Assistenz bei der Durchführung der Lokalanästhesie/der i.v.- oder Intubationsnarkose
- Nasensauerstoffkatheter bei Lokalanästhesie anlegen, an Wange festkleben
- Führung des Anästhesie-Protokolls
- Auflistung aller zusätzlich gebrauchten Medikamente im Protokoll (sowie der Diagnosen)
- Nach Beendigung der Infusion, Infusion abstellen, Venenverweilkanüle entfernen (wenn diese nicht erst im Ruheraum durch N3 entfernt werden soll)
- Patient aus OP-Saal fahren und im Nachbereitungsraum an Assistent A3 übergeben

▷ Ständige Aufgaben für N1/N2:
- Der Notfallwagen und -koffer werden zusätzlich in regelmäßigen Abständen mit dem Anästhesisten auf Vollständigkeit, Funktion und Verfallsdatum überprüft
- EKG-Monitore mit Aufklebern überprüfen
- Defibrillator auf Funktionsbereitschaft überprüfen
- Blutdruckmeßgeräte funktionsbereit halten
- Einsatzfähigkeit Narkosegerät, Einhaltung der Wartungsüberwachung- und -verträge überwachen
- Sicherung der Vorratshaltung aller für die Anästhesie benötigten Medikamente und Materialien in Zusammenarbeit mit der leitenden OP-Assistentin A1.
- Kontrolle der Säuberung und Desinfektion sowie der Aufbewahrung aller Schläuche und Geräte, die in Zusammenhang mit der Anästhesie eingesetzt werden.

Aufgabenbereich Anästhesieschwester/-pfleger N3

▷ Ständige Aufgaben:
  - Überwachung von Ordnung und Hygiene im Aufwachbereich (wie z.B. Kaffeemaschine, Getränke, Geschirr etc.)
  - Hintergrundmusik
▷ Postoperativ:
  - Patienten von A3 in Empfang nehmen
  - Versorgung mit Erfrischungsgetränken (und einem kleinen Imbiß bei Diabetikern)
  - Postoperative Überwachung, Blutdruck-Kontrollen
  - Übergabe der Tropfen- und Salbenanweisung an den Patienten und seine Begleitperson sowie Übergabe des ersten Kontrolltermins für den folgenden Tag und der Ruf-Nr. des diensthabenden Arztes des Teams sowie eines Briefes für den Hausarzt.
  - Verabschiedung des Patienten und der Begleitperson nach Abschlußvisite durch den Arzt

Aufgabenbereich Reinigungspersonal

▬▬▬▬ Nach jedem OP-Tag sind die OP-Räume einschließlich des Vorbereitungs- und Ruheraumes zu säubern und zu desinfizieren.

▬▬▬▬ Art und Konzentration der Reinigungs- und Desinfektionsmittel sollen mit denen in den BGA-Richtlinien empfohlenen übereinstimmen. Die Beratung erfolgt durch die zuständige Hygieneschwester bzw. den Hygieniker.

1.3.5 Notfall

▬▬▬▬ Notfallplan für CPR (cardio-pulmonale Reanimation)
Die Notfallrufnummer der Feuerwehr bzw. der örtlichen Krankenbeförderung als auch die Rufnummer des diensthabenden Arztes auf der Intensivstation des entsprechenden Krankenhauses sind am Telefon groß vermerkt.

▬▬▬▬ Bei allen Operationen steht immer ein Anästhesist in Bereitschaft. Präoperativ erhalten alle Patienten EKG-Monitoring, Pulsoxymetrie und Blutdruck-Monitoring angelegt. Die Diagnose des Herzstillstandes und der Beginn der cardio-pulmonalen Reanimation erfolgt durch den Anästhesisten.

Ablauf:

▷ Feststellen des »Cardiac Arrest« durch den Anästhesisten. Einstellen aller operativen Maßnahmen. Beginn von Herzdruckmassage und Beatmung
▷ Anästhesieschwester/pfleger N1/N2 holt den bereitgestellten Anästhesiewagen mit dem Notfallset im Vorbereitungsraum
▷ Endotracheale Intubation
▷ Beatmung mit 100% Sauerstoff
▷ Bei Bedarf:
  - evtl. medikamentöse Therapie mit Suprarenin, Xylocain, $NaHCO_3$
  - Herzdruckmassage
  - evtl. Anlegen eines zentralen Venenkatheters
  - evtl. Defibrillation
  - Anlegen einer Magensonde
  - A1/A2 organisieren, daß der Notfallarzt/Feuerwehr angerufen wird und die Notfallwege freigemacht und freigehalten werden
  - Transport des Patienten zum nächstgelegenen Krankenhaus in Begleitung durch den Anästhesisten (zur Überwachung). Der Transport ist nur nach Stabilisierung der Kreislauffunktionen und mit Pulsoxymetrie durchzuführen. Information des diensthabenden Internisten auf der Intensivstation des entsprechenden Krankenhauses möglichst durch den Anästhesisten oder den Operateur.

1.3.6 Operations- und Organisationsablauf am Beispiel einer Katarakt-Operation

▷ Präoperativ:
  - Ankunft des Patienten $1\frac{1}{2}$ Stunden vor der Operation
  - Überprüfen der Personalien, nochmalige Überprüfung der Einverständniserklärungen für die OP und die Anästhesie
  - Patient und Begleitperson in den OP-Wartebereich begleiten
  - Begleitpersonen bitten entweder zu warten oder pünktlich zu der angegebenen Uhrzeit zurückzukehren
  - Patienten im Wartebereich vorbereiten:
  - Pupillenerweiterung nach Plan 1 Stunde vor OP beginnen (d'epifrin-AT, Cyclopentolat-AT, Neosynephrin-5% AT, Ocuflur-AT alle 5 Min. im Wechsel)

- Patienten in der Schleuse umkleiden, Straßenschuhe ausziehen, Überschuhe über Strümpfe
- Patienten die Patientenkopfhaube aufsetzen, überprüfen, ob alle Haare abgedeckt sind, anschließend die Haube mit 2,5 cm breiten Leukofix-Streifen abkleben
- Patienten auf den mit frischer Unterlage bedeckten OP-Tisch auflegen
- Patienten mit grünem OP-Tuch abdecken
- nach Gabe von einem Tropfen Kerakain Jod-Polyvidon zur Desinfektion in den Bindehautsack des zu operierenden Auges träufeln
- anschließend Mydriatika und Prostaglandinsynthesehemmer nach Schema weiter in das Auge träufeln
- Anlegen der EKG-Elektroden durch Anästhesieschwester und Anlegen einer Venenverweilkanüle durch einen Arzt
- Anlegen einer Dauertropfinfusion mit Ringer- oder Glucose-Lösung
- Intubationsnarkose oder i.v.-Narkose durch Anästhesisten oder Lokalanästhesie (Parabulbärinjektion) mit Xylonest 2 % und Carbostesin 0,75 % als Gemisch in 10-ml-Spritze unter Zugabe von $\frac{1}{2}$ Ampulle Hylase
- Anlegen des Okulopressors für 20 min (Druck ca. 25 mmHg, Druck muß in regelmäßigen Abständen überprüft werden)
- Nach Absetzen des Okulopressors nochmalige Gabe von Mydriatika und Prostaglandinsynthesehemmer
- Patienten in den OP schieben, OP-Mikroskop entsprechend justieren
- Nasensauerstoffkatheter bei Lokalanästhesie anlegen, Katheter an Wange festkleben
- Desinfektion des Operationsgebietes mit Braunol 2000 (2mal mit Braunol getränkten sterilen Krüll-Gaze-Tupfern abreiben), 3 Min. einwirken lassen
- steriles Abdecken des Patienten mit Einmallochtuch, Erweitern der Lidspalte mit Leukostrip-Streifen
- Abkleben mit Inzisions-Folie, Aufschneiden der Folie im Lidspaltenbereich, gegebenenfalls Einsetzen eines Lidsperrers
- Bindehautsack mit 0,75 %iger PVP-Jodlösung ausspülen (20-ml-Spritze)
- intraoperativ Führung von OP- und Anästhesie-Protokollen

▷ Postoperativ:
- Operiertes Auge mit verordneten Mitteln tropfen, salben und verbinden
- Patient wird in den Aufwachbereich gefahren
- EKG-Überwachung wird nach Freigabe durch den Anästhesisten beendet, Entfernen der EKG-Elektroden
- Entfernen der Infusion bis auf die Venenverweilkanüle
- Patient wird zur Schleuse gefahren
- Nach dem Ankleiden des Patienten erhält dieser ein Erfrischungsgetränk und einen Imbiß im Ruheraum. Nach einer in der Regel zweistündigen Überwachungsruhezeit verläßt der Patient mit seiner Begleitperson nach Entfernen der Venenverweilkanüle und nach einer Abschlußvisite durch den Anästhesisten die Abteilung.
- Ein postoperatives Informationsblatt, ein Rezept, einen Kontrolltermin für den folgenden Tag sowie die Rufnummer des diensthabenden Arztes des OP-Teams als auch einen Kurzbericht für den Hausarzt erhält der Patient durch die Arzthelferin.

1.3.7 OP-Bericht und Ergebnisqualitätskontrolle

▪▪▪▪▪▪▪▪ Schon aus forensischen Gründen und auch zum Zweck der Qualitätssicherung wird von jeder Operation ein Operationsbericht sowie der Qualitätssicherungsbogen ausgefüllt. Der Bogen wird auch bei den folgenden Kontrolluntersuchungen ergänzt. Eine Befragung des Patienten in Bezug auf die Zufriedenheit mit der Betreuung und dem Operationsergebnis ist in Vorbereitung.

1.3.8 Postoperative augenärztliche Kontrolle

▪▪▪▪▪▪▪▪ Die Arzthelferin A 5 hat am Tag nach der Operation zu überprüfen, ob der ambulant operierte Patient auch tatsächlich zur Kontrolle erschienen ist. Sollte der Patient bis 1 Stunde nach der vereinbarten Uhrzeit nicht erschienen sein, so muß sie den Patienten bzw. dessen Angehörigen anrufen und nach den Gründen fragen. Die augenärztliche Kontrolle erfolgt durch den Operateur oder seinen Vertreter. Der Augenverband des Patienten wird abgenommen und die Lidränder mit einem sterilen, in Ringerlösung getränkten, gerollten Wattetupfer gereinigt. Anschließend erfolgen routinemäßig die Spaltlampenuntersuchung, die Tonometrie, die Refraktionsbestimmung und die binoculare Untersuchung des Fundus.

▬▬▬▬ Der Patient und dessen Angehöriger sollten über die postoperative Verhaltensweise, die Tropfen- und Salbenanweisung nochmals mündlich und schriftlich informiert werden. Ferner erhält der Patient – wenn er zur Operation von einem anderen Augenarzt zugewiesen wurde – einen Behandlungsvorschlag für seinen weiterbehandelnden Augenarzt. Stammt der Patient aus dem eigenen Patientengut, erhält er einen Termin für die nächste Kontrolle.

1.4 Programmstruktur der Qualitätssicherung beim ambulanten Operieren

▬▬▬▬ In der »Vereinbarung von Qualitätssicherungsmaßnahmen beim ambulanten Operieren gemäß § 14« (Stand: 13.6.1994) sind Krankenhäuser und Vertragsärzte verpflichtet, auf einem einheitlichen Datenerhebungsbogen oder Datensatz zu dokumentieren. Bisher wurde zwar für die Katarakt-OP ein spezieller und ausführlicher Erhebungsbogen erstellt, jedoch nicht allgemein verbindlich eingeführt. Wir erheben zur Zeit diese Daten auf freiwilliger Basis. Regelungen zur fachspezifischen Dokumentation können auch durch die Vertragspartner auf Landesebene bestimmt werden. Seit dem 1.1.1996 wird von der jeweils zuständigen KV für alle zuschlagsberechtigten Leistungen eine Dokumentation auf einem EDV-lesbaren Bogen verlangt, der der KV mit der Quartalsabrechnung zugeht. Für eine richtige Qualitätssicherung jedoch ist dieser Bogen zu allgemein gehalten und daher zu wenig aussagekräftig.

▬▬▬▬ Ergeben sich durch die Auswertung Qualitätsdefizite, kann die für die Qualitätssicherung verantwortliche Kommission (paritätisch besetztes Gremium aus Mitgliedern der Kassenärztlichen Vereinigung, der Landeskrankenhausgesellschaft, des Landesverbandes der Krankenkassen gemeinsam mit den Verbänden der Ersatzkassen, ferner drei Vertretern der Vertragspartner auf Landesebene) den entsprechenden Arzt zu einem Gespräch bitten. Ergeben sich hieraus weitere, insbesondere strukturelle Mängel, kann eine Begehung und ein Gespräch am Ort der Leistungserbringung veranlaßt werden. Die Nichteinhaltung der Richtlinien kann dazu führen, daß dem entsprechendem Arzt die Erbringung der Leistungen mit den Zuschlagsziffern versagt wird.

▬▬▬▬ Die Qualitätssicherung dient folgenden Zwecken:

▷ Optimierung der medizinischen Versorgung des Patienten
▷ Minderung des Risikos des medizinischen Eingriffs
▷ Erhöhung des Wirkungsgrades der ambulanten OP-Einrichtung im Hinblick auf Kosten und Nutzen
▷ Transparenz der Arbeits- und Wirtschaftsmethoden zur Erreichung eines kooperativen Verhaltens von Patienten, Versicherungsträgern, Kollegen sowie Organen unseres Standes- und Gesundheitssystems

▬▬▬▬ Die wesentlichen Komponenten einer effektiven Qualitätssicherung:

▷ Identifikation der Probleme oder Schwachstellen mit objektiver Einschätzung ihrer Größenordnung
▷ Bestimmung von Prioritäten nach Maßgabe ihrer Auswirkungen auf die Versorgung des Patienten
▷ Datenerfassung
▷ Lösung der Probleme durch angemessene Maßnahmen nach Absprache im Kreis der Beschäftigten
▷ Zusammenfassende Berichterstattung über Ergebnisse der Qualitätssicherung während der routinemäßigen Besprechungen

Als Datenquellen dienen:

- ▷ auf Landes- bzw. Bundesebene einheitliche Datenerhebungsbögen
- ▷ Vergleichende Karteikartenaufzeichnungen und Krankheitsverläufe mit Ergebniskontrollen
- ▷ Beobachtungen und Äußerungen von Mitarbeitern
- ▷ OP-Statistik
- ▷ Patientenäußerungen
- ▷ Vorschläge und Anregungen von anderen Einrichtungen.

Literatur

1. Brenner, G., Heuer, J., Koch, H., Pfeiffer, A.: Wirtschaftliche und medizinische Aspekte des ambulanten Operierens. Zentralinstitut für die kassenärztliche Versorgung in der Bundesrepublik Deutschland. Deutscher Ärzte-Verlag Köln 1992

2. Davis, J. E.: The major ambulatory surgical center and how it is developed, Surgical Clinics of North America – Vol. 67, No. 4, August 1987

3. Feldkamp, A. M.: Morgens operiert – abends zu Hause. Trias Thieme, Hippokrates, Enke Stuttgart (1994)

4. Gerl, R.: Qualitätsanforderungen bei ambulanten ophthalmologischen Eingriffen. Ophthalmo-Chirurgie 5: 33–40 (1993)

5. Jervey, J. W.: Postoperative care of major eye surgery. South. Med. J., 45: 139, 1952

6. Kolkmann, F. W.: »Die Richtlinie ist flexibel«, Deutsches Ärzteblatt, H.38 (1994) A-2467

7. Malins, A. F.: Do they do as they are instructed? A review of out-patient anaesthesia; Anaesthesia, 1978, Volume 33, 832–835

8. Wilson, Fred M.: Outpatient Surgical. Procedures, Ophthalmic Surgery 310–319

2.
Wirtschaftliche Aspekte des ambulanten Operierens

R. Gerl

2.1 Ambulantes Operieren innerhalb der kassenärztlichen Versorgung

2.1.1 Entwicklung und Stellenwert

Bis 1981 wurden Operationen in der Ophthalmologie kaum ambulant durchgeführt, da die Gebührenordnungen keine kostendeckenden Honorarsätze auswiesen.

Am 1.1.1981 wurden im »Einheitlichen Bewertungsmaßstab« (EBM), nach dem die Leistungen für die gesetzlich versicherten Patienten abgerechnet werden, erstmalig Zuschlagsziffern vereinbart, die bei bestimmten ambulant durchgeführten Operationen abzurechnen waren. Dadurch sollte ein Anreiz zum vermehrten ambulanten Operieren geschaffen werden.

Diese Zuschläge, die sogenannten 80er-Ziffern, sind mittlerweile mehrfach modifiziert worden. Der Ende 1996 gültige EBM kennt acht verschiedene Zuschläge, die »bei ambulanter Durchführung von operativen Leistungen . . . für den damit verbundenen besonderen personellen und sachlichen Aufwand . . . berechnet werden« (Einheitlicher Bewertungsmaßstab 1996) können. Die Zuschlagsziffern sollen also nicht ärztliches Honorar sein, sondern die durch das Honorar nicht gedeckten Kosten ausgleichen.

Die 80er-Ziffern werden aber nicht für jede ambulante Operation im Sinne der Definition (vgl. Kap. 1) gezahlt. Ambulante Operationen im Sinne des EBM sind die Leistungen, für die eine Zuschlagsziffer für ambulantes Operieren vorgesehen ist. Anders ausgedrückt: es gibt im EBM einen Katalog von Leistungen, die als ambulant durchführbar anerkannt sind. Für alle anderen Leistungen, selbst wenn sie ambulant durchgeführt werden, kann kein Zuschlag abgerechnet werden, da sie nach der EBM-Definition keine ambulante Operation darstellen. Eine Übersicht der nach EBM ambulant durchführbaren Operationen findet sich im Kapitel 1.1.1.

Tatsächlich zeigte der wirtschaftliche Anreiz über die Zuschlagsziffern entsprechende Auswirkungen. Im Jahr 1981 gab es rund 1,2 Mio. ambulante Operationen (Brenner 1992). Die Zahlen entwickelten sich dann vehement, nicht zuletzt auch infolge der Auswirkungen des Gesundheitsstrukturgesetzes ab Anfang 1993.

Der Trend zu absolut und auch verhältnismäßig mehr ambulanten Operationen ist unübersehbar. Als Einschränkung zur Aussagekraft der Tabelle 1 bleibt festzuhalten, daß zwischen den Jahren 1988 und 1993 die deutsche Wiedervereinigung liegt – eine Vergleichbarkeit der absoluten Zahlen ist damit nicht gegeben.

Bei den augenärztlichen Operationen ist der Anteil am Umsatz übrigens deutlich höher als der entsprechende Anteil an der Menge. So resultierte aus den 8 % Mengenanteil im Jahr 1988 ein Umsatzanteil von 14 %. (Brenner 1992)

Nach den Athroskopien war die Operation des Grauen Stars im Jahr 1993 die

Tab. 1: Ambulante Operationen in der kassenärztlichen Versorgung

	1988 (alte Bundesländer)	1993 (alte und neue Bundesländer)
Ausgaben für die kassenärztliche Versorgung	22,8 Mrd. DM	35,1 Mrd. DM
Ausgaben für ambulante Operationen innerhalb dieser Gesamtausgaben	188,6 Mio. DM (0,8 %)	572 Mio. DM (1,63 %)
Anzahl ambulante Operationen	1,75 Mio.	3,28 Mio.
Anzahl augenärztlicher ambulanter Operationen	140 000 (8 %)	295 200 (9 %)

Quellen: Brenner 1992, Stackelberg 1995, Wittwer 1996 und Gesundheitsstrukturgesetz 1995

umsatzstärkste ambulante Operation innerhalb der kassenärztlichen Versorgung. Mengenmäßig waren die laserchirurgischen Eingriffe die häufigste ophthalmologische ambulante Operation, ihr Anteil an den abgerechneten ambulanten OP-Leistungen lag 1995 bei 63,1%.

Der Trend zu mehr ambulanten Operationen setzt sich unter dem Einfluß des Gesundheitsstrukturgesetzes ab 1993 fort. Allein in den drei Jahren 1992 bis 1994 hat sich die Zahl der ambulanten Operation um 31,5% erhöht. (Wittwer 1996). Von 1994 auf 1995 haben sich die Ausgaben für ambulante Operationen im Westen Deutschlands um 17,72%, im Osten sogar um 25,09% erhöht. Die Ausgaben für die ärztliche Versorgung (ohne ambulante Operationen) stiegen im gleichen Zeitraum um lediglich 3,31 bzw. 7,74%.

Den größten Anteil an dieser Ausweitung haben die Chirurgen und die Orthopäden. Sozusagen im zweiten Glied folgen dann die Anästhesiologie, die Hals-Nasen-Ohren-Heilkunde und die Augenheilkunde.

2.1.2 Abrechnung von operativen Leistungen

Innerhalb der kassenärztlichen Versorgung wird das ambulante Operieren über den EBM abgerechnet. Angesichts der ständigen Änderungen im EBM und des extrem (meist nach unten) flexiblen Punktwertes, der sich regional auch noch unterschiedlich darstellt, kann hier keine allgemeingültige Aussage getroffen werden, wie welche Leistung honoriert wird.

Dennoch soll beispielhaft der Erlös für die Katarakt-OP mittels Phakoemulsifikation im Jahr 1996 berechnet werden, um eine Aussage zur Wirtschaftlichkeit treffen zu können. Grundkenntnisse der Abrechnung mit dem EBM werden dabei hier vorausgesetzt.

Ausgehend von den EBM-Ziffern 1353 (Katarakt-OP mittels Phako), 87 (Zuschlag für ambulantes Operieren), 51 (Assistenz) und 2 (Ordinationsgebühr), stehen 9600 Punkte an. Die EBM-Ziffer 1 (Konsultationsgebühr) kann hier nicht angesetzt werden, da sie bereits bei der Voruntersuchung in der Praxis verbraucht wurde. Bei einem Punktwert von 6 Pfennigen, wie er in der KV Westfalen-Lippe im 2. Quartal 1996 gezahlt wurde, macht das 576 DM für eine Katarakt-Operation mittels Phakoemulsifikation.

2.2 Die Entwicklung des ambulanten Operierens innerhalb der privatärztlichen Versorgung

2.2.1 Entwicklung und Stellenwert

Über das ambulante Operieren innerhalb der privatärztlichen Versorgung liegt kein Zahlenmaterial vor. Ein wesentlicher Grund dafür liegt darin, daß es in der »Gebührenordnung für Ärzte« (GOÄ), nach der die privatärztlichen Leistungen abgerechnet werden, bis 31.12.1995 keine gesonderten Zuschläge für das ambulante Operieren gab. Für die Kostenträger wurde aus der ärztlichen Abrechnung nicht deutlich, ob ein Eingriff ambulant oder stationär vorgenommen wurde.

Da jedoch viele ambulante Operationszentren sich angesichts einer nur unzureichenden Honorierung im GKV-Bereich auf Privatpatienten spezialisiert haben, muß davon ausgegangen werden, daß der Anteil der privatärztlichen ambulanten Operationen den Anteil privatversicherter Patienten (ca. 10 %) deutlich überschreitet.

Seit Beginn des Jahres 1996 existieren auch in der GOÄ Zuschlagsziffern für das ambulante Operieren. Wie im EBM sind diese exklusiv an bestimmte Eingriffe gekoppelt. Bei den Zuschlägen wird unterschieden zum einen in die Zuschläge, die für die »erforderliche Bereitstellung von Operationseinrichtungen und Einrichtungen zur Vor- und Nachsorge (z.B. Kosten für Operations- und Aufwachräume oder Gebühren bzw. Kosten für wiederverwendbare Operationsmaterialien bzw. -geräte)« (Gebührenordnung 1996) abgerechnet werden können. Zum anderen gibt es Zuschläge für die Anwendung eines Operationsmikroskops oder eines Lasers, sofern diese Geräte nicht bereits in der Leistungsbeschreibung der operativen Leistung berücksichtigt sind.

2.2.2 Privatärztliche Abrechnung

Die Abrechnung innerhalb der privatärztlichen Versorgung erfolgt nach der GOÄ. Hier ist der Erlös von den Steigerungssätzen abhängig, die je nach Einzelfall festgelegt werden.

Dennoch soll auch hier eine einfache Musterrechnung für die Katarakt-Operation mittels Phakoemulsifikation mit einem 2,3fachen Steigerungssatz aufgeführt werden. Hier können die GOÄ-Ziffern 1375 (Katarakt-OP mittels Phako), 62 (Assistenz) und die Zuschläge 440 (Anwendung eines OP-Mikroskops) und 445 (ambulante OP) abgerechnet werden. Bei einer solchen Liquidation würde ein Erlös von DM 1253,43 erzielt (Stand 1996).

2.3 Modell zur Kostenermittlung von ambulanten Operationen

▬▬▬ Ein aussagekräftiges Modell zur Kostenermittlung von ambulanten Operationen ist erst möglich, seit es verbindliche Richtlinien für das ambulante Operieren gibt. (vgl. Kap. 1.2.1.)

▬▬▬ Das hier vorgestellte Modell basiert auf einem Entwurf des Zentralinstituts der Kassenärztlichen Vereinigung, den dieses im Rahmen eines Projektes »Betriebswirtschaftliche Kalkulation ambulanter Operationen« in den Jahren 1994/95 entwickelt hat.

▬▬▬ Der Grundgedanke liegt darin, daß aus den Raum-, den Ausstattungs- und den Personalkosten einer Modell-Klinik Minutenkosten ermittelt werden. Dadurch können dann für jede beliebige Operation über die Definition von Zeit- und Personalaufwand zuzüglich der OP-spezifischen Verbrauchskosten die Gesamtkosten für diese Operation ermittelt werden.

▬▬▬ Basis für die hier vorgesehene räumliche, apparative und personelle Ausstattung ist die »Vereinbarung von Qualitätssicherungsmaßnahmen beim ambulanten Operieren gem. § 14 des Vertrages nach § 115b Abs. 1 SGB V« vom 13.6.1994 zwischen Krankenkassen, Ärzten und Krankenhäusern, die für alle ambulanten Operationen verbindlich ist.

2.3.1 Raum- und Ausstattungskosten

▬▬▬ Folgende Prämissen liegen den nachfolgenden Berechnungen zugrunde:
Es wird von einer interdisziplinär genutzten OP-Einrichtung ausgegangen. Durch die interdisziplinäre Nutzung sind die Grundeinrichtungen besser ausgelastet. Für dieses OP-Zentrum steht in der Modellrechnung ein Bürogebäude im Rohbau zur Verfügung, das für 20 DM/qm gemietet und für die spezifischen Bedürfnisse des ambulanten Operierens vom Betreiber umgebaut wurde. Diese OP-Einrichtung verfügt im Modell über einen septischen und einen aseptischen OP und wird interdisziplinär von fünf Fachgruppen genutzt (zu 100%).

▬▬▬ Bei den Raum- und Ausstattungskosten muß unterschieden werden zwischen der allgemeinen und der fachspezifischen Ausstattung.

▬▬▬ Das Zentralinstitut hatte sich Anfang 1995 die Kosten für allgemeine Herrichtung und Geräteausstattung von Fachfirmen zusammenstellen lassen. Für die jetzige Berechnung wurden diese Preise mit einem Aufschlag für die durchschnittliche allgemeine Kostensteigerung versehen. Für Grundgeräte und Mobiliar fallen somit Investitionskosten von rund 400.000 DM und für die augenärztliche Spezialausstattung Kosten von rund 790.000 DM an.

Abb. 1 Bruttonutzungszeit einer OP-Einrichtung

```
    261   Arbeitstage
   – 12   Feiertage
   – 15   Tage Betriebsurlaub
    234   Betriebstage p.a.
entspricht
 126360   Minuten Betriebsdauer bei einem 9-Stunden-Tag
abzüglich tagesbezogene Rüstzeiten
    2,5   Stunden pro Tag
entspricht
    150   Minuten × Betriebstage =
  35100   tagesbezogene Rüstzeiten pro Jahr
Nettonutzungszeit für Operationen bei 100%iger Auslastung
 126360   Minuten Betriebsdauer p.a. abzüglich
  35100   Minuten Rüstzeit
─────────────────────────────────────────
=  91260   Minuten p.a. für Operationen
```

Aus den Investitionskosten werden als kalkulatorische Jahreskosten die Finanzierungskosten (7%), die Abschreibung (5% bzw. 12,5%) und die Instandhaltung und Wartung (2%) aufsummiert. Besonderes Augenmerk verdient hier die Abschreibung, die auch für die teuren Phakomaschinen oder für das aufwendige mikrochirurgische Instrumentarium auf acht Jahre gesetzt wurde. Dies ist ein Zeitraum, den viele der Geräte in der Realität leider nicht überleben. Wenn sich in den acht Jahren nicht ein technischer Defekt als irreparabler Schaden erweist, ist es spätestens der technische Fortschritt, der das Gerät innerhalb von acht Jahren weit überholt.

Zur Verrechnung der Raum- und Ausstattungskosten wird ein Minutensatz ermittelt. Dazu wird die Nutzungszeit eines OPs wie folgt berechnet:

Bei 261 Arbeitstagen im Jahr verbleiben abzüglich Feiertage und Betriebsurlaub 234 Arbeitstage. Bei einem 9 Stunden-Tag entspricht das 126 360 Minuten Betriebsdauer. Für jeden Tag müssen noch tagesbezogene Rüstzeiten für den OP abgezogen werden. Diese werden im Modell auf 2,5 Stunden pro Tag angesetzt. Es verbleiben dann 91 260 Minuten Betriebsdauer pro Jahr für einen OP (Abb. 1).

Aus Jahreskosten und Zeitbudget lassen sich nun die Minutenkosten je nach Ausnutzung berechnen (Abb. 2). Im Modell wird der OP zu 40% von Augenärzten genutzt, somit wird auch die Ausnutzung der Spezialausstattung auf 40% gesetzt. Dies entspricht einem OP-Volumen von rund 600 Katarakten pro Jahr.

2.3.2 Personalkosten

Die Personalkosten sind abhängig von der Tarifentwicklung. Alle hier genannten Zahlen sind auf dem Stand Sommer 1996 (Abb. 3). Für den Assistenzarzt wird ein BAT IIa-Gehalt (32 Jahre, verheiratet und zwei Kinder) zugrundegelegt, die OP-Schwester wird nach KR VI Stufe 9 bezahlt, die Arzthelferin nach Tarifgruppe 3 und 7–10 Jahren Berufserfahrung. Für den Operateur wird ein Bruttogehalt von 150 000 DM angesetzt. Auf der Basis der Ausfalltage werden die Personalkosten wie schon die Raum- und Ausstattungskosten auf einen Minutensatz umgerechnet.

2.3.3 Drei Module zur OP-Kosten-Berechnung

Bei der Berechnung der ambulanten operativen Behandlung werden drei Module unterschieden:

▷ Perioperative Versorgung
▷ Operation
▷ Basispraxismodul

Unter der perioperativen Versorgung wird alles das zusammengefaßt, was sich unmittelbar vor oder nach der Operation abspielt, also z.B. die Aufnahme des Patienten oder die Aufwachphase.

Im Operationsmodul wird die eigentliche operative Tätigkeit berechnet.

Das Basispraxismodul steht für die verwaltungstechnischen Aufgaben, die sich mit einer Operation verbinden, von der Terminvergabe bis zur Abrechnung.

Innerhalb der drei Module wird unterschieden in die

▷ Personalkosten,
▷ Raum- und Ausstattungskosten und die
▷ Verbrauchsartikel.

Auf die Berechnung des Basispraxismoduls soll hier nicht weiter eingegangen werden. Es schlägt für die hier beschriebene Modelleinrichtung mit 39,02 DM pro OP zu Buche.

2.3.4 Berechnung der Kosten einer Katarakt-Operation

Mit dem hier entwickelten Modell lassen sich die Kosten für jede Operation berechnen. Für die jeweilige Operation müssen nur der Zeit- und der Personalaufwand sowie die Verbrauchsartikel definiert werden. Beispielhaft soll dies für die Katarakt-Operation mittels Phakoemulsifikation durchgeführt werden:

Für die eigentliche Katarakt-Operation wird von folgendem Personaleinsatz ausgegangen (Abb. 4): Operateur, Assistent, drei OP-Schwestern und eine Arzthelferin.

Die Schnitt-Nahtzeit wurde mit durchschnittlich 40 Minuten angegeben. Dieser Richtwert steht für jeden Operateur, gleich ob erfahren oder Neuling, gleich ob leichte oder komplizierte OP. Vor diesem Hintergrund kann

Kostendaten pro Jahr	Jahreskosten insgesamt – ggf. Miete inkl. Nebenkosten DM	Menge	Kosten je Mengeneinheit insgesamt pro Jahr	Kalkulat. Gesamtkosten pro Jahr (DM)	Energie, Wasser u. sonstige Nebenkosten	Kalkulat. Kosten pro Jahr insgesamt (DM)	Instandhaltung und Wartung (2%) in DM	Abschreibung (5% bzw. 12,5%) in DM	Finanzierungskosten kalk. Zins (7%) in DM	Anschaffungswert in DM
1. Raumkosten septischer OP-Raum aseptischer OP-Raum sonstiger OP-Bereich	9604,00 8755,00 26058,00	25 23 68	384,00 384,00 384,00							
2. Bauzusatzkosten für besondere Raumausstattung (für alle OP-Räume insgesamt Fliesen, Installationen etc.)	32064,31	116	276,42	32064,31		32064	6107	15269	10688	305374
3. Grundgeräte und -mobiliar	72195,66	–	72195,66		0	72196	8022	50136	14038	401087
4. Augenärztliche Spezialausstattung	141636,42		141636,42	141636,42	0	141636	15737	98359	27540	786869
Kosten für Spezialausstattung Augenheilkunde für einen OP-Platz	**141636,42**	1								
Kosten für Grundausstattung je OP-Platz	74338,49	2								
Personalkosten für tagesbezogene Herrichtung des OP-Bereiches	49289,05									
Kosten für Grundausstattung je OP-Platz pro Jahr	**123627,53**									

Nutzungsdaten je OP-Platz pro Jahr	Bruttozeit inkl. Rüstzeit	Rüstzeit	Nettonutzungszeit ohne Rüstzeit nach Auslastungsgrad				
Auslastungsgrad (%)			100%	80%	60%	40%	20%
OP-Nutzung in Minuten	126360	35100	91260	73008	54756	36504	18252
Verrechnungssatz pro Nutzungsminute (DM/Min.)							
OP-Platz Grundausstattung			**1,35**	1,69	2,26	3,39	6,77
OP-Platz-Spezialausstattung Augenheilkunde			1,55	1,94	2,59	**3,88**	7,76

Abb. 2 Minutenkosten der OP-Einrichtung abhängig von der Auslastung

		Operateur	Assistenzarzt evtl. auch AIP	OP-Schwester	Arzthelferin	Azubi
Kostendaten pro Jahr						
Bruttogehalt		150000,00	84327,51	57850,00	39859,00	12870,00
Sozialversicherung		3042,00	2318,00	1880,00	1219,00	418,00
Rentenversicherung	9,5%	8892,00	8011,11	5495,75	3786,61	1222,65
Krankenversicherung	6,5%	4563,00	4563,00	3760,25	2590,84	836,55
Pflegeversicherung	0,5%	351,00	351,00	289,25	199,30	64,35
Zusatzversicherungen	4%	6000,00	3373,10	2314,00	1594,36	514,80
Personalkosten insgesamt		**172848,00**	**102943,72**	**71589,25**	**49249,10**	**15926,35**
Arbeitszeit pro Woche		38,5	38,5	38,5	38,5	38,5
Minuten pro Tag (5-Tage-Woche)		462	462	462	462	462
Nutzungsdauer pro Jahr		Tage / Minuten	Tage / Minuten	Tage / Minuten	Tage / Minuten	Tage / Minuten
Jahresarbeitszeit (brutto)		261 / 120582	261 / 120582	261 / 120582	261 / 120582	261 / 120582
Fort- und Weiterbildung		5 / 2310	5 / 2310	4 / 1848	4 / 1848	4 / 1848
Feiertage		13,5 / 6237	13,5 / 6237	13,5 / 6237	13,5 / 6237	13,5 / 6237
Urlaub		30 / 13860	30 / 13860	30 / 13860	28 / 12936	26 / 12012
Krankheit		15 / 6930	15 / 6930	15 / 6930	15 / 6930	15 / 6930
Sonstige Ausfallzeiten	5%	6029,1	6029,1	6029,1	6029,1	6029,1
Verfügbare Arbeitszeit		**85215,9**	**85215,9**	**85677,9**	**86601,9**	**87525,9**
Kosten je Nutzungseinheit		DM/Min.	DM/Min.	DM/Min.	DM/Min.	DM/Min.
Verrechnungssatz pro OP-Minute		**2,03**	**1,21**	**0,84**	**0,57**	**0,18**

Abb. 3   Umrechnung der Personal- in Minutenkosten

1. **Perioperatives Modul**	Minuten			
Liegezeit des Patienten am OP-Tag im Vorbereitungs- und/oder Aufwachraum	165			
Personaleinsatz am Patienten im Vorbereitungs- oder Aufwachraum, ohne abrechenbare Leistung durch Arzthelferin	60			
Allgemeine Rüstzeit pro Patient	5			
2. **OP-Modul**	Anzahl	Rüstzeit	Schnitt/Naht	Gesamtzeit
Operateur	1	20	40	60
Assistent	1	20	40	60
OP-Schwester	3	20	40	60
Arzthelferin	1	20	40	60
Auszubildende	0	20	40	60

Abb. 4   Personaleinsatz bei einer Katarakt-Operation

dieser Wert als realistisch angesehen werden. Zur reinen Schnitt-Naht-Zeit kommt noch die Rüstzeit hinzu. Diese wurde hier mit 20 Minuten angesetzt; sicherlich nicht zu reichlich, wenn man nur an die Oculopression, die Händedesinfektion und das Diktieren des OP-Berichts denkt.

Ein weiteres Element für die Kostenberechnung sind die Materialien, die pro OP verbraucht, aber nicht gesondert, z. B. als Sprechstundenbedarf, erstattet werden. Dies sind alle Materialien von der OP-Abdeckung über OP-Kittel bis hin zur anteiligen Glühbirne

oder bis zum Müllbeutel. Die Kosten für diese Materialien liegen beim Autor (Stand 1996) bei 239,65 DM (Tab. 2).

Aus all diesen Daten ergibt sich nun die folgende Berechnung (Abb. 5). Jede Katarakt-OP kostet also den OP-Betreiber 1017,39 DM. Zur Klarstellung: dies sind nicht die Gesamtkosten der Operation! Nicht berücksichtigt sind hier zum einen die direkt erstattungsfähigen Kosten wie Sprechstundenbedarf, Implantat oder Medikamente. Zum anderen wurden auch die anästhesiologischen Leistungen aus der Betrachtung ausgeschlossen.

Tab. 2:   Nicht erstattungsfähige Verbrauchsmaterialien pro Katarakt-Operation

Verbrauchsmaterial	Hersteller	Einheit	Inhalt Packung	Menge/OP	Packungs-preis	Kosten pro OP
Inzisionsfolie	3M	Stück	10	1	64,75	6,48
Mundschutz	3M	Stück	100	1	43,15	0,43
Einmal-Messer 22,5 mit Stiel	Alcon	Stück	6	1	94,76	15,79
Phakolanze 2,5 mm	Alcon	Stück	3	1	194,93	64,98
Rundschneidemesser	Alcon	Stück	6	1	194,93	32,49
Patientenkittel	Bollare Technologie	Stück	50	1	168,90	3,38
Watteträger	Böttger	Stück	100	5	6,79	0,34
01er Kanüle	Braun	Stück	100	4	6,56	0,26
20er Kanüle	Braun	Stück	100	1	6,56	0,07
26er Kanüle	Braun	Stück	100	1	6,56	0,07
2-ml-Spritze	Braun	Stück	100	3	7,25	0,22
5-ml-Spritze	Braun	Stück	100	1	10,58	0,11
Omnifix 05 ml	Braun	Stück	100	1	64,00	0,64
Omnifix 10 ml	Braun	Stück	100	1	57,44	0,57
OP-Arzthaube mit Schweißband	Braun	Stück	100	2	138,00	2,76
OP-Schwesternhaube	Braun	Stück	100	4	128,34	5,13
Bauchtücher	Dieckhoff	Stück	1	0,05	3,95	0,20
Kasak	Dieckhoff	Stück	1	0,04	30,95	1,24
Tücher groß	Dieckhoff	Stück	1	0,04	10,50	0,42
Armlehnenbezüge	Domilens	Stück	50	2	161,00	6,44
Kittel	Domilens	Stück	10	3	103,50	31,05
Lochtuch	Domilens	Stück	20	1	138,00	6,90
Tischbezug	Domilens	Stück	25	1	86,25	3,45
Pehamicroptic Handschuhe	Hartmann	Stück	1	2	2,84	5,68
Dosierpumpen 500-ml-Spender	Henkel	Stück	1	0,006	19,50	0,12
Forlan	Henkel	ml	5000	10	68,43	0,14

Tab. 2   (Fortsetzung)

Verbrauchsmaterial	Hersteller	Einheit	Inhalt Packung	Menge/OP	Packungs-preis	Kosten pro OP
Halterung für Wischmops	Henkel	Stück	1	0,002	117,36	0,23
Incidin plus	Henkel	ml	5000	10	190,33	0,38
Klarspüler für Maschine 7735	Henkel	ml	30000	5	255,00	0,04
Secusept plus	Henkel	ml	5000	40	302,70	2,42
Secusept Pulver für Maschine	Henkel	Gramm	10000	6	357,65	0,21
Silonda Handcreme	Henkel	ml	250	20	17,78	1,42
Spitaderm	Henkel	ml	5000	10	148,06	0,30
Wischmops	Henkel	Stück	1	0,015	28,25	0,42
Einschweißfolie 0,25 x 200	Hoffmann	Meter	200	0,2	218,50	0,22
Mundschutz Antifog	Johnson & Johnson	Stück	50	2	38,50	1,54
Patientenhaube	Johnson & Johnson	Stück	100	1	31,05	0,31
Sterile Fingerlinge	Mapa	Stück	400	2	148,93	0,74
Bürsten	Medimex	Stück	1	0,01	14,32	0,14
Mikroskopbirne	Osram	Stück	1	0,025	44,62	1,12
Steriflex Indikatorstrips Gas	Raguse	Stück	500	1	452,53	0,91
OP-Schuhe	Schürr	Paar	1	0,01	82,80	0,83
Überschuhe (blau)	Servopax	Stück	100	1	6,85	0,07
Ansell Gammex Handschuhe 6,5	Sterimed	Stück	40	1	56,93	1,42
Irrigationszystotom	Visitec	Stück	10	1	80,50	8,05
Nucleus Hydrodiss.	Visitec	Stück	10	3	54,05	16,22
Retrobulbärkanüle	Visitec	Stück	10	0,2	108,56	2,17
Silicone Tip Canula 27G	Visitec	Stück	10	1	108,56	10,86
Müllsäcke 120 l		Stück	250	0,5	84,53	0,17
Papierhandtücher		Blatt	3600	2	58,25	0,03
						239,56

	Menge/Anzahl	Zeit (Min.)	Kosten/Min.	Kosten pro OP
1. Perioperative Versorgung				
1.1 Personalkosten				
Arzt	0		2,03	0,00
Assistenzarzt	0		1,21	0,00
OP-Schwester	0		0,84	0,00
Arzthelferin	60		0,57	34,12
Auszubildende	0		01,8	0,00
1.2 Raum- u. Ausstattungskosten		170	0,07	11,90
2. Operation				
2.1 Personalkosten				
Arzt	1	60	2,03	121,70
Assistent	1	60	1,21	72,48
OP-Schwester	3	60	0,84	150,40
Arzthelferin	1	60	0,57	34,12
Auszubildende	0	60	0,18	0,00
2.2 Raum- u. Ausstattungskosten				
Grundausstattung	100%	60	1,35	81,28
Spezialausstattung	40%	60	3,88	232,80
2.3 Verbrauchsmaterial (ohne Narkose und ohne SSB)				**239,56**
3. Basispraxismodul				39,02
Gesamtkosten pro Operation				**1017,39**

Abb. 5   Gesamtkosten einer OP am Beispiel der Katarakt-Operation

2.4 Zur Wirtschaftlichkeit des ambulanten Operierens

Die Frage nach der Wirtschaftlichkeit ambulanter Operationen ist eine Frage mit vielen Facetten: Ist die einzelne Operation z. B. ambulant oder stationär günstiger durchzuführen? Und führt der Trend zu mehr ambulanten Operationen zu Einsparungen im Gesamtsystem? Ist die ambulante Operation überhaupt kostendeckend?

2.4.1 Zur Wirtschaftlichkeit im System

Grundsätzlich ist die einzelne ambulante Leistung preisgünstiger als die stationäre. Aus einer Aufsummierung solcher einzelnen Ersparnisse ergeben sich Einsparpotentiale in Milliarden- Höhe, die immer wieder durch die Presse geistern und öffentlichkeitswirksam präsentiert werden. Nicht zuletzt liegen hierin auch alle politischen Bemühungen begründet, das ambulante Operieren zu fördern.

Daß es aber so einfach nicht ist, soll am Beispiel der Katarakt-Operation (Reuscher 1996) verdeutlicht werden.

Für eine stationäre Katarakt-Operation in einer Hauptabteilung wurde im Jahr 1996 eine stationäre Fallpauschale in Höhe von etwas mehr als 3 000 DM gezahlt. Der Berufsverband der Augenärzte hat den Krankenkassen ein Angebot für eine ambulante Katarakt-Pauschale in Höhe von 2 400 DM vorgelegt, auf dessen Einzelheiten hier nicht eingegangen werden soll. Daraus errechnet sich bei einer realistischen Verlagerung von weiteren 150 000 Star-Operationen aus dem Krankenhaus in die ambulanten Praxen ein Einsparpotential von 90 Mio. DM.

Aus diesem Potential wird für das Gesundheitssystem aber erst dann eine Einsparung, wenn gleichzeitig im Krankenhausbereich die Kosten für diese 150 000 Star-Operationen entfallen würden, also gleichzeitig Betten und die daran geknüpften Kosten, wie z. B. Personal, eingespart würden. Solange dies so nicht umgesetzt wird, haben die Kostenträger neben den günstigeren OP-Kosten für die ambulanten Katarakt-Operationen auch die Kosten für die Krankenhausbetten weiter zu zahlen – statt zu sparen steigen die Kosten!

Was bedeutet dieses Beispiel für das System? Die ambulante Operation ist im Einzelfall günstiger als die stationäre Operation. Für das Gesundheitssystem sind Einsparungen aber nur dann zu realisieren, wenn das System wirklich reformiert wird. Der tiefe Graben zwischen den Krankenhäusern und ihren Budgets auf der einen Seite und den Vertragsärzten ebenfalls mit ihren Budgets auf der anderen Seite muß überbrückt werden. Bei einer sinnvollen Auflösung der Grenze zwischen ambulanter und stationärer Versorgung könnten nach aktuellen Schätzungen 30 Prozent der Kosten im Gesundheitswesen eingespart werden (Hoffmann 1996). Doch eines bleibt dabei unausweichlich:

Die unabdingbare Schaffung einer Infrastruktur für das ambulante Operieren ist für das System auf jeden Fall kurz-, vielleicht sogar mittelfristig mit höheren Kosten verbunden, da die alten Strukturen nicht einfach von heute auf morgen gekappt werden können. Langfristig wird das ambulante Operieren aber zweifelsfrei zu Kosteneinsparungen im System führen.

2.4.2 Zur Wirtschaftlichkeit für den Leistungserbringer

Die Frage nach der Wirtschaftlichkeit der einzelnen Operation beantwortet sich aus der Gegenüberstellung von Ertrag und dem damit verbundenen Aufwand. Der Ertrag für eine Katarakt-OP mittels Phakoemulsifikation betrug im 2. Quartal 1996 im Bereich der KV Westfalen-Lippe 576 DM (vgl. Kap. 2.1.2), der Aufwand beträgt DM 1017,39 (vgl. Kap. 2.3). Im Bereich der kassenärztlichen Versorgung besteht in der oben vorgenommenen Modellrechnung eine ruinöse Unterdeckung von rund 44 %. Natürlich gibt es für die Modellklinik noch Einsparpotentiale, die kurz angerissen werden sollen.

Da sich die meisten Operationszentren nicht auf Privatpatienten beschränken können, liegt ein Schlüssel in der Auslastung des OPs. Bei einer 100 %igen Auslastung des aseptischen OPs mit Eingriffen am Auge sinkt der Aufwand für die Nutzungsminute auf 1,55 DM (s. Abb. 2). Eine 100 %ige Auslastung bedeutet in dem Modell-OP etwa 1500 Katarakte pro Jahr. Möglich ist dies nur bei mehreren Operateuren, denn der niedergelassene Vertragsarzt hat auch noch seine Praxis zu versorgen und kann also nicht seine ganze Arbeitszeit im OP verbringen.

▬▬▬▬▬ Die Ausstattungskosten und auch die Verbrauchsmaterialien bieten gewisse Einsparmöglichkeiten. Sicherlich kann über einige Preise mit den Lieferanten verhandelt werden. Da Qualität, an der nicht gespart werden darf, aber ihren Preis hat, sind die Möglichkeiten beschränkt.

▬▬▬▬▬ Eine letzte Möglichkeit besteht darin, schneller zu operieren. Sie wird an letzter Stelle genannt, weil sie zum einen sehr von den individuellen Fähigkeiten und der Erfahrung des Operateurs abhängt. Zum anderen ist das schnelle Operieren aber auch von allen vorgenannten Kriterien abhängig, besonders von weiterem Hilfspersonal. Eine Verkürzung der Personaldecke ist z. B. auf jeden Fall kontraproduktiv. Auch die Verwendung von minderwertigem Material oder billigen Ausrüstungsgegenständen wird nicht dazu beitragen, die durchschnittliche OP-Zeit zu verkürzen.

▬▬▬▬▬ Schnelleres Operieren führt in Verbindung mit größeren OP-Zahlen zu einer besseren Auslastung des OP-Zentrums. Damit sinken zwar die fixen Kosten pro OP. Dennoch ist dies nicht zwangsläufig mit einem höheren Ertrag verbunden.

▬▬▬▬▬ Bei größeren Leistungsmengen droht wiederum der Punktwert zu sinken, da das Budget für ambulante Leistungen begrenzt ist (Stand 1996). Spätestens an dieser Stelle wird deutlich, daß es zwar immer Individual-Lösungen für das ambulante Operieren geben wird, die Frage der Wirtschaftlichkeit des ambulanten Operierens sich aber nur im System klären läßt.

2.4.3 Ein Blick in die Zukunft

Da die einzelne Leistung beim ambulanten Operieren wirtschaftlich günstiger ist, und gleichzeitig und vor allem das ambulante Operieren in den meisten Fällen auch die humanere Methode ist, besteht kein Zweifel, daß das ambulante Operieren sich durchsetzen wird.

▬▬▬▬▬ Die wichtigste Frage ist jedoch seine Einordnung in unser Gesundheitssystem. Zu lange wurde nur nach den stationären Leistungen (gleich Krankenhaus, oft auch gleich Operation) und nach den ambulanten Leistungen (gleich Vertragsarzt und ungleich Operation)

unterschieden, als daß der Paradigmenwechsel nun so einfach möglich wäre.

▬▬▬▬▬ Innerhalb der Ende 1996 gültigen Abrechnungsstrukturen scheint eine wirtschaftliche Lösung nicht in Sicht. Eine Finanzierung des ambulanten Operierens aus dem Topf der Vertragsärzte über den floatenden Punktwert aus dem EBM ist dauerhaft nicht möglich. Alternativen bestehen in der Bildung von Pauschalen, die in DM abgerechnet werden.

▬▬▬▬▬ Ein Modell für diese Bildung von Pauschalen hat sich die amerikanische Relativwertskala zum Vorbild genommen. Hier werden für die einzelnen strukturellen Elemente der verschiedenen Operationen Verhältniszahlen gebildet. Konkret werden Relativwerte für die ärztliche Arbeit, für die Praxiskosten und das Haftpflichtrisiko definiert. Für eine Katarakt-OP mittels Phakoemulsifikation werden nach diesem Modell Kosten in Höhe von 2707 DM ermittelt. Die Abrechnung nach der Relativwertskala wird vom Bundesverband für ambulantes Operieren bevorzugt.

▬▬▬▬▬ Ein anderes Beispiel ist das sogenannte Berliner Kodex Modell. Dort sind für die Katarakt-Operation inklusiv eines Vorgespräches und inklusiv bis zu fünf Nachbehandlungen 1810 DM vorgesehen. Für Sprechstundenbedarf, Implantat und Viskoelastikum sollen zusätzlich maximal 630 DM ausgegeben werden können. Zunächst werden jedoch nur 80% des Honorars, also 1448,– DM ausgezahlt. Die restlichen 20% sollen dann zur Auszahlung kommen, wenn für die jeweilige Diagnose eine wesentliche Einsparung im Krankenhaussektor nachgewiesen wird. Hier wird also neben der Pauschalenbildung eine direkte Verknüpfung der Kosten im ambulanten und im stationären Sektor vollzogen. Nach Verhandlungen zwischen KV und AOK erhält der nicht operativ tätige Augenarzt für die Vor- und Nachbehandlung eine Pauschale von 70 DM. Bisher sind ca. $^3/_4$ aller Berliner Augenärzte der Kodex-Vereinbarung beigetreten (Stand April 1997).

▬▬▬▬▬ Doch wie auch immer der konkrete DM- oder demnächst auch EURO-Wert für die eine oder die andere Operation aussehen wird – das größte Problem wird bleiben, ausreichend Geld für diese Operationen zur Verfügung zu stellen. Hier wird auch den Beitragseinnahmen immer mehr Aufmerksamkeit zu schenken sein, sind ja nicht nur die Kosten im Gesundheitswesen gestiegen, sondern gleichzeitig auch noch die Einnahmen der Krankenkassen infolge der schwierigen Arbeitsmarktlage geschrumpft.

Es gilt für die Zukunft, die Struktur des Gesundheitssystem der geforderten und geförderten Realität anzupassen – das ambulante Operieren muß seinen eigenen Platz finden und nicht als Stiefkind zwischen den Vertragsärzten und den Krankenhäusern hin und her geschoben werden.

Literatur

1. Brenner, G.: Das Ambulante Operieren aus der Sicht der kassenärztlichen Versorgung, in: »Ambulantes Operieren«; Fritz, Kurt; Deutscher Ärzteverlag (1992), 94–102
2. Einheitlicher Bewertungsmaßstab: (EBM); Dienstauflage der Kassenärztlichen Bundesvereinigung, Stand: 1. Juli 1996. Köln, Deutscher Ärzteverlag, 1996
3. Gebührenordnung für Ärzte: (GOÄ). Stand der Ausgabe 1.1.1996. Köln: Dt. Ärzte-Verlag 1996
4. Gerl, R., Schmickler, St.: Was kann heute in der Augenchirurgie ambulant, was muß stationär operiert werden? ambulant operieren 2/95, Thieme, 1995
5. Gesundheitsstrukturgesetz – Bilanz nach 2 Jahren. Veröffentlichung des Bundesministeriums für Gesundheit. Bonn 1995
6. Hoffmann, W.: Der Pressegastkommentar: Monopoly? – oder: Die unendliche Verzahnungsgeschichte. In: Krankenhausreport 1996. G.Fischer, Stuttgart 1996
7. Krankenhausreport 1995. Stuttgart, Jena: G. Fischer, 1995
8. Luber, F.: Krankenhausfinanzierungsgesetz. Erläuterungen und Verweisungen, Band 1, 510 S. 19, R.S. Schulz, Starnberg
9. Lucke K., Bopp S.: Vereinbarung über die Abrechnung ambulant durchgeführter netzhaut- und glaskörperchirurgischer Eingriffe (vitreoretinale Chirurgie) vom 6. Juni 1994 zwischen der AOK Bremen/Bremerhaven, dem BKK-Landesverband Bremen, dem IKK-Landesverband Bremen und Herrn Professor Dr. med. Klaus Lucke/Frau Priv. Doz. Dr. med. Silvia Bopp, Augenärzte, Universitätsallee 3, 28359 Bremen
10. Reuscher, A.: Sieben-Pfennig-Punktwert für Katarakt-OP, das geht nicht. Kongreßnotiz. Ophthalmo-Chirurgie 6: 101 (1994)
11. Reuscher, A: Stellungnahme des Berufsverbandes der Augenärzte Deutschlands e.V. zum ambulanten Operieren in der Augenheilkunde. Esslingen 1996
12. Rüggeberg J.-A., Mertens E.: Empfehlung des Bundesverbandes für Ambulantes Operieren e.V. (BAO) zur Aufteilung der Zuschläge im Rahmen ambulanten Operierens zwischen Operateur und Anästhesist, Info V/96 vom 25. 10. 1996
13. Vereinbarung von Qualitätssicherungsmaßnahmen beim ambulanten Operieren gem § 14 des Vertrages nach § 115b Abs. 1 SGB V. Deutsches Ärzteblatt, H. 31/32, (1994), C-1384–1387
14. von Stackelberg, J. M.: Ambulantes Operieren – Eine Zwischenbilanz. In: Krankenhausreport 1995
15. Wittwer, S.: Ambulantes Operieren vor und mit dem Gesundheitsstrukturgesetz von 1993. Unveröffentliches Manuskript zur Inauguraldissertation. Rheine 1996

3.
Juristische Aspekte des ambulanten Operierens

H. Wartensleben

1. Die demographische Entwicklung mit einer weitgehenden Umschichtung der Alterspyramide, die Fortschritte der operativen Behandlungsmöglichkeiten, die Entwicklung der Anästhesie und der Intensivmedizin erlauben operative Eingriffe selbst bei extremen Alters- und Risikogruppen.

▬▬▬▬▬ Da der medizinische Fortschritt die Kosten des Gesundheitswesens nicht reduziert, ist bei gleichbleibendem Anteil der Behandlungskosten am Sozialprodukt eine Ressourcen-Verknappung unausweichlich. Verschärft wird diese Entwicklung durch die zunehmende Arbeitslosigkeit. Kosteneinsparungsmöglichkeiten müssen deshalb konsequent genutzt werden.

▬▬▬▬▬ Mit dem Gesundheitsstrukturgesetz (GSG) vom 21.12.1992 setzte der Gesetzgeber große Hoffnungen auf das nicht-stationäre Operieren in Krankenhäusern und förderte – leider völlig unzureichend und inkonsequent – das ambulante Operieren in der Praxis.

▬▬▬▬▬ Mit der Neufassung des § 39 Abs. 1 SBG V wird die Krankenhausbehandlung vollstationär, teilstationär, vor- und nachstationär (§ 115 a SGB V) sowie ambulant (§ 115 b SGB V) erbracht.

▬▬▬▬▬ GKV-Versicherte haben Anspruch auf stationäre Behandlung nur, wenn die Aufnahme nach Prüfung durch das Krankenhaus erforderlich ist, weil das Behandlungsziel nicht durch teilstationäre, vor- und nachstationäre oder ambulante Behandlung einschließlich häuslicher Krankenpflege erreicht werden kann (§ 39 Abs. 1 Satz 2 SGB V).

▬▬▬▬▬ Im Krankenhaus gilt also ebenfalls der aus dem Wirtschaftlichkeitsgebot resultierende Grundsatz »ambulant vor stationär«.

2. Wie der Privatpatient, hat auch der GKV-Versicherte Anspruch auf Behandlung nach dem allgemein anerkannten Stand der medizinischen Erkenntnisse unter Berücksichtigung des medizinischen Fortschritts (§ 2 Abs. 1 Satz 3 SGB V), allerdings nur unter Beachtung des Wirtschaftlichkeitsgebotes (§§ 2 Abs. 1, 12 Abs. 1, 70 Abs. 1 SGB V).

▬▬▬▬▬ Gleichwohl ist für die Art und den Umfang der Behandlung der ökonomische Aspekt nicht allein ausschlaggebend:
Nach § 76 Abs. 4 SGB V haben die Versicherten bei der Behandlung Anspruch auf eine »Sorgfalt nach den Vorschriften des bürgerlichen Vertragsrechts«.

▬▬▬▬▬ Nach § 276 BGB handelt fahrlässig, wer die »erforderliche Sorgfalt außer acht läßt«.

▬▬▬▬▬ Die praktizierte (übliche) Sorgfalt entspricht nicht immer der erforderlichen Sorgfalt. Geschuldet wird jedoch der »Standard«. Wenn zwei gleich wirksame Behandlungsmöglichkeiten zur Verfügung stehen, ist diejenige zu wählen, die mit dem deutlich geringeren Risiko behaftet ist. Die Sicherheit des Patienten hat also Vorrang vor ökonomischen Aspekten. Ob die zunehmenden Kosten des medizinischen Fortschritts einerseits und die Ressourcen-Verknappung andererseits durch Rationalisierung, d. h. eine höhere Effizienz, abgefangen werden können oder Leistungseinschränkungen die Folge sind, bleibt abzuwarten. Bevor der Gesetzgeber allerdings die Leistungsansprüche des GKV-Versicherten reduziert, d. h. § 2 Abs. 1 SGB V ändert, oder den Grundsatz der Beitragssatzstabilität wieder aus dem SGB V eliminiert, müssen alle Rationalisierungsreserven ausgeschöpft werden. Eine Rationalisierung wäre die ultima ratio.

3. Die Vorteile des ambulanten Operierens liegen in der Vermeidung von Hospitalinfektionsrisiken sowie bei der Behandlung von Kindern und alten Patienten, weil die psychischen Belastungen einer Heimtrennung vermieden werden können.

▬▬▬▬▬ Das ambulante Operieren hat unverkennbare Nachteile bei einer notwendig werdenden Zwischenfalltherapie und bei den postoperativen Überwachungs- und Kontrollmöglichkeiten, die durch entsprechende Vorsorgemaßnahmen und Aufklärungspflichten zu kompensieren sind.

▬▬▬▬▬ Das ambulante Operieren muß aus Rechtsgründen nicht auf Bagatelleingriffe beschränkt bleiben. Ist allerdings ernsthaft umstritten, welche Methode den berufsspezifischen Sorgfaltsanforderungen in bestimmten Situationen genügt, so ist der Arzt verpflichtet, im Zweifel die größere Sorgfalt zu wahren und die vorsichtigere Methode zu wählen.

▬▬▬▬▬ Zumindest in der älteren Rechtsprechung ist ein unterschwelliger Vorbehalt gegenüber dem ambulanten Operieren zu erkennen. So hat der Bundesgerichtshof (BGH) einen Rechtsstreit zur erneuten Entscheidung an das Instanzgericht zurückverwiesen, weil zweifelhaft sei, ob die Eingriffsindikation auch unter dem Aspekt der ambulanten Durchführung ausreichend geprüft worden sei (BGH-VersR 1982, 168).

4. Allgemeine Voraussetzungen der Zulässigkeit ambulanten Operierens sind:

a) Vorliegen einer Erkrankung, zu deren operativen Beseitigung bewährte Standardmethoden mit vertretbarem Komplikationsrisiko zur Verfügung stehen;

b) Operations- und Narkosefähigkeit des Patienten; Risikofälle müssen durch sorgfältige Voruntersuchungen ausgeschlossen werden, um Zwischenfälle mit anschließender stationärer Notfallversorgung weitgehend zu vermeiden. Dabei ist zu beachten, daß die Rechtsprechung diagnostische Unterlassungsfehler noch weniger entschuldigt als gewisse Behandlungsmängel;

c) die häusliche Versorgung des Patienten durch eine zuverlässige Bezugsperson muß gesichert sein. Bei auftretenden Schwierigkeiten muß ein sofortiger telefonischer Kontakt mit dem Operateur gewährleistet sein. Dieser muß in der Lage und willens sein, den Patienten in angemessener Zeit aufzusuchen. Bei Alleinstehenden, unzureichenden Kommunikationsmöglichkeiten, Entfernungen von mehr als einer halben Stunde Fahrzeit sowie bei unkritischen oder uneinsichtigen Patienten muß von einer ambulanten Operation abgesehen werden, wenn postoperative Probleme nicht unwahrscheinlich sind;

d) der Operateur muß in dem Bereich, in dem er ambulant tätig werden will, über Erfahrung und Routine verfügen (»Facharztstandard«). Diese Qualifikation gilt für Klinik und Praxis in gleicher Weise.

▬▬▬ Ambulantes Operieren ist kein Experimentierfeld für Anfänger. Die Qualifikation des Experten ist die Legitimation der ärztlichen Behandlung und zugleich der rechtlich maßgebliche Verantwortungsmaßstab.

▬▬▬ Ein medizinisches Qualitätsdefizit wird von der Rechtsprechung in der Regel als Behandlungsfehler qualifiziert.

▬▬▬ Rechtlich nicht gefordert wird allerdings, stets den sichersten Weg zu wählen: Die riskantere Methode darf durchaus angewandt werden, wenn medizinische Gründe im konkreten Fall dafür sprechen.

▬▬▬ Neue Methoden dürfen erprobt werden, weil die medizinische Wissenschaft nicht als Verharren bei den Unzulänglichkeiten des Erreichten verstanden werden darf. Erkenntnislücken muß durch ein Vorgehen in kleinen Schritten, die einen Rückweg zur bewährten Methode möglichst offenlassen, begegnet werden.

▬▬▬ Solange eine neue Methode noch nicht als Standard allgemein anerkannt ist, bestehen erhöhte Beobachtungs- und Dokumentationspflichten. Die neue Methode macht den Facharzt nicht zum Berufsanfänger, so daß die für diesen geltende Rechtsprechung zum »Übernahmeverschulden« hier keine Anwendung findet;

e) wenn Risikounterschiede zwischen stationärem und ambulantem Operieren bestehen, ist hierauf im Aufklärungsgespräch besonders einzugehen; dem Patienten müssen daraus resultierende Konsequenzen deutlich gemacht werden. Er muß sie verstanden haben und bereit und dazu in der Lage sein, ihnen – notfalls mit einer Bezugsperson – ausreichend zu begegnen;

f) die Aufklärung muß so frühzeitig wie möglich erfolgen, damit der Patient in Wahrnehmung seines Selbstbestimmungsrechtes sich ggf. noch anderweitig, etwa vom Hausarzt, beraten lassen kann. Das Aufklärungsgespräch hat nach der Feststellung der Operationsindikation zu erfolgen, also nicht erst unmittelbar vor dem Eingriff. Eine starre »24-Stunden-Vorher-Regel« gibt es allerdings nicht;

g) die hygienischen Verhältnisse, die Zahl und die Qualifikation des Personals und die apparative Ausstattung müssen für die Operationsdurchführung und die Beherrschung von Komplikationen dem stationären Standard äquivalent sein;

h) ist aufgrund der Schwere des Eingriffs und möglicher konstitutionsbedingter Komplikationen für die Anästhesie ein zusätzlicher Fachmann erforderlich, so darf auf den Anästhesisten nicht deshalb verzichtet werden, weil die Operation ambulant durchgeführt wird;

i) der Operateur muß für den Patienten ständig erreichbar sein; falls dies nicht gewährleistet ist, sollte der Hausarzt über die Möglichkeit von Nachsorgemaßnahmen informiert werden. Für den Fall einer notwendigen Notfalleinweisung muß eine aufnahmebereite Klinik kurzfristig erreichbar sein;

j) soweit die Durchführung einer ambulanten Operation noch nicht Standard, d.h. allgemein anerkannt ist, sollte als Qualitätssicherungsmaßnahme bei Zweifeln an einer ambulant durchführbaren Operation vor Feststellung der Eingriffsindikation die Zweitmeinung eines Fachkollegen eingeholt werden.

5. Als besondere juristische Problemfelder erweisen sich beim ambulanten Operieren gegenüber der stationären Operationsbehandlung

▶ die gesteigerten Sorgfaltspflichten des Operateurs bei der Risikoanalyse, weil in operativen Notfallsituationen der rasche Zugriff zu weiteren Fachkollegen in der Regel fehlt und dem Patienten für die Zeit nach der Operation kein geschultes Pflegeteam zur Seite steht,
▶ das Ausmaß und die Art der Aufklärung, bei der insbesondere etwaige erhöhte Risiken des ambulanten Operierens gegenüber stationären Eingriffen zu berücksichtigen sind,
▶ der Zeitpunkt der Aufklärung und
▶ die Form der Einverständniserklärung.

6. Bei der präoperativen Risikoanalyse muß das häusliche Umfeld des Patienten eruiert werden, damit gewährleistet ist, daß die erforderliche Nachsorge durch zuverlässige Bezugspersonen, den Operateur oder durch niedergelassene Kollegen und eventuell durch einen Pflegedienst ordnungsgemäß möglich ist.

▬▬▬▬▬ In diese Überlegungen sind denkbare postoperative Komplikationen und die Möglichkeiten einer sachgemäßen unverzüglichen Beherrschung einzubeziehen. Hierzu kann z. B. die Klärung gehören, ob eine telefonische Kontaktaufnahme aus dem häuslichen Umfeld des Patienten zum Operateur oder anderen rufbereiten Ärzten besteht, die über eventuelle Risiken unterrichtet sind, so daß sie den Patienten im erforderlichen Umfang notfallmäßig versorgen können.

7. Zum allgemeinen Ausmaß und der Art der Aufklärung gehören – wie bei stationären Eingriffen, die

▶ Befund- und Diagnoseaufklärung,
▶ Sicherungsaufklärung und
▶ Risiko- oder Eingriffsaufklärung.

▬▬▬▬▬ Dabei ist der Patient über alle für seine Entscheidung wesentlichen Umstände, über die ein vernünftiger Patient in seiner konkreten Situation und unter Berücksichtigung der Dringlichkeit der Behandlung informiert sein möchte, zu unterrichten, wobei der Umfang der Aufklärung umgekehrt proportional zur Dringlichkeit des Eingriffs ist, nämlich über:

a) den Befund und die Diagnose,
b) den voraussichtlichen Krankheitsverlauf ohne Behandlung,
c) die Art des geplanten Eingriffs,
d) die voraussichtliche gesundheitliche Tragweite der Behandlung,
e) die Heilungs- und Besserungsmöglichkeiten für den konkreten Fall,
f) mögliche andere medizinisch sinnvolle Behandlungsalternativen einschließlich einer stationären Operation, soweit sie aus Wirtschaftlichkeitsgründen in Betracht kommt,
g) etwaige Risiken einer Zustandsverschlechterung,
h) die technischen und fachlichen Möglichkeiten der Praxis im Verhältnis zu vorhandenen Alternativeinrichtungen und
i) eine konkrete Zwischenfallquote bzw. Komplikationsrate, abhängig von der Konstitution des Patienten, der Qualifikation des Arztes und der Ausstattung der Praxis.

▬▬▬▬▬ Darüber hinaus ist der Patient über die besonderen Risiken einer ambulanten Operation – bezogen auf seinen konkreten Fall – zu unterrichten.

▬▬▬▬▬ Erhöhte Sorgfalt muß den Pflegeanweisungen für die postoperative Phase gewidmet werden.

▬▬▬▬▬ Bei der Aufklärung hat sich der Operateur zu vergewissern, ob der Patient intellektuell in der Lage ist, die Erläuterungen zu verstehen (Einsichtsfähigkeit) und seinen Willen danach zu bestimmen (Willensbildungsfähigkeit).

▬▬▬▬▬ Bei Zweifeln sollte eine Bezugsperson hinzugezogen werden, die über den mutmaßlichen Willen des Patienten Auskunft geben kann.

▬▬▬▬▬ Besteht ein Betreuungsverhältnis nach §§ 1896 ff. BGB, so ist auch der Betreuer aufzuklären und dessen Einwilligung einzuholen.

▬▬▬▬▬ Untersuchungen, Behandlungen und Eingriffe dürfen nur mit Einwilligung des Betroffenen vorgenommen werden. Für die Wirksamkeit der Einwilligung kommt es auf die natürliche Einsichts- und Steuerungsfähigkeit des Betroffenen an; Geschäftsfähigkeit muß nicht vorliegen. Selbstverständlich ist auch hier für die Gültigkeit der Einwilligung Voraussetzung, daß der aufklärungsfähige Betroffene über die beabsichtigte Maßnahme vorher hinreichend aufgeklärt wurde.

Ist der Betreute einwilligungsfähig, so kann der Betreuer nicht an seiner Stelle für ihn einwilligen.

Ist der volljährige Betroffene einwilligungsunfähig, kann der Betreuer als gesetzlicher Vertreter – vorausgesetzt, daß ihm der entsprechende Aufgabenkreis zugewiesen ist – die Einwilligung für den Betreuten erteilen.

Ist sich der Operateur nicht sicher, ob Einwilligungsfähigkeit vorliegt, sollte er die Einwilligung des Betreuers und des Betreuten einholen.

Fehlt dem Betreuten die Einwilligungsfähigkeit, so benötigt der Betreuer in bestimmten Fällen für seine Einwilligungserklärung die Genehmigung des Vormundschaftsrichters, und zwar *vor*

▸ einer Untersuchung des Gesundheitszustandes,
▸ einer Heilbehandlung oder
▸ einem ärztlichen Eingriff,

wenn die begründete Gefahr besteht, daß der Betreute aufgrund der Maßnahme stirbt oder einen schweren oder länger dauernden gesundheitlichen Schaden erleidet (§ 1904 Satz 1 BGB). Die vorgesehene Maßnahme darf allerdings ohne Genehmigung des Vormundschaftsgerichts durchgeführt werden, wenn mit dem durch die Einholung der Genehmigung notwendigen Aufschub Gefahr für den Betreuten besteht (§ 1904 Satz 2 BGB); die Genehmigung muß nicht nachgeholt werden. In Eilfällen muß jedoch zunächst die Möglichkeit einer einstweiligen Anordnung nach § 69 f Abs. 1 Satz 1 FGG oder einer vorläufigen Maßnahme nach § 1846 BGB geprüft und verneint werden.

Eine »begründete Gefahr« eines erheblichen Gesundheitsschadens besteht, wenn nicht nur subjektive Befürchtungen vorliegen, sondern eine objektive Gefahr und die Wahrscheinlichkeit des Schadenseintritts erheblich ist. Ein nur vorübergehender Schaden, z. B. starke Blutungen nach einer Operation, erfordert keine vormundschaftsgerichtliche Genehmigung. Ein länger dauernder Schaden ist nach den Gesetzgebungsmaterialien anzunehmen ab etwa einer Dauer von einem Jahr und mehr. Die Narkose allein stellt keinen genehmigungspflichtigen Vorgang dar.

8. In jüngster Zeit hat die Rechtsprechung dem Zeitpunkt der Aufklärung besondere Aufmerksamkeit gewidmet.

Bei einfachen Eingriffen, Operationen mit geringen oder weniger einschneidenden Risiken genügt im allgemeinen eine Aufklärung am Tag vor der Operation. Gleiches gilt für die Aufklärung über das Narkoserisiko.

Große bzw. mit besonderen Risiken behaftete Operationen erfordern dagegen eine Aufklärung bereits bei der Operationsindikationsstellung.

In jedem Fall muß die Aufklärung vor der Operationseinwilligung und vor der Einschränkung der Entschlußkraft, also nicht etwa erst nach der Prämedikation, erfolgen.

Es ist selbstverständlich, daß die Aufklärung durch einen Arzt erfolgen muß; nicht ausreichend wäre die Aufklärung durch nichtärztliches Personal.

Als zweckmäßig hat sich die »Stufenaufklärung« nach Weißauer erwiesen, bei der der Patient zunächst in allgemeinverständlicher Form schriftlich instruiert wird. Eine ergänzende mündliche Aufklärung ist jedoch unbedingt zusätzlich erforderlich.

9. Zur Form der Einwilligungserklärung bestehen keine gesetzlichen Vorschriften. Schon aus Beweissicherungsgründen ist jedoch die Abgabe einer schriftlichen Einwilligungserklärung dringend zu empfehlen.

Ist der Patient nicht in der Lage, die Einverständniserklärung selbst zu unterzeichnen, so sollte die Aufklärung in Gegenwart eines Zeugen erfolgen, der seinerseits schriftlich bestätigt, daß der Patient die Erklärungen verstanden und sich mit der ambulanten Operation einverstanden erklärt hat.

10. Wenn die postoperative Versorgung des Patienten durch den Hausarzt, ambulante Pflegedienste oder andere Bezugspersonen erfolgt, müssen diese durch entsprechende Informationen des Operateurs in die Lage versetzt werden, diese Aufgaben sachgemäß und gewissenhaft erfüllen zu können. In einer schriftlichen Kurzinformation sind sie über die Diagnose, die durchgeführte Operation sowie die notwendigen Pflege- bzw. Rehabilitationsmaßnahmen zu unterrichten. Soweit notwendig, sind Angaben über die Dauer der Arbeitsunfähigkeit zu machen.

Werden diese Standards ambulanten Operierens beachtet, so ist diese Behandlungsmethode ein geeignetes Mittel, einen beachtlichen Kostensenkungseffekt auszulösen.

4.
Anästhesie

St. Schmickler

In der Ophthalmochirurgie kommen fünf Arten der Anästhesie zur Anwendung:
- Tropfanästhesie
- Subconjunctivalanästhesie
- Parabulbär-/Retrobulbäranästhesie
- Intubationsnarkose
- i.v.-Narkosen

4.1 Tropfanästhesie

Die Tropfanästhesie mit Kokain (4 %, Btmpflichtig!) oder Tetracain eignet sich zur Entfernung von kleineren Bindehauttumoren und zur Entfernung von oberflächlichen und tiefen Hornhautfremdkörpern. Einige Operateure wenden die Tropfanästhesie sogar bei intraokularen Eingriffen (z.B. Nachstarabsaugung, Katarakt-OP) an (Hofmann und Annen 1993; Zehetmayer et al. 1994, Zehetmayer et. al. 1996). Aufgrund der verbleibenden Beweglichkeit des Patientenauges ist unserer Meinung nach diese Technik für intraokulare Operationen nicht als Standardlösung zu empfehlen, auch wenn sie für die Phakoemulsifikation mit der Clear-cornea-Technik sehr propagiert wird. Der Clear-cornea-Schnitt wird von den meisten Ophthalmochirurgen von temporal durchgeführt. Hierfür müssen im OP einige Änderungen durchgeführt werden: Das Mikroskop muß drehbar, die Patientenliegen müssen eine seitliche Position des Operateurs zulassen, etc. Vorteile der Tropfanästhesie bei der Phakoemulsifikation sind:

1. Sofortige visuelle Rehabilitation
2. Komplikationen, wie sie bei der retrobulbären oder parabulbären Anästhesie auftreten können, entfallen: Bulbusperforation, retrobulbäres Haematom, etc.
3. Kürzere Verweildauer des Patienten im OP.

Den Vorteilen stehen aber auch einige bereits in der Einleitung aufgeführte Nachteile gegenüber:

1. Aufgrund der verbleibenden Augenbeweglichkeit sollten nur sehr erfahrene Operateure in Tropfanästhesie operieren
2. Treten intraoperative Komplikationen wie z.B. Glaskörpervorfall auf, der eine Vitrektomie erforderlich macht, so müssen unter stark erschwerten Verhältnissen und erhöhtem Risiko andere Anästhesiearten eingeleitet werden.
3. Die Tropfanästhesie eignet sich nicht für ängstliche Patienten oder Patienten mit Schwerhörigkeit, Kinder oder sehr junge Patienten.
4. Eine mature Katarakt ist eine Kontraindikation für Tropfanästhesie, da der Ophthalmochirurg abhängig davon ist, daß der Patient mit seinem Katarakt-Auge das Operationsmikroskop fixieren kann. Ist er dazu nicht in der Lage, wird sich das Auge während der Operation ständig bewegen. Dies kann zu Komplikationen führen.

Zusammenfassend muß gesagt werden, daß die Tropfanästhesie sich in der Katarakt-Chirurgie nur für ein sehr gut ausgesuchtes kooperatives Patientengut eignet.

4.2 Subkonjuktivalanästhesie

◼◼◼◼ Die Subkonjunktivalanästhesie mit z. B. Xylocain ohne Adrenalinzusatz findet Anwendung hauptsächlich bei der Kryotherapie von Netzhautveränderungen als auch bei der Entfernung von Bindehauttumoren.

◼◼◼◼ Als Anästhesieform in der Katarakt-Chirurgie wie von Hatt (1991) empfohlen eignet sich diese aus denselben Gründen wie die Tropf-anästhesie (vgl. 4.1) als Routine-Anästhesieform nicht.

4.3 Parabulbäranästhesie/Retrobulbäranästhesie

◼◼◼◼ Die Parabulbäranästhesie hat im Laufe der letzten Jahre die mit mehr Komplikationen verbundene Retrobulbäranästhesie verdrängt. Für die Parabulbäranästhesie werden 8–10 cm³ als ein Gemisch von Carbostesin 0,5 % oder 0,75 % und Xylonest 2 % unter Zusatz von 1 Ampulle Hylase im Bereich des temporalen Unterliddrittels parabulbär injiziert. Das Lokalanästhetikum diffundiert dann in den Conus im Gegensatz zur Retrobulbäranästhesie, bei der in den Muskelconus infiltriert wird. Eine anschließende Oculopression mit 25–30 mmHg über mindestens 10 Minuten führt zu einer kompletten Anästhesie und Akinesie des Auges. Eine Para- oder auch Retrobulbäranästhesie sollte wegen der Gefahr eines retrobulbären Hämatoms niemals bei einem Quick-Wert unter 40 % durchgeführt werden. Hohe Myopien, besonders bei einzigem Auge, sollten wegen der Perforationsgefahr besser in Intubationsnarkose operiert werden.

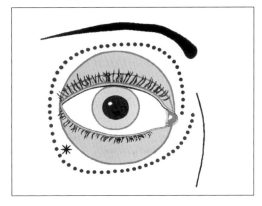

a

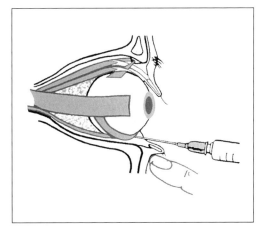

b

Abb. 1 a und b   Darstellung der Parabulbäranästhesie

4.4 i.v.-Narkose

Häufig werden Para-/Retrobulbäranästhesie kombiniert mit i.v. Narkosen durchgeführt. Hierbei erspart man dem Patienten – man denke an sehr junge oder ängstliche oder unruhige Patienten – die Empfindung des schmerzhaften Einstichs sowie den Druck in der Orbita bei der Ausbreitung des Lokalanästhetikums. Obgleich in der Augenheilkunde die meisten ambulant durchführbaren Operationen in Lokalanästhesie vorgenommen werden, sollte in jedem Fall ein Anästhesist im Sinne eines stand by gegenwärtig sein. Bei den meist alten und häufig systemisch erkrankten Patienten muß in ca. 50% mit Komplikationen gerechnet werden. Die Aufmerksamkeit des Operateurs muß in einem solchen Fall uneingeschränkt dem eigentlichen Eingriff gelten (O'Day et al. 1993). Intraoperativ müssen in jedem Fall Puls, EKG und arterielle Sauerstoffsättigung permanent überwacht werden. Präoperativ wird der Patient in der Regel sediert.

4.5 Intubationsnarkosen

Für eine Intubationsnarkose oder i.v.-Narkose sprechen

▷ Eingriffe bei Kindern,
▷ Lagerungsprobleme wie beispielsweise starke Rückenschmerzen etc.,
▷ ungewöhnliche, dem Gespräch und der Sedation nicht zugängliche Angst des Patienten (z. B. Klaustrophobie),
▷ Verständigungsschwierigkeiten (z. B. Taubheit, ausländischer Patient etc.),
▷ geistige Behinderungen, die eine Kooperation mit dem Operateur unmöglich machen,
▷ erwartungsgemäß längerdauernder Eingriff,
▷ Allergien gegen oder mangelnde Wirkung von Lokalanästhetika,
▷ Tremor.

Da mit Ende der Narkose keine Schmerzfreiheit mehr vorliegt, empfiehlt es sich am Ende einer Augenoperation, bei der mit Schmerzen postoperativ zu rechnen ist, wie z. B. bei einer Schiel-Operation abschließend eine Parabulbäranästhesie mit 5 cm³ Carbostesin 0,5% durchzuführen (Cave: Kontraindikation unter 4.3).

Literatur

1. Hatt, M. (1991): Intraokulare Linsenimplantation in subconjunctivaler Lokalanästhesie. 5. Kongreß der Deutschsprachigen Gesellschaft für Intraocularlinsen Implantation. Hrsg. von M. Wenzel, M. Reim, H. Freyler, Ch. Hartmann. Springer, Heidelberg.

2. Hofmann, H., Annen, D. (1993): Tropfanästhesie mit Tetracain bei Small-incision-Kataraktoperationen. 7. Kongreß der Deutschsprachigen Gesellschaft für Intraokularlinsenimplantation. Hrsg. von Robert Y. C. A., Gloor, B., Hartmann, Ch. Springer, Heidelberg

3. O'Day, D. M., Adams, A. J. u. Mitarb. (1993): Management of Functional Impairment Due to Cataract in Adults, Ophthalmologie 100 (Supplement): 15–350

4. Zehetmayer, M., Radax, U., Skorpik Chr., Menapace, R., Schemper, M., Weghaupt, H., Scholz, U. (1994): Tropfanästhesie vs. Peribulbäranästhesie bei »clear-corneal-incisions«. Vortrag beim 8. Kongreß der Deutschsprachigen Gesellschaft für Intraokularlinsen-Implantation in Berlin, 19.–20. März 1994.

5. Zehetmayer M., Radax, U., Skorpik, C. H., Menapace, R., Schemper, M., Weghaupt, H., Scholz, H.: Topical versus peribulbar anesthesia in clear corneal cataract surgery. J. Cataract Refract Surg, Vol. 22, May 1996, p. 480–484

5.
Katarakt

R. Gerl

5.1 Einleitung

▬▬▬▬ Die Kataraktoperation ist der am häufigsten vorgenommene und erfolgreichste ophthalmochirurgische Eingriff. Er wird in der Bundesrepublik Deutschland mit rund 75 Millionen Einwohnern ca. 400 000mal pro Jahr durchgeführt. Die Zahl der Katarakt-Operationen liegt in den USA bei einer Gesamteinwohnerzahl von 225 Millionen bei ca. 1,5 Millionen. In den USA werden die Eingriffe überwiegend ambulant durchgeführt, und auch in Deutschland nehmen ambulant durchgeführte Kataraktoperationen derzeit jährlich um rund 10 Prozent zu.

▬▬▬▬ Die wichtigsten Entwicklungen der Kataraktchirurgie in den letzten 30 Jahren waren die Phakoemulsifikation, die Kapsulorhexis, die Hydrodissektion, die Implantation von Hinterkammerlinsen in den Kapselsack sowie die selbstschließenden, lamellierenden Schnitttechniken.

▬▬▬▬ Auch in Deutschland hat sich die Phakoemulsifikation bei den meisten Katarakt-Operateuren als die Methode der Wahl herauskristallisiert. Laut DGII-Umfrageergebnis 1995 wenden 85 % aller Operateure die Phakoemulsifikation an. Charles Kelman hat diese Methode schon Mitte der 60er Jahre entwickelt (Kelman 1967). 1967 wurde sie vor der American Academy of Ophthalmology vorgetragen, ein paar Jahre später wurden die ersten Kurse abgehalten. Die Vorteile der Phakoemulsifikation liegen darin, daß der Operateur in einem geschlosse-nen System arbeitet und stets einen guten Einblick auf das Geschehen hat. Alle Operationsschritte können kontrolliert durchgeführt werden.

▬▬▬▬ Bei guter Technik bleibt die Vorderkammer konstant tief, durch die Emulsifikation des Kerns im Kapselsack wird die Iris nicht traumatisiert, und die Pupille bleibt in der Regel für die Zeit der Operation weit. Auch das Endothel wird bei der Phakoemulsifikation im Kapselsack besonders geschont, so daß Hornhautdekompensationen deutlich seltener vorkommen als bei älteren Techniken (Ohrloff 1985). Weitere Vorteile der Phakoemulsifikation sind geringerer Glaskörperverlust, weniger Netzhautkomplikationen (Makulaödem, Foramina retinae) und weniger Entzündungen (Ohrloff 1990).

▬▬▬▬ Schließlich sind bei den selbstschlie-ßenden Schnitttechniken die Wundverhältnisse deutlich fester und der OP-bedingte Astigmatismus geringer und stabiler (Singer 1991; Steinert et al. 1991). All dies führt zu einer schnellen allgemeinen und visuellen Rehabilitation (white paper on cataract surgery 1996).

▬▬▬▬ Bei Implantation der Intraokularlinse in den Kapselsack sitzt die Linse immer perfekt zentriert. Die Glaskörperbeweglichkeit ist deutlich geringer und damit auch die Traktionen an der Netzhaut. Mit der Kapsulorhexis ist die Eröffnung der Linsenkapsel sicherer und wesentlich komplikationsärmer geworden (Ohrloff 1990).

5.2 Operative Voraussetzung (Instrumentarium)

▬▬▬▬ Instrumentarium und Verbrauchsartikel für einen Katarakt-OP-Tisch (Bezugsnachweis im Anhang)

a) OP-Sieb (Instrumentarium):
▷ Tuchklemme n. Schädel, gekreuzt
▷ Halsteadklemme
▷ Tuchklemme n. Backhaus
▷ Dieffenbachklemmen
▷ Muskelfaßpinzette
▷ Augenschere (gerade), fein
▷ Bindehautschere Mod. Bonn, gebogen
▷ Diamant-Lamelliermesser
▷ justierbares Diamantmesser
▷ Kolibripinzette
▷ Spülgriff n. Keerl
▷ Kapselschere n. Ong, stark gebogen
▷ Utrata-Kapsulorhexis-Pinzette
▷ Doppelinstrument, Spatel/Löffel
▷ Kapselspatel fein
▷ Irispinzette Mod. Bonn, fein
▷ Weckerschere
▷ Y-Häckchen abgewinkelt
▷ Chopper
▷ Positionskanüle n. Schaudigel
▷ Nadelhalter n. Castroviejo m. Sperre
▷ Nadelhalter n. Barraquer
▷ Knüpfpinzetten n. Gerl
▷ Keratometer n. Maloney

b) Einmalverbrauchsartikel:
▷ Phako-Infusionssystem
▷ Keiltupfer

▷ Augenstäbchen
▷ siliconummantelte Polierkanüle
▷ Kanülen n. Sauter
▷ Einmalspritzen (Luer Lock): 2, 5, 10 cm^3
▷ Nahtmaterial (Haltefaden 5/0 Seide; 10/0 Nylon
▷ 22,5°-Parazentesemesser mit Stiel
▷ 2,5 mm Phakolanze
▷ 5,7 mm Erweiterungslanze
▷ Einmalhandschuhe
▷ Einmallochtuch
▷ Inzisionsfolie
▷ Leukostrips porös
▷ Raucotupf extra groß
▷ Kittel
▷ Tischbezug
▷ Armlehnenbezüge
▷ Sofra Tüll
▷ Augenkompresse
▷ Augenklappe

c) Geräte:
▷ Phakoemulsifikationsgerät
▷ Phako- und Spül-/Saughandstück
▷ bimanuelles Irrigations-Aspirations-Set
▷ Diathermie (Bipolarstift u. Bipolarpinzette)

d) Medikamente:
Zur Pupillenerweiterung:
▷ Cyclopentolat-AT
▷ Neosynephrin 5%-AT
▷ d'epifrin-AT
▷ Ocuflur-AT

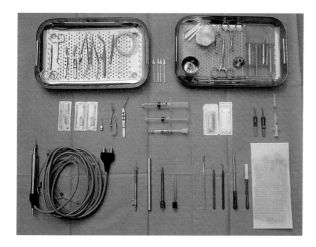

Abb. 1 Operationstisch für eine Katarakt-Operation

Bei Kindern führen wir eine Pupillenerweiterung nur mit Mydriaticum-AT, Neosynephrin 2,5%-AT und Boro Scopol-AT durch.

Zur Pupillenverengung:
▷ Miochol E (20 mg Trockensubstanz werden in 10 ml NaCl 0,9% aufgelöst)
▷ Braunol 2000 zur Desinfektion der Haut und Jod-Polyvidon 1% AT zur Desinfektion des Bindehautsackes.

▷ Healon
▷ BSS-Plus-Lösung mit Zusätzen (Vancomycin, Refobacin, Suprarenin)
▷ Fortecortin/Refobacin zur subkonjunktivalen Injektion

5.3 Behandlung

Vorbemerkung: Es sei noch einmal betont, daß dieses Buch keine Operationslehre sein will. Wir wollen lediglich die von uns meist durchgeführte Technik bei Alterskatarakt beschreiben und durchaus subjektiv Modifikationen darstellen. Zu allen beschriebenen Haupttechniken gibt es zahlreiche Abwandlungen, die hier nicht vollständig dargestellt werden können.

Vorbereitung: Bei ambulanten Operationen erhalten unsere Patienten üblicherweise keine Prämedikation. Nur bei sehr großen Angstzuständen werden unter Umständen 5–10 mg Tranxilium per os verabreicht. Eine Katarakt kann in Lokalanästhesie, i.v./Masken- oder Intubationsnarkose operiert werden. In den meisten Fällen wird die Kataraktoperation heute in Lokalanästhesie, häufig auch kombiniert mit einer i.v.-Maskennarkose durchgeführt. Wegen des Alters und der häufigen Begleiterkrankungen sollte bei diesem Eingriff nach Möglichkeit ein Anästhesist im Sinne des stand by anwesend oder zumindest rufbereit sein. Die von einigen Operateuren angegebene Tropfanästhesie bei Clear-cornea-Incision wird von uns nicht angewandt.

Bei der parabulbären Lokalanästhesie verwenden wir ein Gemisch aus 5 ml Carbostesin 0,75% und 5 ml Xylonest 2% unter Zusatz von 1 Ampulle Hylase. Dieses Lokalanästhetikum wird, während der Patient nach oben schaut, mit einer 18er Kanüle in den temporal unteren Quadranten sehr langsam injiziert (vgl. 4.3).

Anschließend wird für 20 Minuten eine Okulopression bei 20-30 mm Hg durchgeführt. Wichtig ist, daß der Okulopressor richtig auf dem Auge sitzt, die Manschette nicht zu locker um den Kopf gespannt ist und der aufblasbare Ballon auch wirklich auf das Auge drückt. Bei Nachlassen des Drucks wird noch einmal nachgepumpt.

Bei Patienten mit Kornea guttata sollte auf eine Okulopression verzichtet werden.

Vorbeugender Gebrauch von Antiseptika und Antibiotika:
Als Infektionsprophylaxe geben wir 1–2 Tropfen 1% Jodpolyvidonlösung unmittelbar vor der Okulopression in den Bindehautsack und bestreichen mit 7,5% Jodpolyvidonlösung (z.B. Braunol 2000) das äußere Auge. Nach der Okulopression werden die Lider und die umgebende Haut nochmals mit 7,5% Jodpolyvidonlösung abgewischt. Nach Trocknen der Lösung und steriler Abdeckung werden die Lidspalte geöffnet, die Musculi recti inferior und superior angeschlungen und der Bindehautsack nochmals mit 1% Jodpolyvidonlösung ausgespült. Dies scheint uns die effizienteste Desinfektionsmethode des OP-Gebietes zu sein.

Um einer Endophthalmitis vorzubeugen, die zwar selten nach einer Katarakt-OP auftritt, jedoch wenn sie auftritt, bis zum Verlust des Auges führen kann, verwenden wir nicht nur präoperativ sondern auch intraoperativ Antibiotika. Präoperativ verordnen wir für 3 Tage 4 x 1 Tropfen Gentamycin. Unmittelbar postoperativ injizieren wir Gentamycin subkonjunktival in den dem operativen Zugang abgekehrten

Bindehautteil. Intraoperativ verwenden wir eine antibiotikahaltige BSS-Spüllösung für die Irrigation (Caronia und Obstbaum 1993). Entsprechend nach Empfehlungen von Gills und Neuhann fügen wir einer 500 ml BSS-Lösung 40 mg Gentamycin und 50 mg Vancomycin zu.

Als OP-Feldabdeckung benutzen wir ein den Patienten völlig abdeckendes, steriles Einmal-Lochtuch. Die Lider werden anschließend mit Leukostrips auseinandergehalten, dann eine durchsichtige Folie über die geöffnete Lidspalte und die Haltestreifen geklebt. Die Folie wird entlang der Unterlidkante vom temporalen zum nasalen Lidwinkel aufgeschnitten und anschließend so um das Oberlid geschlagen, daß die Wimpern, die wir vor der Operation nicht mehr schneiden, abgedeckt sind. Anschließend wird mit 5 x 0 Seide der obere und untere Musculus rectus angeschlungen. Wir verwenden keinen Lidsperrer, da dieser bei der Phakoemulsifikation störend sein kann. Auch haben wir den Eindruck, daß bei diesem Verfahren das Auftreten einer postoperativen Ptosis geringer ist (Abb. 2).

5.3.1 Schnittechnik

Seit 1990 wird in der Kataraktchirurgie bei der »no-stitch-Technik« die Operationswunde nicht mehr vernäht. Der selbstschließende Mechanismus dieser lamellierenden Schnittechnik beruht darauf, daß die innere Hornhautlippe durch den Augeninnendruck gegen die äußere

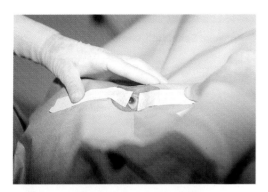

Abb. 2 OP-Abdeckung bei intraokularen Eingriffen: Die Lider werden mit Leukostrips aufgehalten. Ferner werden nach Eröffnung der Inzisionsfolie der obere und untere Musculus rectus angeschlungen (nicht abgebildet). Auf einen Lidsperrer, der für den Phakohandgriff ein mechanisches Hindernis sein kann, kann somit verzichtet werden.

Hornhautlamelle gedrückt wird und sie so die Wunde wasserdicht verschließt. Anstelle von »no-stitch-Technik« kann man auch vom »Tunnelschnitt« sprechen (Fish 1991). Hierbei unterscheidet man zwei Möglichkeiten:

1. den sklerokornealen Zugang
2. die clear-cornea Inzision.

Trotz faltbarer Intraokularlinsen und trotz größeren Zeitaufwandes führen wir nach wie vor am häufigsten die sklerale Tunneltechnik durch, kombiniert mit einer zur Hornhaut konvexen Schnittführung, der sogenannten »Frown-Incision« (Abb. 3a/b). Unserer Meinung nach ist hierbei die größte Formstabilität gewährleistet, durch die Bindehautabdeckung des Tunnelzugangs ein doppelter Wundverschluß vorhanden. Entzündungen treten eindeutig seltener auf und auch der operativ bedingte Astigmatismus ist etwas geringer.

Entscheidet man sich für ein sklerales Vorgehen, wird je nach später zu implantierender Intraokularlinse die Bindehaut entsprechend weit direkt am Limbus abgetrennt und etwas nach skleral zurückgeschoben. Ist die Implantation einer faltbaren Linse vorgesehen, wird die Bindehaut ca. 3–4 mm am Limbus eröffnet. Ist die Implantation einer herkömmlichen PMMA-Linse geplant, eröffnen wir die Bindehaut am Limbus mit einem Scherenschlag über ein bis zwei Stunden. Die unter der zurückgeschobenen Bindehaut sichtbaren episkleralen Gefäße dürfen mit dem Naßfeldkauter nur ganz oberflächlich verschlossen werden, wir nehmen deshalb die Kauterisation unter Spülung vor, so daß Gewebeschrumpfungen und -verbrennungen nicht auftreten und kaum Astigmatismus daraus resultiert. Die Sklera soll auch nach der Kauterisation absolut blaß bzw. weiß aussehen.

Anschließend inzidieren wir mit einem auf 0,3 mm justierten Diamantmesser in ca. 3 mm Abstand vom Limbus und führen einen zum Limbus hin konvexen Schnitt aus. Der Schnittbogen sollte an seiner dem Limbus nächsten Stelle einen Abstand von ca. 1,5–2,0 mm haben. Die Sehnenlänge der Inzision beträgt 5,0 bis 5,5 mm. Die Länge variiert natürlich bei PMMA-Linsen entsprechend dem zu implantierenden Optikdurchmesser (Abb 4a–c).

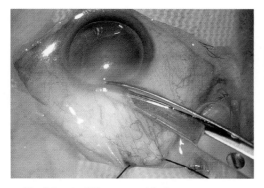

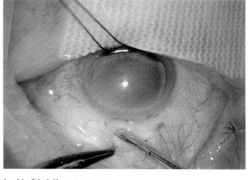

a Bindehauteröffnung am Limbus

b Naßfeldkauterung

Abb. 3

Die Tunnelpräparation
▬▬▬▬ Mit einem spatelförmigen Lamelliermesser (wir benutzen ein 4 mm langes, 1.4 mm breites und 200 µ dickes Diamantmesser) wird anschließend in 0,3 mm Tiefe zunächst intraskleral, dann intrakorneal ein Tunnel von ca. 3 bis 3,5 mm präpariert, ohne die Vorderkammer zu eröffnen. Bei dieser Tunnelpräparation achten wir sehr darauf, daß das Messer absolut parallel zur Skleraoberfläche geführt wird, da

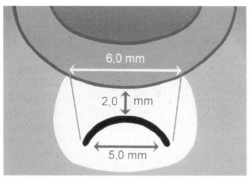

**a Schematische Darstellung des sklero-
korneaIen Tunnelschnittes**

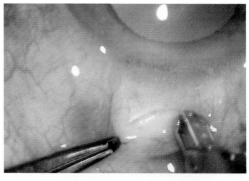

b Konvexe Schnittführung zum Limbus

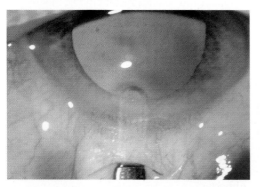

**c Der Tunnelschnitt sollte 1,5 mm weit in das
Hornhautstroma präpariert werden**

Abb. 4

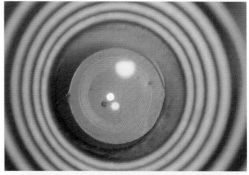

**d Die intraoperative Keratometrie mit dem
Maloney-Trichter zeigt, wie astigmatismusneutral der sklerokorneale Schnitt ist.**

ansonsten eine vorzeitige Eröffnung der Vorderkammer oder eine Verletzung des Tunneldaches die Folge ist. Der Tunnelschnitt sollte mindestens 1 mm, besser 1,5 mm weit in das Hornhautstroma präpariert werden.

▬▬▬▬▬ Alternativ kann der Tunnelschnitt auch rein korneal durchgeführt werden. Bei der »Clear-cornea-Incision« geht man im Prinzip wie beim Skleratunnel vor, lediglich die Bindehaut wird nicht vorher abpräpariert sondern man schneidet direkt zunächst senkrecht, dann lamellierend in die Hornhaut. Hierbei haben sich besonders die Diamantmesser bewährt. Diese von Howard Fine (1993) entwickelte und beschriebene Technik eines 3,0 bis 3,5 mm breiten, parazenteseartigen Schnittes, der sich spontan ohne Naht postoperativ schließt, kann von der temporalen Seite durchgeführt werden und gilt als langfristig astigmatismusneutral (Dodick 1992; Fine 1994).

▬▬▬▬▬ Indikationen für die »Clear-cornea-Technik« sind angeborene Gerinnungsstörungen, wie z.B. die Haemophilie, Leberfunktionsstörungen sowie auch dialysepflichtige Patienten oder Patienten unter Marcumar-Therapie. Auch die Anatomie, wie z.B. tiefliegende Augen, kann Anlaß geben, rein korneal zu operieren. Ferner sollte man eine korneale Schnittechnik wählen, wenn nach einer fistulierenden Operation ein großes Sickerkissen vorliegt oder wenn ein Glaukom, das grenzwertige Druckwerte aufweist, später eventuell noch operiert werden muß. Hier ist bei der kornealen Schnittführung das spätere Operationsgebiet unberührt.

Komplikationen bei der Präparation der Tunnelinzision:
1. vorzeitige Eröffnung der Vorderkammer
2. Perforation des Tunneldachs
3. Seitliches Einschneiden der Tunnelwand

▬▬▬▬▬ Am einfachsten ist es, nach Erweiterung der Bindehautöffnung an einer zweiten Stelle die Sklera neu zu lamellieren und dabei zu überlegen, ob man die Schnittgröße nicht nur für eine faltbare Linse wählt. Natürlich kann man den Tunnel auch für eine PMMA-Linse passend präparieren. Sollte dieses Vorgehen aus irgendeinem Grund abgelehnt werden, so kann bei vorzeitiger Eröffnung der Vorderkammer über eine Parazentese die Vorderkammer mit BSS aufgefüllt werden. In der Regel tamponiert sich der Schnitt von selbst, sodaß die anschließende Kapsulorhexis über die Parazentese durchgeführt werden kann. Bei der späteren Phakoemulsifikation erweist sich der Schnitt häufig als zu groß, so daß die Iris prolabiert, das Stroma verletzt wird und schneller auch eine Blutung auftritt, die Vorderkammer flacht ab oder es fließt zuviel Spülflüssigkeit aus der Wunde zurück. Verbessert wird die Situation, wenn vor der weiteren Phakoemulsifikation der Vorderkammerzugang durch eine Naht so verkleinert wird, daß ein regelrechtes Arbeiten möglich wird. Der nicht exakt angelegte, im Dach perforierte Tunnel sollte allerdings durch eine Horizontalnaht vorsorglich geschlossen werden, um einer Leckage und einer Hypotonie mit ihren Folgen vorzubeugen.

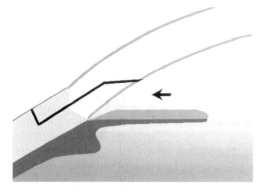

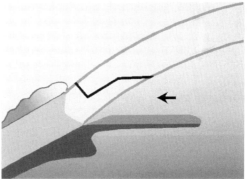

a **Seitenansicht des sklerokornealen Schnittes**   b **Clear-Cornea-Technik im Vergleich**

Abb. 5

Bei der Tunneldachverletzung kann man, wenn man nicht einen neuen Zugang wählen möchte, in einer tieferen Schicht weit in die Kornea hineinpräparieren, ähnlich wie bei der Clear-cornea-Inzision und dann die Vorderkammer eröffnen. Auch hier sollte wegen der dann möglichst schmal zu haltenden Tunnelpräparation eine faltbare Linse implantiert werden. Es empfiehlt sich unter Umständen auch hier, aus Sicherheitsgründen die Hornhautwunde nach der IOL-Implantation mit einer Naht zu verschließen.

Beim versehentlichen Einschneiden des seitlichen Tunneleingangs sollte man nach Implantation der Intraokularlinse und nach Aufstellen der Vorderkammer mit einem Keratom prüfen, inwieweit ein Astigmatismus resultiert. Sollte dies der Fall sein, ist es ratsam, die Skleralefze mit einer Naht zu fixieren bzw. den Skleratunnel mit einer Horizontalnaht zu schließen. Mit dem Keratom kann man recht gut die Wirkung der Naht auf den Astigmatismus abschätzen (Abb. 4d).

5.3.2 Die Kapsulorhexis nach Neuhann

Mit der Kapsulorhexis-Technik nach Neuhann (Neuhann 1987) wird in die vordere Linsenkapsel eine möglichst runde, in sich geschlossene Öffnung mit kontinuierlichem Rand gerissen. Die Kapsulorhexis bietet die Voraussetzung für eine sichere, verifizierbare und dauerhafte Implantation einer Intraokularlinse in den Kapselsack. Darüber hinaus bietet die Methode den Vorteil, die einzelnen Operationsschritte sicherer, besser kontrollierbar durchführen zu können. Besonders werden die Zonulafasern weniger traumatisiert. Die Kapsulorhexis vereinfacht die Phakoemulsifikation des Linsenkerns und die Absaugung der Linsenrinde. Zusätzlich vermindert sie einen Einriß der Vorderkapsel.

Vorbereitung

Mit einer 22,5°-Klinge wird je eine Parazentese bei 10h und bei 2h am Limbus angelegt. Als Rechtshänder benutze ich die 10h-Parazentese für die Kapsulorhexis, die bei 2h, etwas breiter angelegte Parazentese für ein manchmal erforderliches Zweitinstrument während der Phakoemulsifikation und für die spätere Aufstellung der Vorderkammer.

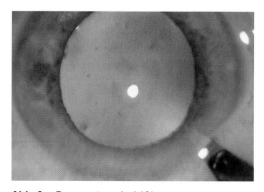

Abb. 6   Parazentese bei 10h

Die Rhexisnadel

Zur eigentlichen Vorbereitung biegt man eine 27g Insulinkanüle kurz vor ihrem Eintritt in die Plastikhalterung mit einem üblichen Nadelhalter um ca. 45° so ab, daß die Öffnung der Nadel zum Operateur zeigt (Abb. 7a). Anschließend wird die Nadelspitze um 45° weg abgebogen (Abb. 7b). Hierbei muß sehr darauf geachtet werden, daß die Spitze nicht verletzt wird. Die so vorbereitete Nadel wird nun auf einen Spülgriff (z. B. nach Keerl) gesetzt und umgekehrt, also mit zur Iris zeigender Öffnung, durch die Parazentese bei 10h in die Vorderkammer geschoben (Abb. 7d). Mit dieser Technik bleibt die Nadel im Parazentesetunnel, verletzt die Descemet nicht so leicht und verfängt sich nicht in der Iris. Ist die Nadel über den Pupillarrand hinaus vor die Linse geschoben, richtet man sie in ihre normale Lage auf, das heißt, der Operateur sieht wieder das Infusionsloch (Abb. 7e). Nun wird die vordere Kapsel mit der Spitze perforiert und die Nadel kurz nach rechts oder links geschwenkt. Hierbei entsteht fast immer ein kleiner, dreieckiger Kapselausriß (Abb. 7f). Mit der Nadelspitze wird dieses Kapseldreieck umgeklappt und kreisförmig weitergezogen (Abb. 7g). Damit das so entstehende Loch einen gezielt großen Durchmesser erhält, muß man nach einem Kapselausriß von ca. einem Quadranten die Nadel erneut auf das umgeklappte Läppchen nahe der Umschlagkante aufsetzen und das Kapselstück so weiterreißen, daß dieses nach drei- bis viermaligem Nachfassen von peripher kommend auf die Einrißstelle zuläuft und damit den Ausriß beendet (Abb. 7h,i,j). Das Loch in der vorderen Kapsel muß nicht unbedingt rund sein, es kann genauso oval oder elliptisch sein. Wichtig ist, daß die Rißkante in sich geschlossen ist und

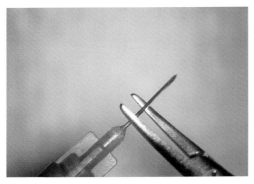

a Umbiegen der Rhexisnadel um 45° – mit
Öffnung der Nadel zum Operateur – vor ihrem
Eintritt in die Plastikhalterung

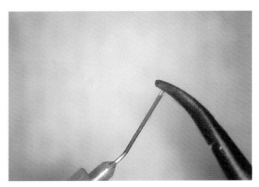

b Abbiegen der Nadelspitze um 45° – mit der
Spitze vom Operateur weg

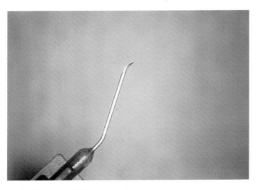

c Gebogene Rhexisnadel

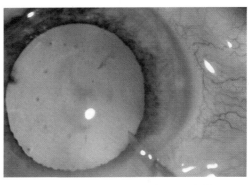

d Eingehen mit der Rhexisnadel durch die
10h Parazentese

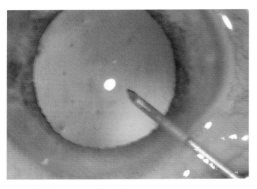

e Aufrichten der Nadel

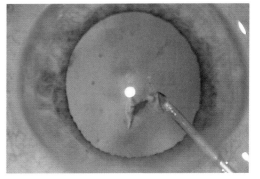

f Perforation der vorderen Linsenkapsel und
kurzes Schwenken der Nadel nach rechts
oder links: Es entsteht ein kleines Kapseldreieck, welches mit der Rhexisnadel umgeklappt wird.

Abb. 7

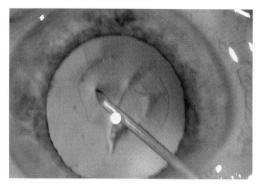

g Kreisförmiges Weiterziehen des Kapsel-
dreiecks

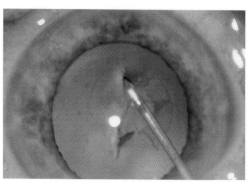

h Nach ca. einem Quadranten muß die Nadel
erneut auf das umgeklappte Läppchen nahe
der Umschlagkante aufgesetzt werden

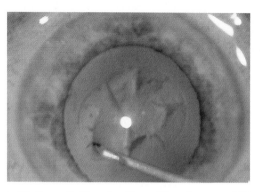

i Weiteres Reißen des Kapselläppchens um 90°

Abb. 7

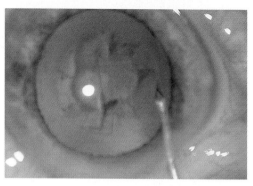

j Nach drei bis viermaligem Nachfassen läuft
das Kapselläppchen von peripher kommend
auf die Einrißstelle zu und beendet den
Ausriß.

keine nach außen zeigende Zacke aufweist. Selbstverständlich gibt es verschiedene Möglichkeiten, eine Kapsulorhexis durchzuführen. Das Aufzeigen der anderen Varianten würde allerdings den hiesigen Rahmen sprengen. Dennoch soll nicht unerwähnt bleiben, daß nicht alle Kapseln mit dieser Technik in der gewünschten Form zu öffnen sind. So gibt es stark fibrosierte oder verkalkte Kapseln, wie bei bestimmten angeborenen, sekundären oder traumatischen Katarakten, bei denen nach Eröffnung mit einem scharfen Keratom mit Kapselscheren und Pinzetten die Öffnung in der vorderen Kapsel geschaffen werden muß.

Die Rhexis sollte einen Mindestdurchmesser von rund 5,0 mm aufweisen. Beim Pseudoexfoliationssyndrom mit seiner Tendenz zur Kapselsackschrumpfung postoperativ lassen wir die Rhexis etwas größer ausfallen. Wichtig:

Für die Durchführung der Rhexis sollte der Bulbus gut tonisiert sein. Um dies zu erreichen, kann jederzeit über die Parazentese mit BSS oder einem Viskoelastikum die Vorderkammer weiter aufgestellt und tonisiert werden.

Eröffnen der Vorderkammer

Nach der Kapsulorhexis eröffnen wir die Vorderkammer mit einer 2,5 mm breiten Phakolanze. Hierbei wird die Lanze zunächst skleraparallel bis zum kornealen Tunnelende vorgeschoben, dann der Handgriff angehoben und die Spitze in Richtung Linsenmitte vorsichtig weiter vorgeschoben. Sobald die Spitze der Lanze die Descemetmembran durchstoßen hat, senken wir den Griff, damit der Schnitt möglichst limbusparallel fortgesetzt wird.

5.3.3 Hydrodissektion/ Hydrodelineation

▨▨▨▨▨ Mit einer abgeflachten Vorderkammerkanüle nach Sauter wird BSS-Lösung genau zwischen Vorderkapsel und Kortex so injiziert, daß die Flüssigkeit den Kapselsack von allen anhaftenden Kortexanteilen separiert. Fast immer kann man unter dem Mikroskop im regredienten Licht sehen, wie die BSS-Lösung um die Kortex herumläuft. Bei härteren Kernen spritzen wir BSS zusätzlich zwischen Kern und Kortex. Hierfür wird der Begriff Hydrodelineation genutzt. Im Prinzip ist es jedoch der gleiche Vorgang wie bei der Hydrodissektion.

▨▨▨▨▨ Die Trennung von Linsenkapsel und -rinde sowie von Kern und Rinde hat den Vorteil, daß der Linsenkern leicht rotiert werden kann, die Phakoemulsifikation sicherer wird und auch mit weniger Energie durchgeführt werden kann. Ebenso ist der Zonulastreß verringert, die Absaugung der Kortex deutlich erleichtert.

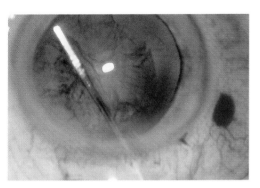

a

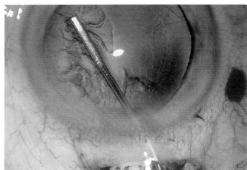

b

c

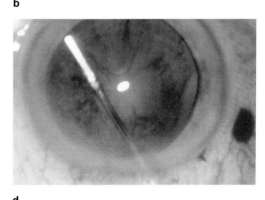

d

e

Abb. 8
a – e **Injektion von BSS zwischen Rinde und Vorderkapsel und zwischen Rinde und Kern**
e **Nach erfolgter Hydrodissektion und Hydrodelineation**

▬▬▬▬ Was tun, wenn die Hydrodissektion den Linsenkern sektkorkenartig in die Vorderkammer luxiert?

▬▬▬▬ Es sollte versucht werden, den Linsenkern vorsichtig in den Kapselsack zurückzudrängen. In der Regel geschieht dies nicht mit Instrumenten, sondern wir drücken mit einem Viskoelastikum den Linsenkern in sein Bett zurück, um möglichst wenig Zonulastreß auszuüben.

▬▬▬▬ Falls die Reposition des Linsenkerns in den Kapselsack nicht gelingt, emulfsifizieren wir vorsichtig den Kern in der Pupillarebene, wobei der Vorgang immer wieder unterbrochen wird, um neues Viskoelastikum zwischen Linsenkern und Endothel als Schutz einzugeben. Der Kern sollte dabei über die 2h-Parazentese mit einem zweiten Instrument fixiert und vom Endothel ferngehalten werden. Wir benutzen dafür meist den Y-Spatel oder den Chopper.

5.4 Phakoemulsifikation

▬▬▬▬ Eine einheitliche Phakotechnik gibt es nicht. Selbst ein und derselbe Operateur verwendet heute meist verschiedene Techniken je nach Alter des Patienten, nach Art der Katarakt, nach Konsistenz des Linsenkerns. Bei dem heutigen Stand der Phakotechnik gibt es praktisch keine Kontraindikation mehr für diese Methode. Selbst bei engen Pupillen erlauben die neuen Verfahren der Pupillenerweiterung (Pupillendehnung mit Y-Spateln oder Pupillendilatation durch Irisretraktoren oder die totale Iridotomie mit späterer Irisnaht mittels 10 x 0 Prolene) eine Phakoemulsifikation. Nur bei ganz harten Kernen (Cataracta nigra) mag eine ECCE-Operation mit Kernausleitung weniger traumatisch für das Endothel als die modernen Phakotechniken sein. Der Autor selbst hat die letzten 5000 von ihm operierten Katarakte ausschließlich mit der Phako-Technik entfernt. Im Gegensatz zu den Anfangszeiten der Phakoemulsifikation kommt es heute nicht mehr so sehr auf die Ultraschalleistung selbst an, viel mehr sind kontrollierbare Variationen bei Sog und Durchfluß von Bedeutung. Von allen modernen Geräten wird eine lineare Steuerung der Parameter über das Fußpedal verlangt und geboten, so daß der Operateur bei Vorgabe eigener Limits je nach Härte des Linsenmaterials mit veränderbaren Werten arbeiten kann. Tendenziell wird heute von den meisten erfahrenen Phakooperateuren versucht, mit möglichst geringer Ultraschallenergie auszukommen, um Uvea, Endothel und hintere Kapsel zu schonen. Es ist sinnvoller und schonender, längere Zeiten bei der Phakoemulsifikation als höhere Energien zu wählen. Bei den neuen Phakotechniken, wie Gimbels »divide and conquer« oder Nagahara's »Phako-chop«, kommt es darauf an, den Kern nach anfänglicher Phakoemulsifikation mechanisch zu halbieren oder in noch kleinere Teile zu zerbrechen, damit man mit möglichst geringer Ultraschallenergie, langsamen Durchflußraten und nicht zu hohem Vakuum bei der Entferung der Katarakt auskommt (Gimbel 1992).

▬▬▬▬ Für technische Verbesserungen sorgen die neueren Tips wie der Cobra-Tip, der Mega-Tip und der Mini-Mega-Tip seit den 90er Jahren. Vorreiter für den Cobra-Tip bildete der Smallport-Tip, der durch Verbreiterung der Tipwandung eine Vergrößerung der Energieabstrahlfläche erzielte, wodurch aber die Schneidwirkung reduziert wurde. Beim Cobra-Tip wird zusätzliche Energieabstrahlung durch eine trichterförmige Innengestaltung des Tipendes frei, weshalb bei gleichem Energieangebot eine schnellere Kernaufarbeitung möglich wird. Der Megatip ist innen ähnlich dem Cobratip gebaut, erzielt aber durch Einarbeitung von zwei Stufen mit 45°-Anwinkelung eine um weitere 50% höhere Energieabstrahlung. In den Tip hineinragende Kernfragmente werden aus eigener Erfahrung schneller abgearbeitet und abgesaugt, was sich insbesondere bei harten und sogar maturen Katarakten als sehr effizient und endothelschonend erweist. Gleichzeitig sollen »Phako-Einsteiger« aufgrund der erhöhten Energieabstrahlung vor dem Mega-Tip gewarnt werden, da diese ansonsten sehr schnell eine Hinterkapselruptur provozieren können. Bei dem

Mini-Mega-Tip handelt es sich um eine Weiterentwicklung des Mega-Tips mit einem kleineren Durchmesser als der des Mega- und Standard-Tips. Auf den Phakotmesis-Tip soll hier nicht weiter eingegangen werden, da bei dessen zusätzlicher hochfrequenter Rotation durch in der Vorderkammer floatierende Kernanteile eine Endothelschädigung auftreten kann und die Effizienz des Mega-Tips nicht erreicht wird (Welt 1995).

Eigene Technik

▬▬▬▬ Für die Phakoemulsifikation benutzen wir Titanspitzen mit glockenförmiger Ausbildung und 45° Abschrägung. Diese Spitzenform hat sich als sehr effektiv und auch für mechanische Manipulationen als praktisch erwiesen. Der Phakotip selbst ist mit einem braunen, schwer kompressiblen, hitzeisolierenden Überwurf ummantelt. Darüber wird der übliche Infusionssleeve aufgeschraubt. Alternativ ist bei uns auch der Mega-Tip in Gebrauch. Der Mega-Tip hat einen gelben Sleeve mit besonderem Innenaufbau, der das Einspülen

von Gravitationsblasen in die Vorderkammer weitgehend verhindert. Als Spüllösung verwenden wir gekühlte (10 °C) »balanced-salt-solution«. Einer 500 ml BSS-plus-Lösung setzen wir 40 mg Gentamycin und 50 mg Vancomycin als vorbeugende antibiotische Behandung während der Phakoemulsifikation hinzu. Außerdem fügen wir dieser Lösung 1 ml Adrenalin 1:1000 hinzu, um den Effekt der Mydriatika-Tropfen zu unterstüzen.

▬▬▬▬ Unsere Phako-Handstücke werden über piezoelektrische Kristalle in Schwingungen versetzt. Leider haben diese Handstücke eine relativ kurze »Lebenszeit«, sie sind dafür jedoch leicht, gut zu hantieren und wirkungsvoll. Wir führen die Phakoemulsifikationsspitze so in die Vorderkammer ein, daß die Absaugöffnung während der Einführung vom Operateur weg zeigt. Dies hat den Vorteil, daß die Phakospitze sich nicht im Irisstroma verfängt und dieses verletzen kann. Zur Unterstützung dieses Vorgangs wird gleichzeitig der Rückfluß über den Fußschalter aktiviert (= reverse Funktion), so daß die Spitze das Irisgewebe vor

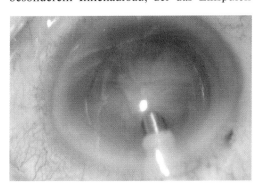

a Eingehen mit dem Phako-Tip

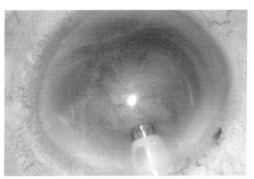

b Drehen des Phako-Tips, so daß die Öffnung nach oben zeigt

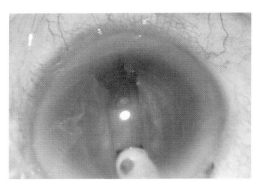

c Graben von 12 nach 6 h

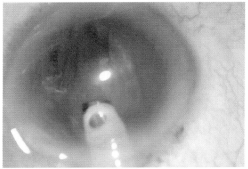

d Emulsifikation der zweiten Kernhälfte

Abb. 9

sich her abdrängt und die Vorderkammer stellt. Ist der Phakotip in die Vorderkammer eingeführt, schaltet man auf Infusion um, und der Phakotip wird so gedreht, daß die Absaugöffnung zum Operateur weist. Nun kann mit der eigentlichen Phakoemulsifikation begonnen werden.

Bei weichen und mittelharten Kernen arbeiten wir mit einer Vakuumleistung von 80 mmHg, haben die Ultraschallenergie auf 40% der Maximalleistung des Gerätes limitiert und arbeiten mit linearer Steuerung durch das Fußpedal auf einem Niveau von 10–30% der maximalen Ultraschalleistung.

Zunächst wird mit dem Phakotip von 12h nach 6h ein gerader, ca. zwei Tip breiter Graben gebildet. Hierbei wird auch in der 12h-Position versucht, den Graben recht tief zu gestalten, so daß möglichst der gesamte Kern durchfräst wird. Durch die dünne Kortex kann schon recht klar Rotlicht erkannt werden. Anschließend wird mit der 45°-abgeschrägten Phakospitze die eine Kernhälfte mechanisch etwas angehoben und von der Tiefe des Grabens aus im Kapselsack emulsifiziert. Das gleiche geschieht mit der zweiten Kernhälfte.

Bei härteren Kernen verwenden wir nach Bilden des Grabens von 12 nach 6h meist ein Zweitinstrument zur Kernteilung, entsprechend dem Vorgehen von Gimbel. Zuvor füllen wir die Vorderkammer mit einem Viskoelastikum auf, um das Endothel zu schonen, aber auch um »genügend Platz« zu haben. Während der Phakotip in der Vorderkammer auf Infusion steht, gehen wir mit einem Y-Spatel oder dem Chopper durch die Parazentese bei 2h und setzen dieses Zweitinstrument wie auch den Phakotip tief im Graben zur Kernteilung an. Ist der Kern relativ hart, wird der Kern um 90° gedreht, ein weiterer Graben gebildet und der Kern nochmals geteilt, so daß schließlich vier Quadranten gebildet sind, die von der Tiefe aus – sozusagen auf dem Phakotip reitend – abgearbeitet werden. Das Zweitinstrument fixiert dabei den Kernpartikel bzw. führt ihn der Aspirationsöffnung zu. Wir achten immer darauf, zunächst die scharfkantigen Spitzen der Fragmente zuerst zu emulsifizieren, da diese leicht die hintere Kapsel verletzen oder auch das Endothel bei Aufwirbelungen schädigen können.

Bei sehr harten Kernen verwenden wir die Phako-chop-Technik oder die Divide-and-Conquer-Methode oder kombinieren auch beide Methoden, das heißt, wir kombinieren Phakoleistung mit mechanischer Zerkleinerung durch Häkchen (Chopper). Je härter ein Kern ist, in um so mehr und kleinere Stücke wird er zerschnitten und anschließend emulsifiziert. Mit dem Phakotip entfernen wir zum Schluß in der Regel auch den Epinukleus.

Kortexaspiration

Beim Absaugen der Linsenrinde arbeiten wir vorwiegend mit einem I/A-Handstück aus V2A oder Titan, dessen Spitze vorne 45° abgewinkelt ist. Diese doppelwandigen V2A-Handstücke sind dünner und im Tunnel beweglicher als silikonummantelte. Auch soll das Metall wegen seiner Glätte die Iris weniger reizen als das stumpfe Silikon. Es läuft bei einem reinen Metall-Handstück neben dem Tip allerdings mehr BSS seitlich heraus als bei einem I/A-Handstück mit Silikonsleeve.

Die Aspiration wird linear per Fußschalter gesteuert. Unser Gerät hat eine maxi-

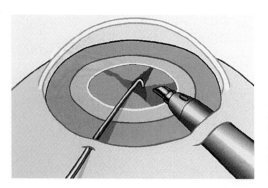
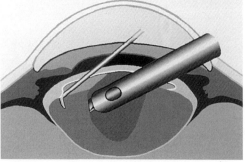

a   b

Abb. 10a und b Schematische Darstellung der Phako-Chop-Technik

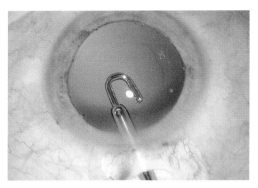 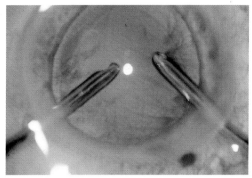

a U-förmige I/A-Nadel nach Binkhorst   **b Bimanuelles Spül-Saug-System**

Abb. 11

male Sogleistung von 550 mmHg. Die Aspirationsöffnung sollte möglichst immer vom Operateur gesehen werden, das heißt, das Ansaugloch zeigt in Richtung Hornhaut oder höchstens etwas schräg zur Seite. Ansonsten besteht die Gefahr der Kapselansaugung und -ruptur. Wir beginnen in der Regel bei 6h und saugen peripher vom Kapsulorhexisrand die Kortex sehr vorsichtig von der Kapsel ab, ziehen sie zur Pupillenmitte, wo mit zunehmender Sogleistung die Rindenmassen »verarbeitet« werden. Nachdem auf diese Weise in zwei Halbkreisen von 6h über 3h nach 12h und von 6h über 9h nach 12h die Kortex relativ leicht entfernt wurde, verbleibt manchmal noch ein kleiner Rest in der 12h-Position. Dieser kann gut mit einer U-förmigen I/A-Nadel nach Binkhorst abgesaugt werden. Zunehmend nutzen wir auch die bimanuelle Methode. Hierbei stellt die über den Tunnel oder die 10h Parazentese eingeführte Irrigation die Vorderkammer, während der Aspirationstip mit einer Öffnung von 0,3 mm durch eine Parazentese bei 2h eingeführt wird und umgekehrt und das Kortexmaterial absaugt.

Kapselpolitur. Um die letzten Kapseltrübungen zu beseitigen, kann man ebenfalls das bimanuelle I/A-System verwenden. Auf das Polieren des Kapselsackes legen wir sehr großen Wert, fallen doch Nachstarbildungen und Kapselsackschrumpfungen geringer aus.

⬛ Mit einem linear steuerbaren Vakuum, das auf 40 mmHg limitiert ist, saugen wir die Kapsel direkt ab, vor allem das Epithel der vorderen Kapsel. Sollte sich trotz des mäßigen Sogs einmal Kapsel in die Aspirationsöffnung festgesaugt haben, löst das Refluxpedal das Problem meist sofort. Sitzen auf der hinteren Kapsel auch nach der Vakuumpolitur noch fibröse

Membranen, so lassen sich diese häufig gut abradieren. Wir verwenden hierzu eine silikonummantelte 27-g-Kanüle, die radiergummiähnlich die fibrozellulären Membranen löst, zumindest jedoch ihren Rand. Ganz hartnäckige Membranen ziehen wir in der Regel mit der Utrata-Pinzette erfolgreich ab.

Intraoperative Komplikationen

Komplikationen bei der Kapsulorhexis

⬛ Ein Einriß in der vorderen Kapsel kann zu den schlimmsten Komplikationen der extrakapsulären Kataraktchirurgie führen, da dieser Einriß über den Äquator in die hintere Kapsel weiterreißen kann. Durch diese Komplikation kann am ehesten Linsenmaterial in den Glaskörper abtauchen. Sollte ein Einriß in der vorderen Kapsel entstanden sein, so muß der Linsenkern durch ein zweites Instrument stabilisiert und vorsichtig ausgehöhlt werden. Hierfür bietet sich die von Fine entwickelte Chip-and-Flip-Technik an. Bei dieser Methode wird der zentrale Linsenkern nur bis zum »Golden Ring« ausgehöhlt. Es verbleibt ein chipähnlicher Linsenrest. Durch Druck mit einem zweiten Instrument auf den Rand des Linsenrests wird dieser gestürzt und vor den Phakotip gerollt, wo er dann abgearbeitet wird.

⬛ Ist die Rhexis kleiner als 5,0 mm, so sollte diese unbedingt noch intraoperativ erweitert werden, um einer ausgeprägten postoperativen Vorderkapselfibrose vorzubeugen. Hierfür wird ein Viskoelastikum in die Vorderkammer eingegeben, die Rhexis mit der Ong-Schere eingeschnitten und der entstandene Kapsellappen mit der Utrata-Pinzette zu einer größeren Rhexis gezogen. Auf dieselbe Weise kann auch eine exzentrische Rhexis angegangen werden.

Beim Reißen eines großen Kapselloches kann es vorkommen, daß der Kapsellappen sich nicht weiterziehen läßt, da er an zentraler inserierenden Zonulafasern »hängenbleibt«. Auch hier sollte zunächst ein Viskoelastikum in die Vorderkammer injiziert werden, bevor die stoppenden Zonulafasern mit der Nadel oder der Ong-Schere durchtrennt werden und der Kapsellappen mit der Rhexis-Nadel entgegengesetzt gezogen wird, d.h. im Uhrzeigersinn.

Irisprolaps

Ist der Vorderkammer-Zugang zu breit gewählt und gleichzeitig die Korneallippe relativ kurz, kann die Iris sowohl bei der Phako als auch bei der Irrigation – Aspiration in den Wundspalt vorfallen. Wir lassen in diesen Fällen zunächst die BSS-Flasche absenken, wenn dies nicht ausreicht, entfernen wir den Tip aus dem Wundspalt, drücken mit etwas Viskoelastikum die Iris zurück und verkleinern mit einer Naht den Vorderkammerzugang. In der Regel führen wir auch eine Iridektomie im Bereich der vorgefallenen Iris durch. Anschließend läßt sich meist völlig problemlos die Operation beenden.

Komplikationen während Hydrodissektion – und delineation und während der Phakoemulsifikation des Linsenkerns

Sowohl bei der Hydrodissektion als auch bei der Hydrodelineation kann durch zu reichliches Injizieren von BSS hinter die Linsenrinde bzw. den Kern ein so hoher hydrostatischer Druck aufgebaut werden, daß der Linseninhalt wie ein Sektkorken durch die Rhexis nach vorne katapultiert wird. Hierbei kann eine intakte Kapsulorhexis durchaus einreißen. Es ist auch schon einmal vorgekommen, daß eine hintere Kapselruptur auftrat und der Kern in den Glaskörper abtauchte. Besonders vorsichtig sollte man mit der Hydrodissektion- und delineation bei Patienten mit hinterem Lentiglobus sein, da hier eine hintere Kapselruptur eher auftreten kann. Auch bei nicht intakter Kapsulorhexis der Vorderkapsel sind Hydrodissektion- und delineation besonders langsam und schonend auszuführen.

Während des Aushöhlens des Linsenkerns mit dem Phako-Tip kann sowohl ein zu starker Druck in Richtung Glaskörper als auch ein zu starker Druck in Richtung 6h die oberen Zonulafasern abreißen lassen und zur Zonulolyse führen. Der Phako-Tip sollte daher nicht schneller vorgeschoben werden, als er sich seinen Weg durch den Kern bahnt. Die Bewegungen müssen viel langsamer und gefühlvoller bei harten Linsenkernen als bei mäßigen Kernsklerosen durchgeführt werden, wie auch der Sog bei der Kernfragmentation reduziert werden sollte.

Das Risiko, die hintere Kapsel zu rupturieren, ist beim zentralen Aushöhlen bei harten Linsenkernen nicht größer als bei weichen Linsenkernen. Gerade bei einem dicken, weichen Epinucleus kann man beim Aushöhlen ganz unerwartet durch das weiche Material hindurch die hintere Kapsel perforieren. Eine stärkere vis à tergo erhöht dieses Risiko. Wegen dieses erhöhten Risikos sollte gerade bei weichen Linsenkernen der Kern nur so tief ausgehöhlt werden, wie er gerade leicht geteilt werden kann.

Zeigt sich eine Zonulolyse über mehr als zwei Stunden, ist es ratsam, die Phakoemulsifikation zu unterbrechen und einen Kapselsackspannring nach Witschel einzuführen. Anschließend können die restlichen Kernanteile vorsichtig mit dem Phako-Tip entfernt werden.

Die hintere Kapselruptur bei der Phakoemulsifikation

Die Perforation der hinteren Kapsel mit dem Phako-Tip kommt nach unserer Erfahrung glücklicherweise selten vor. Häufiger ist schon ein Einreißen beim IA-Manöver oder beim Polieren der hinteren Kapsel. In solchen Fällen versuchen wir als erstes, keine unbedacht schnelle Bewegung mehr zu machen, lassen die Infusionsflasche fast auf Augenhöhe (10 cm über Kopf) absenken oder ganz abstellen und lösen durch vorsichtiges Rückspülen, z. B. durch Fingerdruck auf den Absaugschlauch, das eventuell noch anhaftende Kapselgewebe, bevor wir den Tip aus der Vorderkammer entfernen. Nun wird unmittelbar die Vorderkammer mit einem Viskoelastikum (wir benutzen in diesen Fällen immer Healon oder Healon GV) aufgestellt und der Defekt genau betrachtet. Ist nur ein kleiner Kapselriß entstanden und das Rißende gut zu sehen, so versuchen wir, eine hintere Kapsulorhexis durchzuführen, um die hintere Kapsel vor einem weiteren Einreißen zu schützen. Hierzu drücken wir den Glaskörper gezielt durch Injektion von Healon zurück und stellen das Kapselläppchen so auf, daß wir es mit einer Utrata-Pinzette fassen können. Das Läppchen wird dann so kreisförmig geführt, daß eine mög-

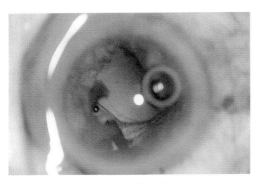

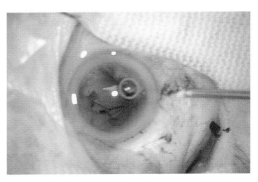

a Hinterkapseleinriß mit Glaskörperprolaps während der Phakoemulsifikation

b Eingehen mit der Sklera-Lanze nach Eröffnen der Bindehaut 4 mm vom Limbus entfernt für das Vitrektom

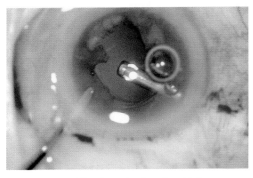

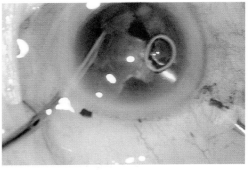

c Bimanuelle Vitrektomie: Das konisch verlaufende Irrigationshandstück findet über die 2h Parazentese Zugang zur Vorderkammer, das Vitrektom über die Pars plana in den Glaskörperraum

d Bimanuell können festsitzende Linsenkernanteile mit dem Vitrektom mobilisiert und entfernt werden, wobei zeitweise die Schneidefunktion abgeschaltet wird und nur die Aspiration wirkt.

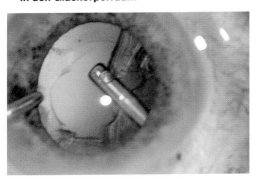

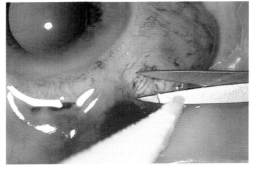

e Abschließend können periphere Rindenreste mit dem Vitrektom in der I/A-Stellung aspiriert werden.

f Prüfen der Wunde mit einem Viskoseschwämmchen auf Glaskörperstränge

Abb. 12

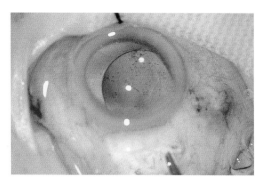

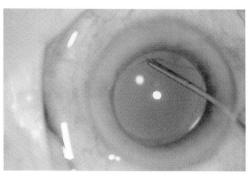

**g Die Linse wird nach der »Knopflochtechnik«
implantiert: Die Haptiken sitzen präkapsulär,
die Optik endokapsulär**

Abb. 12

**h Mit der Sauterkanüle wird noch einmal der
endokapsuläre Sitz der Optik überprüft. Bei
8h sitzt die Haptik präkapsulär, erkennbar an
der verzogenen Rhexis.**

lichst kleine zentrale Öffnung in der hinteren Kapsel entsteht. Da die hintere Kapsel erheblich dünner ist als die vordere und eine enorme Tendenz zum Ausreißen in die Peripherie aufweist, muß man stark nach zentripedal ziehen, um eine in sich geschlossene, möglichst kleine und runde hintere Kapselöffnung zu erhalten. Sind vordere und hintere Rhexis intakt, kann unter Schutz eines Viskoelastikums die IOL in den reifenförmigen Kapselsackrest implantiert werden. Wichtig ist nur, daß der Ring insgesamt auch bei der Implantation intakt geblieben ist.

Schwieriger ist der Fall, wenn sich beim IA-Mannöver die Vorderkammer plötzlich vertieft, man erfahrungsgemäß befürchten muß, daß Glaskörper in die Vorderkammer eingetreten ist, man aber wegen der noch reichlich vorhandenen Cortexreste den Riß nicht erkennen kann. Auch hier wird die Infusionsflasche zunächst fast auf Kopfhöhe abgesenkt, Healon über eine Parazentese in die Vorderkammer injiziert und der IA-Tip vorsichtig aus der Vorderkammer entfernt. In solchen Fällen tauschen wir nun das Einhand-Spül/Saug-Handstück gegen ein bimanuelles, wobei die Aspirationsnadel über die 2h-Parazentese und die Infusion durch die 10h-Parazentese in die Vorderkammer eingeführt wird. Bei gleichmäßig gut tonisierter Vorderkammer kann die Cortex nun von peripher aspiriert und meist auch sicher und komplett entfernt werden. Manchmal gelingt es sogar unter Schutz eines Viskoelastikums, den Glaskörper zurückzudrängen und, wie oben beschrieben, die hintere Kapsulorhexis mit der Utrata-Pinzette durchzuführen, so daß die Hinterkammerlinse ohne Glaskörperverlust in den Kapselring implantiert werden kann.

Ist allerdings die Glaskörpergrenzmembran rupturiert und Glaskörper in die Vorderkammer prolabiert, führen wir eine vordere Vitrektomie über die Pars plana durch. Das Vitrektom wird in einem Abstand von 3,5–4 mm vom Limbus entfernt über die Pars plana eingeführt, während die Infusionsnadel über die Parazentese die Vorderkammer gleichmäßig tonisiert. Auf diese Weise kann sehr sicher und atraumatisch der Glaskörper aus der Vorderkammer und den vorderen Glaskörperraum entfernt werden. Unter Umständen kann sogar mit dem Vitrektom die hintere Rhexis vollendet werden.

In allen Fällen von Glaskörperverlust sollte mit einem Viskoseschwämmchen die Wunde auf Glaskörperstränge untersucht werden. Haftet noch etwas Glaskörper am Schwämmchen oder verzieht sich die Pupille, muß nach Abtragen des außenliegenden Glaskörpers mit einem Spatel dafür gesorgt werden, daß alle noch so zarten Glaskörperstränge vom Wundbereich hinter die Pupille zurückgestrichen werden.

Linsenverlust in den Glaskörper

Tauchen Linsenkernanteile in den Glaskörper, müssen sie durch eine Pars-Plana-Vitrektomie und unter Umständen mit Perfluorkarbon aus dem Glaskörper entfernt werden. Es wird dabei wie folgt vorgegangen: Nachdem der Glaskörper entfernt worden ist, wird Perfluorkarbon oberhalb des Sehnervs eingegeben, um die abgetauchten Linsenanteile von der Netzhaut weg in den vorderen Glaskörperraum zu bringen. Während die Linsenteile wegen ihres geringeren Gewichtes auf dem Perfluorkarbon schwimmen, werden sie im vorderen Glaskörperbereich phakofragmentiert. Kleine Linsenanteile können direkt abgesaugt werden. Die Schwerkraft von Perfluorkarbon drückt dabei gleichzeitig auf die Netzhaut, wodurch Netzhauteinrisse und -ablösungen vermieden werden.

Das Abstürzen von Linsenanteilen in den Glaskörper ist eine der häufigsten Komplikationen, gerade wenn Ophthalmochirurgen von der ECCE-Technik auf die Phakoemulsifikation umsteigen. (Sobald der Ophthalmochirurg im vorderen Augenabschnitt geübter ist, geschieht dies aber deutlich seltener.)

Wann sollen abgetauchte Linsenkernanteile entfernt werden? Nicht alle abgetauchten Linsenanteile müssen entfernt werden. Wenn sie länger im Glaskörper sind und keine Komplikationen, das heißt, keine Uveitis, Sekundärglaukom, Hornhautödem, Netzhautlöcher oder -ablösung, Glaskörpereinblutung oder zystoides Makulaödem verursachen, ist es nicht nötig, sie zu entfernen. Hauptsächlich sollten abgetauchte Linsenkernanteile dann entfernt werden, wenn ein fehlender Sehanstieg entweder direkt durch die Linsenkernanteile oder durch die dadurch verursachten Komplikationen vorliegt. Große Kernstücke müssen in der Regel von einem Netzhautspezialisten entfernt werden.

Wenn sich der Ophthalmochirurg entschlossen hat, die Linsenkernanteile zunächst zu belassen, kann die Operation fortgesetzt werden, indem, sofern genügend Kapsel vorhanden ist, eine Hinterkammerlinse in den Sulcus eingesetzt wird. Sofern nicht mehr genügend Kapsel vorhanden ist, sollte eine Hinterkammerlinse entweder sklerafixiert oder eine Vorderkammerlinse vom Typ Multiflex implantiert werden.

Auf jeden Fall sollte man bei einem Hinterkapseleinriß mit Abtauchen von Linsenmaterial Ruhe bewahren und nicht versuchen, mit Gewalt alle Linsenanteile aus dem Glaskörper zu entfernen, da bei ungenügender Erfahrung eine Netzhautablösung oder Blutung mit dauerndem Sehverlust verursacht werden kann. Sind große Kernanteile im Glaskörper verblieben, sollte der Patient einem Netzhautspezialisten vorgestellt werden.

5.4.2 Die kindliche Katarakt

Bei der kindlichen Katarakt kann die Linse entweder mittels I/A über den Vorderkammerzugang (Abb 13a–q) oder mittels Vitrektomie über die Pars plana entfernt werden. Letzteres bietet sich insbesondere bei subluxierter Linse im Rahmen eines Marfan-Syndroms an (Abb. 14a–k).

5.5 Linsenimplantation

Nach vollständiger Säuberung des Kapselsackes wird ein Viskoelastikum in die Vorderkammer und den Kapselsack injiziert. Hierzu verwenden wir Natriumhyaluronat, das wegen seiner Elastizität, der hohen Viskosität aber auch wegen seiner physiologischen Endothel-Schutzeigenschaft als geeignetster Platzhalter erscheint (Lane und Lindstrom 1991). Das weitere Vorgehen hängt von dem Linsentyp ab, der implantiert werden soll.

Indikationen und Implantation von PMMA-Linsen

Unter dem Druck des Gesundheitsstrukturgesetzes stellt die Gruppe der Intraokularlinsen aus PMMA den größten Anteil dar. Von Kosten-

gründen aber abgesehen gibt es eine Reihe von Indikationen, in denen PMMA-IOLs eindeutig der Vorzug vor faltbaren Linsen gegeben werden sollte. Hierzu zählen lockere Zonulae bei Pseudoexfoliatio lentis, Subluxation, Katarakte bei jungen Patienten, traumatische Katarakte, sekundäre Katarakte bei fortgeschrittenem Diabetes, bei Uveitis, bei Ablatio retinae, bei Defekten der Kapsulorhexis oder hinteren Kapseleinrissen, sekundäre Implantationen sowie in allen Situationen, in denen flexible Linsen in den entsprechenden Dioptrienstärken nicht verfügbar sind.

Abgesehen von Refraktionsgründen verwenden wir PMMA-Linsen immer dann, wenn mit stärkeren Schrumpfungsprozessen des Kapselsackes oder mit weiteren Eingriffen am Auge gerechnet werden muß. In diesen Fäl-

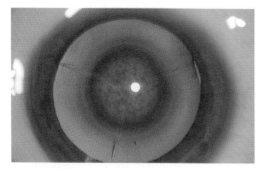

a Pulverstar

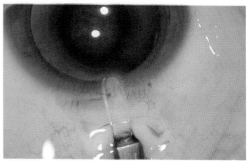

b Sklerokornealer Schnitt mit Lamellieren
   in das Hornhautstroma

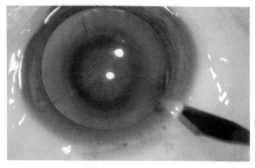

c Parazentese bei 10h

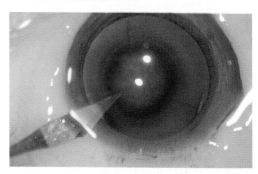

d Parazentese bei 2h

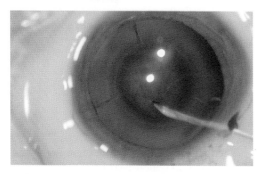

e Eingehen mit der Rhexisnadel

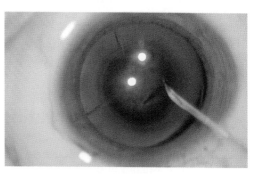

f Schwenken der Rhexisnadel zum Ausreißen
   eines dreieckigen Läppchens

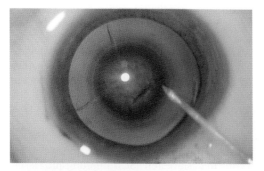

g Umklappen des Läppchens

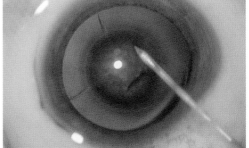

h Weiterreißen des Läppchens

Abb. 13 a–q   Operation der kindlichen Katarakt mittels I/A über den Vorderkammerzugang

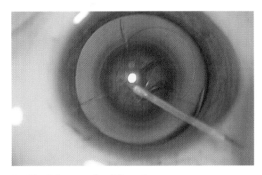

i Nachfassen des Läppchens

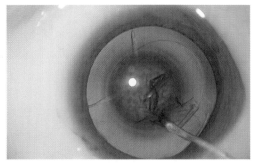

j Weiterreißen des Läppchens um 90°

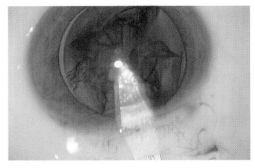

k Eröffnen der Vorderkammer mit der
Phakolanze

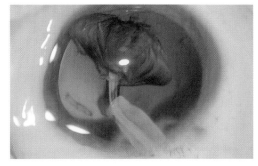

l Linsenabsaugung mit dem I/A-Handgriff

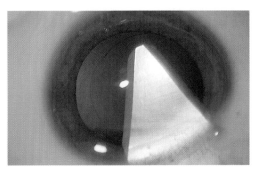

m Schnitterweiterung mit der 5,7 mm breiten
Eröffnungslanze

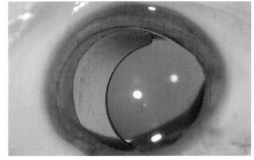

n Linsenimplantation: vorangehende Haptik
taucht in den Kapselsack ein

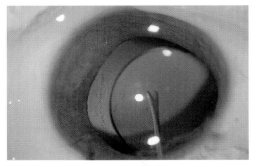

o Linsenimplantation: Linsenoptik rutscht in
den Kapselsack

Abb. 13

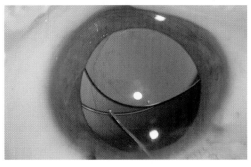

p Linsenimplantation: die »äußere« Haptik wird
in den Kapselsack eingedreht

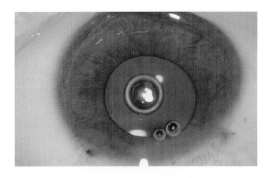

Abb. 13
q Endbefund

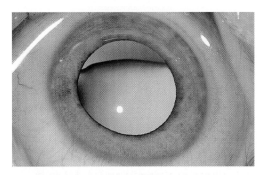

a Kindliche, subluxierte Linse

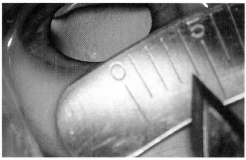

b und c Abmessen für den Vitrektomie-Zugang

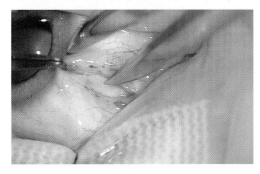

c

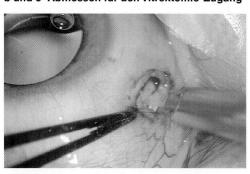

d Vorritzen in 0,3 mm Tiefe mit dem justier-
baren Diamantmesser

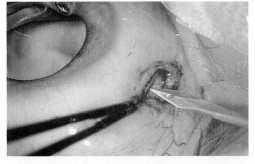

e und f Eingehen mit der Vitrektomie-Lanze unter Sichtkontrolle

Abb. 14   Kindliche Katarakt-Operation mittels Vitrektomie über die pars plana

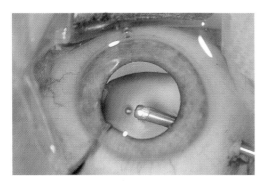

g Eröffnen der Hinterkapsel mit dem Vitrektom

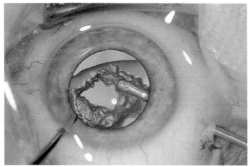

h Entfernen der Linse mit dem Vitrektom

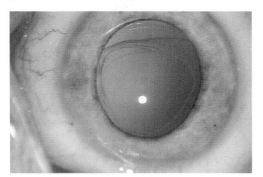

i Am Ende zeigt sich der leere, subluxierte Kapselsack mit hinterer und vorderer Rhexis

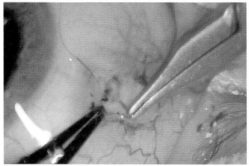

j Naht des Vitrektomie-Zugangs mit Nylon 10 x 0

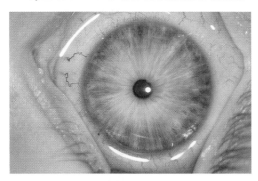

k Der Befund eine Woche später

Abb. 14

len bieten die steiferen Haptiken der PMMA-Linsen mehr Widerstand gegen die Kontraktionskräfte und spannen den Kapselsack besser aus.

Um PMMA-Linsen implantieren zu können, muß der bisher schmale, ca. 3 mm breite Zugang zum vorderen Augenabschnitt auf ungefähr das Doppelte erweitert werden. Hierfür benutzen wir eine 5,7 mm Erweiterungslanze, die den Schnitt so erweitert, daß auch die

innere Hornhautlippe weiterhin in voller Breite erhalten bleibt. Der korneale Schnitt darf nicht den Limbus berühren, da sonst die Wunde sich nicht mehr sicher selbst tamponiert.

Wir verwenden in der Regel einstückige, bikonvexe PMMA-Linsen mit runder Optik von 6,0 mm Durchmesser und einem Haptikdurchmesser von 12 mm. Auf Positionslöcher und Angulationen der Haptiken legen wir mit Ausnahme bei hochmyopen Augen keinen Wert.

Vor der Implantation injizieren wir etwas Viskoelastikum bei 12h vor die Iris, um diese ein wenig zurückzudrängen, und etwas in den Kapselsack bei 6h. Nach dieser Injektion soll die Tensio des Bulbus eher unter der Norm liegen, damit bei der Implantation der IOL kein Gegendruck entgegenwirkt. Bei der Implantation wird die Linse unmittelbar am Haptikansatz mit einer Knüpfpinzette so gehalten, daß die untere Haptik als erstes durch den Skleratunnel gleitet. Dann wird die Linsenoptik etwas entgegen dem Uhrzeigersinn gedreht, mit der Knüpfpinzette am Rand gefaßt und unter leichter Kippung nach hinten in den Kapselsack

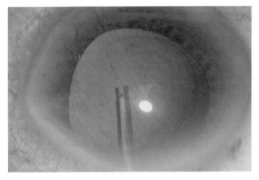 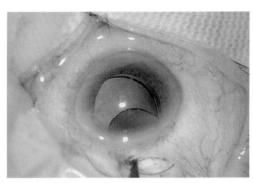

a Vor der Linsenimplantation werden noch feine Fibrosereste auf der Hinterkapsel mit der siliconummantelten Polierkanüle abradiert

b Fassen der Intraokularlinse mit der Knüpfpinzette am oberen Optikrand und Implantation der unteren Linsenhaptik in den Kapselsack

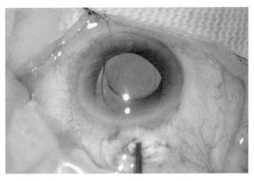 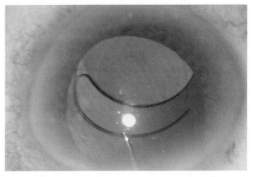

c Implantation des oberen Linsenbügels mit der Knüpfpinzette in den Kapselsack

d Alternativ kann der obere Linsenbügel auch mit dem gegabelten Spatel in den Kapselsack geführt werden

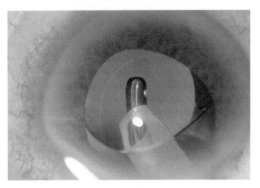 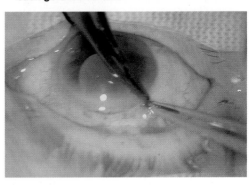

e Das Healon sollte anschließend auch hinter der Linse abgesaugt werden

f Die Bindehaut wird mit dem Bipolarkauter verschweißt

Abb. 15

implantiert. Die Knüpfpinzette oder der Y-Spatel sorgen zum Schluß für die Implantation der oberen Haptik in den Kapselsack. Gleitet der Linsenbügel nicht gleich in den Kapselsack, so kann mit dem Y-Spatel etwas auf den Optikrand am Ansatz der noch nicht intrakapsulären Haptik gedrückt werden und der Bügel gleitet in den Kapselsack hinein.

Stellt man beim Implantieren fest, daß der Tunnel oder der Hornhautschnitt etwas zu eng ist, sollte man noch einmal die IOL zurückziehen, den Zugang eine Spur erweitern, da ansonsten die Gefahr besteht, daß eine Haptik abbricht oder daß man mit der Haltepinzette auf der Linse abrutscht und einen Kratzer auf der Optik verursacht etc. Ist der Tunnel etwas zu lang präpariert, läßt sich die Intraokularlinse bei der Implantation nicht gut nach hinten kippen, so daß die untere Haptik nicht in den Kapselsack gleiten will. Hier sollte man unbedingt nochmals ein Viskoelastikum in die Vorderkammer eingeben, die Linse in die Vorderkammer drükken und dann die Intraokularlinse mit einem Spatel in den Kapselsack eindrehen. In jedem Fall darf der Vorderkammerzugang nicht zu schmal sein, denn ein etwas zu weit präparierter Tunnel wird vom Auge besser toleriert als ein Durchquetschen einer Linse durch eine zu enge Öffnung.

PMMA-IOLs
mit veränderten Oberflächen

PMMA ist anerkanntermaßen das beste Material für konventionelle, nicht faltbare Linsen. Dennoch treten auch nach völlig unproblematischen Operationsverläufen aus uns nicht erklärlichen Gründen ab und zu intraokuläre Reizzustände, Fibrinbildungen, Synechierungen und Pigmentdispersion auf. Man nimmt an, daß PMMA Monomere freisetzt und damit eine Entzündung auslösen kann. Die Reaktion ist, daß sich Protein auf der Linsenoberfläche ablagert, was Makrophagen und Entzündungszellen anzieht. Schließlich beginnen sich Fibroblasten anzusammeln. Um diese seltenen Komplikationen zu verhindern, hat man in letzter Zeit versucht, die Linsenoberflächen glatter und biokompatibler zu gestalten. Als Fortschritt gilt heute die Oberflächenmodifizierung mit Heparin. Die so modifizierte Linse soll gewebeverträglicher sein und Proteinen weniger Ablagerungsmöglichkeiten bieten.

Eine weitere Oberflächenveränderung besteht in der Behandlung mit Flurokarbon, das ebenfalls die Anlagerung von Proteinen verhindern soll.

Speziell indiziert sind diese oberflächenveränderten PMMA-Linsen für Risikopatienten, wie Diabetiker, Rheumatiker, Patienten mit inaktiver Uveitis oder Glaukom.

Technische Daten

Heparinmodifizierte Linse (HSM) der Fa. Pharmacia:

▷ Typ 811C One-Piece-Hinterkammerlinse aus UV-absorbierendem PMMA; Gesamtdurchmesser 12,0 mm; 6° Haptikanwinkelung; Optikdurchmesser: 6,0 mm, biconvex;

Faltbare Intraokularlinsen

Flexible Linsen haben den Vorteil, daß sie durch einen wesentlich kleineren Schnitt implantiert werden können als starre PMMA-IOLs. Wenn auch durch die neuen, selbstschließenden Schnittechniken die postoperativen Astigmatismen nicht mehr so ins Gewicht fallen wie noch vor wenigen Jahren, so gilt trotzdem: je kleiner der Schnitt, desto geringer der Astigmatismus, desto schneller die optische und allgemeine Rehabilitation.

Einteilige Silikon-IOLs

Einteilige Silikonlinsen spannen den Kapselsack primär nicht so gut aus wie dreiteilige oder PMMA-Linsen. Aus diesem Grund sollte man auch wegen der anfänglichen Kapselsackschrumpfung eine YAG-Kapsulotomie nicht in den ersten 3 Monaten postoperativ vornehmen. Es besteht sonst die Gefahr einer Dezentrierung oder der IOL-Luxation in den Glaskörper.

Dreiteilige Silikon-IOLs

Durch die Einführung hochbrechender Silikonlinsen mit PMMA-Haptiken sind die früheren Nachteile, wie größere Mittendicke und leichtere Dezentrierung aufgrund instabileren Haptikmaterials gegenstandslos. Faltbare Silikonlinsen können auf zweierlei Weise implantiert werden. **Bei der ersten Methode** wird die Intraokularlinse mit einer Pinzette oder einem Faltblock gefaltet. Hierdurch reduziert sich der Durchmesser der IOL auf 3 bis 3,5 mm. Die mit einer feinen Pinzette im gefalteten Zustand gehaltene Silikonlinse wird durch den Tunnel direkt in den Kapselsack geschoben, wo sie sich spontan entfaltet.

Bei der zweiten Methode wird die Linse mit einem Shooter, Injektor oder Inserter in den Kapselsack injiziert.

Die neu entwickelten faltbaren Silikonlinsen haben wegen ihres hohen Brechungsindexes (1,46–1,41) jetzt nur noch eine Mitteldicke von 0,9–1,0 mm. Silikon-IOLs sind komprimierbar und besitzen ein ausgezeichnetes Formgedächtnis. Diese Eigenschaften werden bei der Linsenimplantation ausgenutzt, wenn die IOL gefaltet oder gerollt durch den Tunnel in den Kapselsack geführt wird und sich dort exakt in ihre ursprüngliche Form rückentwikkelt.

▬▬▬ Da mit Silikon sehr gute reproduzierbare optische Eigenschaften erreicht werden, sind nachträgliches Polieren oder sonstige Nachbearbeitungen nicht erforderlich. Im Vergleich zu PMMA-IOLs ist das Risiko, daß entzündungsauslösende Rückstände verbleiben, zu vernachlässigen. Im Gegensatz zu PMMA-IOLs können Silikonlinsen im Autoklaven sterilisiert und brauchen nicht gassterilisiert zu werden – ein kleiner Beitrag zum Umweltschutz.

Technische Daten

▷ Silikonlinsen der Fa. Allergan

AMO Phakoflex SI 40 NB (mit UV-Absorber); 3-teilig: Optik 6,0 mm; Haptiken: modifiziertes C-Design in PMMA mit blauer Färbung; Brechungsindex 1,46 (bei 35°).
Die Mittendicke beträgt konstant 0,9 mm und der Optikdurchmesser ist gleichbleibend.

Silikonlinsen der Fa. Chiron adatomed

▷ Silikon-Disc-Linse, Typ 90D; Plattenhaptik; Brechungsindex: 1,413 (bei 20°); Gesamtdurchmesser 9,75 mm. Die Mittendicke beträgt 0,3 mm (bei 1,0 dptr.) bis 1,76 mm (bei 30,0 dptr.). Der Optikdurchmesser liegt im Bereich von 10,0 dptr. bis 22,0 dptr. bei 6 mm, von 22,5 dptr. bis 30 dptr. bei 5,5 mm.
▷ Silikonlinse Typ C 10; Plattenhaptik; Brechungsindex: 1,413 (bei 20°); Gesamtdurchmesser 10,5 mm; Die Mittendicke beträgt 0,3 mm (bei 1,0 dptr.) bis 1,76 mm (bei 30,0 dptr.). Der Optikdurchmesser liegt im Bereich von 10,0 dptr. bis 22,0 dptr. bei 6 mm, von 22,5 dptr. bis 30 dptr. bei 5,5 mm.

Silikonlinsen der Fa. Domilens

▷ Silens 6 (mit UV-Absorber); 3-teilig; Optik 6,0 mm; Haptiken: PMMA in blauer Färbung; Brechungsindex 1,429; Mittendicke mit steigender Dioptrienzahl von 1,05 mm bei 10,0 dptr. auf 1,2 mm bei 30,0 dptr. zunehmend.

Beurteilung:
Wir sind von faltbaren Linsen überzeugt, kann doch eine Linse mit einer Optik von 6 mm durch eine 3–3,5-mm-Wunde in den Kapselsack implantiert werden. Heute sind Silikonlinsen unter den faltbaren am gebräuchlichsten. Von ihnen wurden in den letzten 10 Jahren ca. 1 Million implantiert. Mit einem neuen Insertersystem können Silikonlinsen mit Plattenhaptik durch eine 2,8–3-mm-Inzision implantiert werden. Bei diesen Schiffchenlinsen scheint die Nachstarrate geringer als bei PMMA-Linsen zu sein, allerdings können sie nur implantiert werden, wenn die Kapsulorhexis absolut intakt ist, ansonsten besteht die Gefahr der Dezentrierung. Dreiteilige faltbare Linsen haben ein etwas größeres Anwendungsgebiet. Sie sollen auch sulcusfixiert eingesetzt werden können. Wir selbst setzten alle faltbaren IOLs bisher nur bei intakter Rhexis in einen unverletzten Kapselsack ein.

Intraokularlinsen aus neuen Materialien

▬▬▬ Von den neuen Materialien scheint faltbares Acryl noch günstiger zu sein als Silikon. Acryllinsen bestehen aus einem Copolymer aus Acrylat und Metacrylat. Diese neuen faltbaren Acryllinsen werden als dreiteilige Linsen angeboten mit Optikdurchmessern von 5,5 und 6,0 mm. Neben Acryllinsen werden auch Hydrogellinsen mit PMMA-Haptiken angeboten. Beide Materialien gelten als ausgesprochen biokompatibel. Bei allen diesen positiven Seiten sollen die negativen nicht verschwiegen werden. Die Implantation faltbarer dreiteiliger Linsen erfordert eine noch größere mikrochirurgische Erfahrung sowie zusätzliches Instrumentarium. Im übrigen sind faltbare IOLs bisher deutlich teurer als PMMA-IOLs

▬▬▬ Acryllinsen haben dank ihres hohen Brechungsindexes (1,55) eine geringere Mittendicke als PMMA-Linsen (Brechungsindex 1,49). Acryllinsen haben damit entsprechend einen verringerten Platzbedarf im gefalteten Zustand. Wegen der »Klebrigkeit« der Oberfläche sollte man den Tunnel aber trotzdem auf 4 mm Breite anlegen, da sich die Linse sonst schlecht von der einführenden Pinzette lösen kann. Wir spülen die AcrySof-Linse vorher gut mit BSS ab und bestreichen sie auf der einklappenden Seite nach Fassen mit der Pinzette noch mit einem Viskoelastikum. Auf diese Weise vorbehandelt entfaltet sich die Linse besser und läßt sich leicht vom einführenden Instrument lösen. Die Klebrigkeit der Linse scheint aber auch den Vorteil zu haben, daß sie mit der hinteren Kapsel eine innige Verbindung eingeht, die einer Nachstarbildung entgegenzuwirken scheint (Erste Ergebnisse: 5,2% nach 2 Jahren). Auch verläuft die Entfaltung der Linse nicht so sprunghaft wie bei manchen Silikonlinsen, bei denen die Injektion eines hochmolekularen Viskoelastikums schon wegen der Bremswirkung erforderlich ist.

Erwähnenswert ist auch die Memory-Lens von Mentor. Durch die Verwendung eines 4-kettigen Polymermaterials soll sie nahezu den gleichen Refraktionsindex und die optischen Qualitäten konventioneller PMMA-Linsen haben. Die Linse hat hydrophile Eigenschaften und ist daher gewebefreundlicher als das übliche PMMA. Die Memory-Lens von Mentor ist werkseitig »vorgerollt« und wird in einer Kühlkette angeliefert. Die Linse mit einem Durchmesser von 6 mm ist auf 2,3 mm zusammengerollt und benötigt nach der Phakoemulsifikation keine Schnitterweiterung, sondern kann direkt durch den Tunnel in den Kapselsack mit einer normalen Faßpinzette geschoben werden. Die Linse entfaltet sich im Kapselsack sehr langsam. Sie braucht nach unseren Erfahrungen dazu mehrere Minuten. Auch bei dieser IOL scheint die Nachstarrate geringer als üblich zu sein.

Technische Daten

▷ Acrysof MA 60 BM (Fa. Alcon); siliconfrei; 3-teilig; Gesamtdurchmesser 13,0 mm; 6,0 mm Optik; Haptiken: PMMA, Monoflex ; Haptik-Winkel 10°; Brechungsindex 1,55; die Mittendicke reicht von 0,61 mm bei 10,0 dptr. bis 1,03 mm bei 30,0 dptr.

▷ Memory Lens, Modell U940A (Fa. Mentor); 3-teilig; Gesamtdurchmesser 13,0 mm; 6,0 mm Optik; Haptiken: Polypropylene in Blaufärbung; Haptik-Winkel 10°, Brechungsindex 1,47; 10,0–30,0 dptr. in 0,5-dptr.-Schritten; Lagerung bei 2–10°.

Multifocallinsen

Im Idealfall können Patienten nach Implantation einer Multifocallinse in Ferne und Nähe ohne Brille ihre täglichen Aufgaben bewältigen. Um dieses Ziel zu erreichen, sind allerdings mehrere Voraussetzungen sowohl beim Ophthalmochirurgen als auch beim Patienten erforderlich. Ärztlicherseits muß neben der Patientenauswahl die Biometrie (Linsenbestimmung) sehr exakt durchgeführt werden. Weitere Voraussetzung ist, daß postoperativ kein höherer Astigmatismus besteht. Hier sollte sich jeder Operateur seines Ergebnisses sicher sein.

Unter den verschiedenen Typen von Multifocallinsen sollte nur die ausgewählt werden, die unabhängig von der Pupillenweite multifocales Sehen überhaupt ermöglicht (zur Zeit von 6 Typen nur 2 : 1. Array-Linse von Allergan (refraktiv) 2. Multifocallinse von Pharmacia (diffraktiv)).

Besonders wichtig ist allerdings die Patientenauswahl. Außer einer Katarakt dürfen präoperativ keine anderen Augenerkrankungen vorliegen, insbesondere keinerlei Trübungen oder Veränderungen an den brechenden Medien. Außerdem sollten Patienten mit Maculaveränderungen und Diabetiker ausgeschlossen werden.

Besonders geeignet sind jüngere Patienten mit einseitiger traumatischer Katarakt. Gut geeignet sind auch jüngere Erwachsene mit beidseitiger Katarakt, denen beidseitig multifocale Intraokularlinsen implantiert werden sollten. Wie vor anderen refraktiven Eingriffen auch, muß nach der Erwartungshaltung der Patienten gefragt werden. Man sollte den Patienten mitteilen, daß sie postoperativ weitgehend von Brillen für Ferne und Nähe unabhängig sind, daß eine Brille jedoch das Sehen eventuell noch verbessern kann. Auch sollte unbedingt nach dem Beruf gefragt werden. Einem Taxifahrer würden wir wegen der Minderung des Kontrast- und Dämmerungssehens in keinem Fall eine Multifocallinse implantieren. Aus unserer Erfahrung sind Patienten, die im Berufsleben stehen und die einen Teil ihrer Arbeit über Kopf ausführen müssen, wie z. B. Apotheker, Buchhändler, Autoschlosser, Dekorateure, dankbar für die Möglichkeit, ohne Brille (oder Nahteil oben) ihren Arbeitsbereich sehen zu können.

5.6 Blick in die Zukunft

Beim Ersatz menschlicher Linsen wird zur Zeit an weiteren Entwicklungen gearbeitet. So ist zur Zeit eine auf Vollform expandierende Hydrogellinse im Versuchsstadium. Es handelt sich um eine Hydrogellinse ohne Bügel, die im trockenen Zustand einen Durchmesser von 7 mm und eine Mittendicke von 2 mm aufweist. Sie soll nach Kapsulorhexis und Phako in den gesäuberten Kapselsack implantiert werden und hydratisiert sich dort, bis sie eine Form von ca. 4 x 10 mm angenommen hat, also die Größe eines normalen menschlichen Kapselsacks nach ECCE. Diese »full-size-lens« füllt den gesamten Kapselsack aus und soll bis zu Kapsulorhexisdurchmessern von 5–7 mm eingesetzt werden können. Ob bei dieser Vollausfüllung des Kapselsacks sich wirklich kein Nachstar entwickelt, keine Dezentrierung auftreten kann, bleibt abzuwarten. Interessant wird auch die Frage sein, ob bei dieser relativ weichen Linse eine Akkomodation möglich ist.

Eine weitere neue Entwicklung stellt »Phako-Ersatz-2000« dar. Hierbei soll über eine Minikapsulorhexis das gesamte Linsenmaterial aus dem Kapselsack entfernt und die Epithelzellen anschließend chemisch zerstört werden. Anschließend soll der Kapselsack mit einem biokompatiblen Gel aufgefüllt werden. Auch hier ist das Ziel, daß das Auge postoperativ emmetrop und akkomodationsfähig ist. Wir dürfen gespannt in die Zukunft blicken.

Literatur

1. Caronia, R.M., and Obstbaum, S.A.: Drug therapy before during and after cataract surgery, Durrent Opinion in Ophthalmol., 1993, 4; 1: 61–74
2. Davis, J.E.: The major ambulatory surgical center and how it is developed, Surgical Clinics of North America – Vol. 67, No. 4, August 1987
3. Dodick, J.: The architecture of the scleral tunnel sutureless cataract incision. Highlights of ophthalmol., Band XX, Nr. 8, 1992, S. 57
4. Fine, I.H.: Clear corneal incisions in cataract surgery. Int. Ophthalmology Clinics, Band 34, Nr. 2, Frühjahr 1994, S. 59 (Little Brown & Co.)
5. Gimbel, H.: Step by step techniques in handling the nucleus and cortex in advanced phacoemulsification. Highlights of Ophthalmol., Band XX, Nr. 3, 1992, Seiten 22–24
6. Kelman, C. (1967): Phacoemulsification and aspiration. A new technique for cataract removal. A preliminary report. Am J Ophthamol 64: 23–25
7. Lane, S.S., Lindstrom, R.L.: Viscoelastic agents: formulation, clinical applications and complications, cataract and intraokular lens surgery. Ophthalmology Clinics of North America: Band IV Nr. 2, Juni 1991, Seiten 313–330
8. McPherson, A.: Importance of intact posterior capsule in diminshing incidence of post-aphakic retinal detachment. Highlights of Ophthalmol., Band XIII Nr. 7, 1985, Seiten 1–6
9. Neuhann, T. (1987): Theorie und Operationstechnik der Kapsulorhexis. Klin Monatsbl Augenheilkd 190: 542–545
10. Ohrloff, C., Oldendörp, J., Puck, A. (1985): Endothelzellverluste nach Phakoemulsifikation und Implantation einer Hinterkammerlinse. Klin. Monatsbl Augenheilkd 186: 303–306
11. Ohrloff, C. (1990): Vergleichende Bewertung von ICCE, ECCE und Phakoemulsifikation. Fortschr Ophthalmol 87 [Suppl]: S. 14–21
12. Singer, J.A. (1991): Frown incision for minimizing induced astigmatism after small incision cataract surgery with rigid optic intraokular lens implantation. J. Catarct Refract Surg (Suppl) 17: 677–688
13. Steinert, R.F., Brint, S.F., White S.M., Fine, I.D. (1991): Astigmatism after small incision cataract surgery. A prospective, randomized multicenter comparison 4- and 6,5 mm incision. Ophthalmology 98: 417–424
14. White paper on cataract surgery. American Academy of Ophthalmology and American Society of Cataract and Refractive Surgery. J Cataract Refract Surg., Vol.22, July/August 1996, p. 645–650
15. Welt, R. (1994): Gegenwärtiger Stand der Linsenimplantation und ihre Nachbehandlung. Augenärztliche Fortbildung 17, 2–9, Urban & Vogel, München
16. Welt, R. (1995): Phakotip versus Megatip versus Phakotmesistip. 9. Kongreß der Dgii, R. Rochels et al. (Hrsg.). Springer, Berlin Heidelberg 1995

6.
Glaukom

R. Gerl

Die Bedeutung der Glaukombehandlung wird an der geschätzen Prävalenz von 1–2% der Bevölkerung über 40 Jahre deutlich (Krieglstein 1986; Spalton et al. 1987; Michelson et al. 1995). Die Primärglaukome machen 90% der Glaukomerkrankungen aus; 10% sind Sekundärglaukome. Die primären Glaukome lassen sich unterteilen in drei Hauptkategorien:
- Offenwinkelglaukom (ca. 66%; Inzidenz 1:200)
- Engwinkelglaukome (ca. 33%; Inzidenz 1:1000)
- kongenitale Glaukome (ca. 1%; Inzidenz 1:10 000)

Das häufigste primäre Glaukom ist somit das **chronische Offenwinkelglaukom**, das Glaucoma simplex. Weitere Glaukomformen sind das akute und das protrahierte Winkelblockglaukom sowie die Mischformen kombiniert mit chronischer Abflußstörung, ferner das sog. Normaldruckglaukom, das Glaukom des Kleinkindes (Hydrophthalmie) sowie die Gruppe der sekundären Glaukome.

Sekundärglaukome können bei folgenden Zuständen auftreten:
- bei Entwicklungsstörungen, Mißbildungen oder Erkrankungen insbesondere des Vorderabschnitts (Aniridie, Neurocristopathien wie Axenfeld-Anomalie, Rieger-Syndrom, Peters-Anomalie; Phakomatosen wie Sturge-Weber-Syndrom, Neurofibromatose v. Recklinghausen, oculodermaler Melanozytose; Gewebeüberwachsungen wie bei den Irido-korneo-endothelialen Syndromen und bei Hornhaut-Endothel-Dystrophien wie der Schlichtingschen tiefen polymorphen hinteren Dystrophie; bei Plateau-Iris, seniler Iridoschisis u. a.; bei Mikrosphärophakie wie beim Weill-Marchesani-Syndrom mit Linsendislokation u. a.);
- bei komplexen Fehlbildungen (Rubinstein-Taybi-Syndrom, Pierre-Robin-Komplex, Morbus Stickler, Marfan-Syndrom u. a.);
- bei Erkrankungen des Auges (i.o. Tumoren, i.o. Entzündungen, Uveitis, phakolytische Reaktion, Pseudoexfoliationssyndrom, Pigmentdispersionssyndrom u. a.),
- nach Operationen (Ziliarkörperblock; nach LTP, Kunstlinsenimplantation, Aphakia operata);
- nach Verletzungen (Erythrozytenglaukom, Geisterzellenglaukom, Kammerwinkelrezession, Iridodialyse, Zyclodialyse);
- arzneimittelbedingt (Cortison u. a.);
- bei Stoffwechselstörungen (Oculo-zerebrorenales Syndrom Lowe; Homozystinurie);
- bei Gefäßveränderungen bzw. -erkrankungen; bei hämatologischen Erkrankungen; primär occlusive – sekundär proliferative retinale Gefäßerkrankungen (Kollagenosen, Vaskulitiden, Diabetes mellitus über Abflußstörungen, Perfusionsstörungen oder Neovaskularisation; Gefäßverschlüsse, Gefäßstenosen, A. carotis interna – Sinus cavernosus -Fistel u. a.).

Beim chronischen Offenwinkelglaukom stellen fünf wesentliche voneinander unabhängige Faktoren *Erkrankungsrisiken* dar (Thiel 1993):
- intraokulares Druckverhalten
- erbliche Belastung
- Alter der Erkrankten
- vaskuläre, rheologische und Kreislauf-Faktoren
- Größe der Papille und ihrer Exkavation

Der erhöhte Augeninnendruck ist dabei jedoch als Hauptfaktor für die neuronale Schädigung mit progredientem Gesichtsfeldausfall und glaukomatöser Opticusatrophie bis hin zur Erblindung zu werten (Thiel 1993; Shields und Krieglstein 1993).

Risikopatienten sollten bei unbefriedigender Augendrucklage unter medikamentöser (Maximal-)Therapie und besonders bei schlechter Compliance nicht zu spät operativ behandelt werden. Als Hinweis auf eine *verminderte Tensionstoleranz* gelten:
- Glaukom in der Familienanamnese
- Glaukom mit fortgeschrittenem Gesichtsfelddefekt am Partnerauge
- Allgemeinerkrankungen wie Diabetes mellitus, arterielle Hypertonie/ – Hypotonie, Arterio-/ Arteriolosklerose, Myocardinsuffizienz
- Pseudoexfoliationsglaukom (ca. 60% Glaukom – 45% beidseits)
- große glaukomatöse Papillenexkavation
- Abblassung des noch erhaltenen neuroretinalen Randsaums
- Blutungen des neuroretinalen Randsaums

6.1 Primäres Offenwinkelglaukom

6.1.1 Operative Voraussetzung (Instrumentarium)

▬▬▬▬ Instrumentarium und Verbrauchsartikel für einen Glaukom-OP-Tisch:

a) OP-Sieb (Instrumentarium):
- Tuchklemme n. Schädel, gekreuzt
- Tuchklemme n. Backhaus
- Dieffenbachklemmen
- Lidsperrer
- Muskelfaßpinzette
- Augenschere (gerade)
- Bindehautschere Mod. Bonn, gebogen
- justierbares Diamantmesser
- Diamant-Lamelliermesser
- Diamant-Phakolanze
- Kolibripinzette
- evtl. Trepan
- Trabekulektomiesonde rechts und links
- Zirkel
- Kapselspatel fein
- Kapselspatel extra lang 15 mm
- Irispinzette Mod. Bonn, fein
- Weckerschere
- Spülgriff n. Keerl
- Nadelhalter Castroviejo m. Sperre
- Nadelhalter n. Barraquer
- Knüpfpinzetten

b) Einmalverbrauchsartikel:
- Keiltupfer mit Stiel
- Augenstäbchen
- Kanülen n. Sauter
- Einmalspritzen (Luer Lock)
- 10 x 0 Nylon
- Phakolanze 2,5 mm als Alternative für die Diamant-Phakolanze
- 22,5°-Parazentesemesser mit Stiel
- Fluoreszenzstreifen
- Einmallhandschuhe
- Einmallochtuch
- Inzisionsfolie
- Leukostrips porös
- Kittel
- Tischbezug
- Armlehnenbezüge
- Raucotupf extra groß
- Sofra Tüll
- Augenkompresse

c) Geräte:
- Diathermie (Bipolarstift)

d) Medikamente:
- Atropin 1% AT
- Miochol E (20 mg Trockensubstanz werden in 10 ml 0,9% NaCl gelöst)
- Braunol 2000 zur Desinfektion der Haut
- Jod-Polyvidon 1% AT zur Desinfektion des Bindehautsackes.
- Healon u. U.
- BSS-Lösung mit Zusätzen (40 mg Gentamycin und 50 mg Vancomycin auf 500 ml BSS)

6.1.2 Schnittechnik/Behandlung

▬▬▬▬ Die Behandlung des chronischen Offenwinkelglaukoms beginnt praktisch immer mit der **medikamentösen** Therapie. Da diese hier nicht Thema ist, sei lediglich bemerkt, daß eine längere medikamentöse Behandlung die Erfolgsquote von **operativen Eingriffen** durch entzündliche Veränderungen der Bindehaut senkt (Krieglstein 1993).

▬▬▬▬ Zwischen medikamentöser und mikrochirurgischer Behandlung steht noch die **Laserchirurgie**. Die **Argon-Lasertrabekuloplastik (LTP)** eignet sich für sehr alte oder für Patienten, bei denen der risikoreichere mikrochirurgische Eingriff aufgeschoben werden soll. Besonders effektiv scheint die LTP beim Pigmentglaukom zu wirken; beim Pseudoexfoliationsglaukom zeigt sich eher ein »Escape-Phänomen« (Konstas et al. 1993). Ungeeignet ist die LTP bei engem Kammerwinkel (vordere Synechien). Schlechtere Ergebnisse bestehen bei aphaken und myopen Augen (Moulin et al. 1987). Die Anwendung der LTP birgt bei richtiger Indikation und standardgemäßer Ausführung wenige Risiken in sich (Spiegel 1994). Als postoperative Komplikationen sind vor allem vordere Synechien, vorübergehende postoperative Intraokulardruck-Erhöhung, Blutungen im Trabekelwerk und selten eine vordere Uveitis beschrieben (Moulin et al. 1987). Gegen postoperative Druckspitzen sollte einmalig Acetazolamid 500 mg oral oder topisch Apraclonidin verabreicht werden. Leider sistiert die drucksenkende Wirkung der LTP im 1. Jahr bei ca. 20 % der Patienten, und in den darauffolgenden Jahren bei ca. 10 % der behandelten Patienten pro Jahr (Shingleton et al. 1987). Eine chirurgische Behandlung muß sich später also oft anschließen. Auf die Wundheilung nach fistulierender Glaukomoperation hat eine vorausgegangene LTP keinen negativen Einfluß. Bei fortgeschrittener glaukomatöser Papillenexkavation oder fortgeschrittenem Gesichtsfeldschaden sollte keine LTP, sondern gleich eine fistulierende Operation durchgeführt werden, da der chirurgische Eingriff den Augendruck zuverlässiger und mit Erfolgsraten um 85 % unter 20 mm Hg senken kann (Mellin und Koch 1993; Grehn und Mackensen 1993).

Weitere Laseranwendungen in der Glaukomtherapie sind die transpupillare und transsklerale Zyklodestruktion (continious way-Nd : YAG Laser, Dioden-Laser- oder Krypton-Laser-Zyklophotokoagulation). Daneben werden alternativ zur chirurgischen fistulierenden Operation Laser-Sklerostomien erprobt (Nd: YAG-Laser- oder Erbium: YAG-Laser-Fistulierung über ein Gonioskop bzw. als ab-externo-Laser-Sklerostomie) (Wetzel et al. 1989; Schrems et al. 1988; Wetzel et al. 1994). Letztgenannte fistulierende Eingriffe mit Hilfe des Lasers stehen z. Zt. jedoch noch in ihrer Erfolgsrate dem klassisch mikrochirurgischen fistulierendem Eingriff nach, wenn auch die Belastung für den Patienten durch den Eingriff geringer ist (kurzer Eingriff; in der Regel ist Tropf-Anästhesie ausreichend) (Wetzel et al.; Fankhauser et al. 1994).

Eine Unterbrechung der Erkrankungsprogression, bei der eine mindestens 30 %ige relative Drucksenkung gefordert wird, ist am wahrscheinlichsten durch die mikrochirurgische Behandlung zu erwarten (Benning und Pfeiffer 1995).

Beim Offenwinkelglaukom wird als ophthalmochirurgischer Eingriff heute bevorzugt die gedeckte **Goniotrepanation** (Fronimopoulus) oder **Trabekulektomie** (nach Cairns) angewandt. Beide Eingriffe ähneln sich und sind in ihrer Funktion gleichwertig. Beide Filtrationseingriffe können in örtlicher Betäubung (Parabulbäranästhesie) durchgeführt werden.

Trabekulektomie mit fornixbasalem Bindehautlappen

Nach Eröffnung der Bindehaut am Limbus (fornixbasaler Bindehautlappen) wird bei 12 Uhr ein limbusbasaler 3 x 3 mm großer Skleradeckel in ca. halber Skleradicke mit dem Diamantmesser präpariert. Die Dicke der Sklerallamelle muß u. U. dem Bau des Auges und der vorliegenden Pathologie angepaßt sein. Im Idealfall sollte der Lappen die halbe Skleradicke einnehmen, um ein gutes Filterkissen sicherzustellen und die Möglichkeit eines exzessiv dünnen Skleralappens, der zum Staphylom werden könnte, zu vermeiden. Bei der lamellierenden Präparation des Skleralappens lassen sich die Kammerwinkelstrukturen gut darstellen: vorne liegt das durchsichtige, tiefe Hornhautgewebe; posterior davon ist das graue Band aus parallel verlaufendem trabekulären Maschenwerk erkennbar, welches am Sklerasporn in die Sklera mit ihren irregulär gekreuzten und damit undurchsichtigen weißen Kollagenfasern übergeht. In Höhe des Sklerasporns liegt der Schlemmsche Kanal. Die äußere Markierung des Sklerasporns (die Verbindung von hinterer Grenze des trabekulären Maschenwerkes mit der Sklera) entspricht dem sog. anatomischen Limbus, d. h. dem posterioren Ende der zapfenartig in die Sklera eingepaßten Kornea. Der Skerasporn ist somit für den Chirurgen der wichtigste Orientierungspunkt, da er die posteriore Grenze des zu entfernenden korneotrabekulären Gewebes während der Trabekulektomie markiert. Ebenso wichtig ist die anatomische Lagebeziehung zum nahegelegenem Schlemmschen Kanal. Meist befindet er sich kurz vor dem Sklerasporn, in anderen Fällen liegt er am oder hinter dem Sklerasporn.

Nach Anlegen einer Parazentese wird mit einem Trepan oder einem Diamantmesser in das unter dem Deckelchen liegende Gewebe im Bereich der Sklerokornealgrenze ein im Durchmesser ca. 1,2 bis 1,5 mm großes Filtrationsloch geschnitten. Beim Schneiden mit dem Diamantmesser dehnen sich die seitlichen Einschnitte vom Sklerasporn bis in die Kornea aus. Der vordere Einschnitt erfolgt mit dem Diamantmesser unter Perforation der Descemetmembran in die Vorderkammer, die zu diesem Zeitpunkt meist nicht abflacht, da die Iris in die Öffnung vorfällt. Anschließend wird mit dem Diamantmesser der hintere Einschnitt vor dem Sklerasporn durchgeführt und die

Öffnung damit vervollständigt. Dabei flacht sich gewöhnlich die Vorderkammer ab.

▬▬▬ Die sich in dieses Loch prolabierende Regenbogenhaut wird mit der Irispinzette gefaßt und mit einer feinen Schere (nach Wecker, Vannas oder Ong) abgeschnitten. Es entsteht so eine dreieckige periphere Iridektomie. Die Iridektomie sollte auf jeden Fall nasal, lateral und anterior breiter als die Trabekulektomieöffnung sein, so daß sich kein Irisgewebe vor die Öffnung der Trabekulektomie legen kann.

▬▬▬ Die äußere Skleralamelle wird an der lateralen und nasalen fornixwärtigen Ecke mit 10 x 0 Nylon-Nähten so fixiert, daß bei normalem Augeninnendruck gerade noch etwas

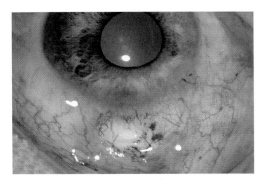

a Bereits mit 10 x 0 Nylon fixierter Sklera-lappen. Es schimmert die Trabekulektomie-öffnung durch.

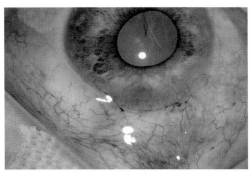

b und c Mit Fluoreszein kann das Filtrier-Ergebnis überprüft werden.

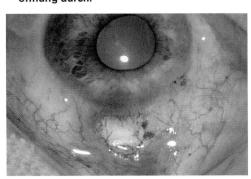

c

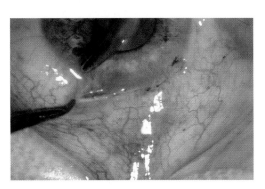

d und e Die Bindehaut wird unter Spannung am Limbus adaptiert. Dabei wird die Nadel durch die Sklera oder Kornea geführt.

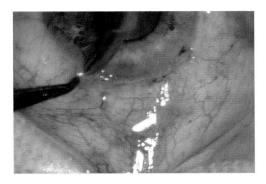

e

Abb. 1

f Anlegen eines Schlaufenknotens beim Triangel-Cut

Kammerwasser zwischen den beiden Sklera-anteilen hindurchsickern kann. Diese beiden Nähte sind enorm wichtig, da sie eine zu starke Filtration verhindern, die wiederum eine Fistel in der frühen postoperativen Phase verursachen kann. Über die Parazentese wird die Vorderkammer mit BSS gestellt und auf annähernd normotone Werte tonisiert. Mit Fluoreszein kann das Filtrier-Ergebnis überprüft werden.

▬▬▬ Als Modifikation dieser Nahttechnik kann zur Vermeidung postoperativer Hypotonie je eine Zusatznaht mit 10/0 Nylon durch die seitliche Skleradeckelkante gelegt werden. Es wird nur ein einfacher Schlaufenknoten (derart geschlungen, daß er sich durch Zug nach lateral ziehen läßt, ohne zu zerreißen, ähnlich dem Schnürsenkel-Knoten) gelegt und das Faden-ende weit seitlich durch die Bindehaut nach außen geführt. Diese Zügelfäden werden nach-einander in den ersten postoperativen Tagen vorsichtig gezogen, um die Filtration schritt-weise zu erhöhen (Eckhardt und Hütz 1993).

▬▬▬ Zum Ende des Eingriffs wird die zuvor abpräparierte Bindehaut über den opera-tiv angegangenen Sklerabereich gelegt und unter Spannung mit 10 x 0 Nylon fest am Limbus korneae fixiert. Das Kammerwasser sickert jetzt durch das Filtrationsloch zwischen den beiden Sklerablättern hindurch unter die Tenonsche Kapsel. Die weitere Drainage erfolgt über subkonjunktivale Gefäße. BSS wird unter den Bindehautlappen eingspritzt, um ihn von der Sklera abzuheben. Der Patient sollte den OP immer mit einer mitteltiefen, möglichst blutarmen Vorderkammer und einem Filter-kissen in Nähe der Trabekulektomie verlassen. Wenn Viskoelastika verwendet werden, sollten diese am Ende immer entfernt werden, um einen intraokularen Druckanstieg zu vermei-den.

▬▬▬ Die **Vorteile des fornixbasalen Binde-hautlappens** gegenüber der **limbusbasalen** Tra-bekulektomie sind folgende:
1. Das Operationsfeld ist übersichtlicher.
2. Ein fornixbasaler Bindehautlappen läßt sich bei vernarbter Bindehaut (Voroperationen, Trauma) leichter präparieren als ein limbus-basaler Lappen. Infolgedessen ist auch die Gefahr, den Bindehautlappen während der Präparation zu perforieren, geringer.

3. Der Bindehautlappen vernarbt am Limbus.
4. Es bildet sich eher ein großes, gut durchblu-tetes Filterkissen im Bereich der oberen Conjunctiva bulbi, das weit fornixwärts reicht. Limbusnahe gefäßlose Filterkissen, die auf die Hornhaut drücken, sind seltener zu beobachten.
5. Der Skleralappen kann schneller wieder an Ort und Stelle vernäht werden, ohne daß der Bindehautlappen dabei im Wege ist. Hier-durch wird ein zu exzessiver Kammerwasser-abfluß vermieden; die Vorderkammer stellt sich meist innerhalb einiger Minuten von selbst, ohne daß mit BSS oder einem Viskoe-lastikum aufgefüllt werden muß.
6. Dieselbe Technik kann auch in Kombination mit einer Katarakt-Operation durchgeführt werden.
7. Die operativen und postoperativen Kompli-kationen sind beim fornixbasalen Binde-hautlappen geringer als bei der OP-Technik mit limbusbasalem Konjunktivallappen (Khan et Jilani 1992).

Trabekulektomie mit einem limbusbasalen Bindehautlappen

▬▬▬ Diese Technik hat den leichten Nach-teil, daß sie technisch schwieriger als die Präpa-ration eines fornixbasalen Lappens ist – beson-ders bei einer vernarbten Bindehaut z.B. nach Voroperation, Entzündung. Die Gefahr, ein Loch in die Bindehaut zu schneiden, ist hier-bei größer. Nach Durchführung der oben beschriebenen Trabekulektomie und Vernä-hung des Skleradeckelchens wird die Bindehaut meist mit 7/0 Seide oder Vicryl fortlaufend verschlossen.

6.1.3 Triangel-Cut

▬▬▬ Alternativ führen wir auch den Trian-gel-Cut der hinteren Skleralamelle bei phaken wie aphaken Augen durch, bevorzugt bei kom-binierter Filter-Katarakt-Operation (Kia und Gregor 1995; Michelson et al. 1995; Klemen 1994).

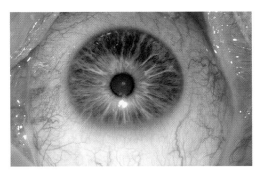

a Ausgangsbefund

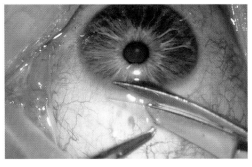

b Eröffnung der Bindehaut am Limbus

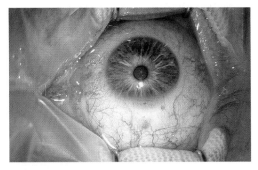

c Eventuell vorsichtige Kauterisation
der episkleralen Gefäße

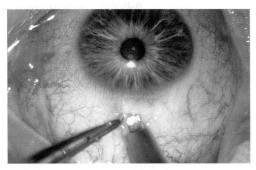

d Anlegen der Inzisionsstelle mit dem auf
0,3 mm vorjustierten Diamantmesser

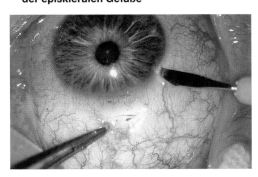

e Anlegen einer Parazentese

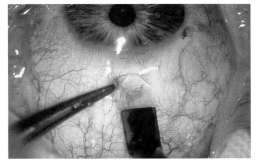

f Präparation des »oberen« Schnittes

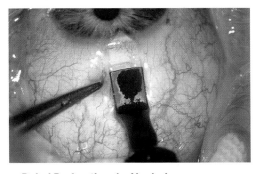

g Dabei Perforation der Vorderkammer nur
auf 1,5 mm Breite

Abb. 2

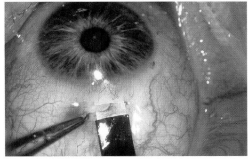

h Anlegen des »tiefer« gelegenen Schnittes
durch dieselbe Inzisionsstelle

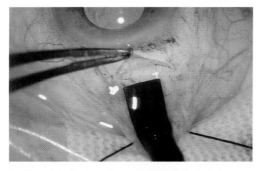

i   Durch Anheben der »oberen« Schnittlefze erkennt man die »tiefer« gelegene Öffnung

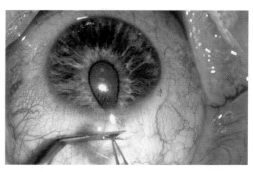

j   Iridektomie

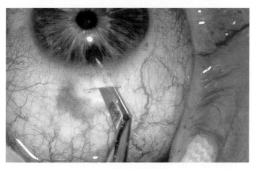

k und l Ausschneiden des Triangel-Cuts

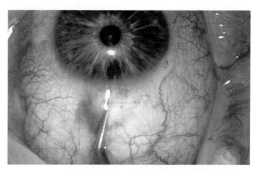

l

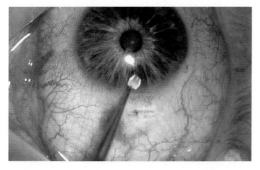

m   Der Triangel-Cut, das exzidierte Trabekel-stückchen

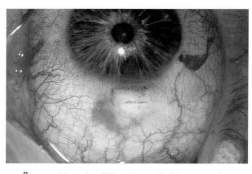

n   Überprüfen der Filtration mit Fluoreszein

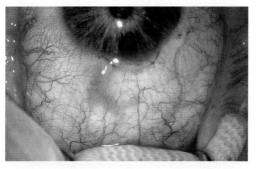

o   Das Operationsergebnis nach Verschluß der Bindehaut

Abb. 2

▭▭▭▭ Bei chronischem Glaukom mit engem Kammerwinkel bei dicker und getrübter Linse sollte keine primäre kombinierte Katarakt-Glaukom-Operation durchgeführt werden, sondern zunächst eine einfache Kataraktextraktion (McClellan 1989; Wishart und Atkinson 1989).

Technik

▭▭▭▭ Nach Eröffnung der Bindehaut am Limbus und zarter Kauterisation wird im Abstand von ca. 1,5 mm vom Limbus die Inzisionsstelle mit dem auf 0,3 mm vorjustierten Diamantmesser senkrecht eingeschnitten. Anschließend wird wie zur Phakoemulsifikation mit einer 2,8 mm breiten Diamantlanze sehr flach, wie bei der Clear cornea-Schnitttechnik, in die Vorderkammer eingegangen, so daß ein ca. 4 mm langer Tunnel entsteht. Die Perforationsöffnung in die Vorderkammer sollte jedoch nur ca. 1,5–2,0 mm breit sein. Nach Tonisierung der Vorderkammer mit Healon (ist hier besser einsetzbar als Methocel, da es sich anschließend leichter ausspülen läßt) über die anfangs angelegte Parazentese wird eine Spur tiefer in halber Lanzenbreite ein zweiter Tunnelschnitt angelegt. Auch bei diesem tieferem Schnitt soll die Lanze nur zur Hälfte die Hornhautlamelle durchtrennen jedoch etwa in Höhe des Sklerasporns. Aus der durch den ersten und zweiten Lanzenschnitt entstandenen Sklera-Hornhaut-Lamelle wird nun mit der Wecker-/Ong- oder Vannas-Schere ein Dreieck ausgeschnitten (Triangel). Wir führen anschließend immer über diesen Triangel-Schnitt eine Iridektomie aus. Nach Prüfung auf Durchgängigkeit mit BSS über die Parazentese wird die Bindehaut unter Spannung am Limbus vernäht. Das operative Vorgehen bei der kombinierten Katarakt-Glaukom-Operation unterscheidet sich nur dadurch, daß durch den Lanzenschnitt die Vorderkammer in voller Lanzenbreite wegen der noch durchzuführenden Phakoemulsifikation bzw. IOL-Implantation eröffnet wird. Am OP-Ende bildet sich nach Tonisierung der Vorderkammer einer flaches Sickerkissen. Je nach Größe des Filterkissens kann es sinnvoll sein, eine kleine Luftblase in die Vorderkammer zu injizieren. Erscheint der Abfluß zu stark, kann mit einer Einzelnaht die Öffnung verkleinert werden. Bei fehlendem oder zu geringem Abfluß kann der Triangel-Schnitt leicht vergrößert werden.

6.1.4 Der Einsatz von Viskoelastika bei fistulierenden Operationen

▭▭▭▭ Auch bei Glaukomoperationen gibt es Fälle, in denen es sehr sinnvoll sein kann, ein Viskoelastikum zu benutzen:

1. Augen mit primär flacher/intraoperativ schlecht zu stellender Vorderkammer oder hohem Augeninnendruck:
Viskoelastika können hierbei die Vorderkammer vertiefen, auch bei einem starken Augeninnendruck. Durch die Vorderkammervertiefung wird sichergestellt, daß in der frühen postoperativen Phase das Kammerwasser in die Vorderkammer gelangen und abfließen kann (Wilson 1985).

2. Patienten mit vermehrter Blutungsneigung:
Viskoelastika üben in Augen mit vermehrter Blutungsneigung und erhöhtem Augeninnendruck eine hämostatische Wirkung aus, indem sie die blutenden Gefäße tamponieren. Falls eine Blutung nach dem Ausschneiden des Trabekelwerkblöckchens oder der Iridektomie auftritt, kann die Vorderkammer mit einem Viskoelastikum aufgefüllt und die Blutung dadurch gestillt werden.

6.1.5 Tips zur Verbesserung der Erfolgsquote nach fistulierendem Eingriff

▭▭▭▭ Bei Patienten mit proliferativer diabetischer Retinopathie sollte zunächst eine panretinale Laserkoagulation durchgeführt werden, bevor ein fistulierender Eingriff erfolgt.

▭▭▭▭ Bei Patienten mit Neovascularisationsglaukom ist zunächst das Ischämieproblem der Netzhaut vorrangig zu behandeln. Bei Rückbildung der Rubeosis iridis kann später ein fistulierender Eingriff erfolgreich sein. Bei Persistenz der Rubeosis (vor allem im Bereich des Kammerwinkels) würden sich dann eher zyklodestruktive Eingriffe anbieten.

▭▭▭▭ Bei fistulierenden Eingriffen muß eine Nachblutung unbedingt vermieden werden, da das Blut Bestandteile und extrazellulär modulierende Faktoren (EMF's) beinhaltet, die die Fibroblastenproliferation in der Episklera fördern. Außerdem sollte beim Kautern der Sklera darauf geachtet werden, daß keine Nekrosen entstehen, da diese eine Entzündungsreaktion mit stärkerer Vernarbungstendenz bewirken.

▬▬▬▬ Das Filtrationsloch muß möglichst in einem Bereich angelegt werden, in dem die Bindehaut frei mobilisierbar ist. Um dies zu testen, kann mit einer 27-G-Nadel ca. 8 mm vom Limbus entfernt eingegangen werden, um mit BSS die Bindehaut zu unterspritzen. Wenn sich die Bindehaut leicht bis zum vorderen Limbus abhebt, kann ein fistulierender Eingriff ohne Probleme durchgeführt werden. Bei Vernarbungen der Conjunctiva bulbi am oberen Limbus, wie sie häufig nach einer Kataraktoperation bestehen, sind die Aussichten auf eine gute Filtration sehr viel schlechter. In diesem Fall ist die Präparation eines Filterkissens bei 10 h oder bei 2 h vielleicht erfolgversprechender.

▬▬▬▬ Primär muß man sich eine Strategie zurechtlegen, um Folge-Operationen überhaupt zu ermöglichen. So kann man z. B. eine erste Trabekulektomie immer nasal oben durchführen, um bei verödetem oder abgekapseltem Sickerkissen einen Zweiteingriff temporal oben anschließen zu können. Aus ähnlichem Grunde führt man ja auch die ersten Sitzungen einer Zyklophoto- oder Zyklokryokoagulation in den unteren Quadranten aus – vielleicht auch nur mit Blick auf die noch anstehende Kataraktextraktion.

▬▬▬▬ In jedem Fall sollten Fisteln vermieden werden, weshalb die Bindehaut fest adaptiert werden muß, insbesondere wenn Antimetabolite, wie 5-Fluorouracil oder Mitomycin appliziert werden. Um zu testen, ob das Filterkissen dicht ist, sollte am Ende der Operation über die Parazentese BSS eingegeben werden und das Aufstellen des Filterkissens beobachtet werden (Fluoreszinstreifen).

▬▬▬▬ Auch nach glatt verlaufener Operation stellen sich in der postoperativen Wundheilungsphase die unterschiedlichsten Probleme ein. Noch wissen wir nicht genau, wieso es in manchen Fällen zu einer ausgeprägten Narbenbildung kommt. Die Vernarbung beginnt meist episkleral und führt somit zu einer Verklebung des Skleradeckelchens von außen. Die Sklerafisteln vernarben also nicht von innen nach außen. Das Problem besteht in einer Vernarbung der episkleralen Gefäße mit dem Gewebe der Tenon-Kapsel. Gerade bei den Patienten mit chronischer Konjunktivitis nach langjähriger antiglaukomatöser Lokaltherapie oder mit Vor-Operation kommt es vermehrt zu Narbenbildungen, weshalb auch bei diesen Patienten häufiger Antimetabolite zur Anwendung kommen, um solche Verklebungen zu vermeiden.

▬▬▬▬ Es gibt verschiedene Patientengruppen, bei denen fistulierende Eingriffe eine schlechte Prognose haben:

▷ Patienten, die über viele Jahre eine Lokaltherapie mit Miotika, Adrenalinderivaten, Betablockern durchgeführt haben.

▷ Patienten mit Voroperationen wie Kataraktoperation mit oder ohne Pseudophakie, bereits erfolgloser fistulierender OP oder Netzhautoperation.

▷ Junge Patienten haben noch schlechtere Erfolgsraten. Die Erfolgsquote z. B. für aphake oder pseudophake Patienten unter 50 Jahren liegt bei nur 5 %.

▷ Die Gruppe mit der wohl schlechtesten Prognose in Bezug auf fistulierende Eingriffe sind Patienten mit einem Neovaskularisationsglaukom. Die Vielzahl der entwickelten Modifikationen fistulierender Eingriffe bei neovaskulärem Sekundärglaukom wie z. B. modifizierte Trabekulektomie nach Preziosi-Scheie, Ventil-Operationen (Molteno-Implantate, Krupin-Denver-Ventil und -Platte) oder Operationen mit Fistel-Anlage im Pars plana-Bereich deutet schon auf die Gesamtproblematik hin (Haas und Koerner 1995).

▬▬▬▬ Intraoperative Gründe für ein Scheitern sind ein zu dick oder zu dünn präparierter Skleralappen, das Einklemmen der Iris im inneren Wundspalt oder ein Glaskörperprolaps im Bereich der Trabekulektomie.

Der Gebrauch von Antimetaboliten

▬▬▬▬ Gebräuchliche Antimetabolite zur hemmung der Wundheilung und damit Verbesserung des Erfolges fistulierender Eingriffe sind
1. 5-Fluorouracil (5-FU) und
2. Mitomycin.

▬▬▬▬ **5-Fluorouracil** wird subkonjunktival in der frühen postoperativen Phase oder auch bereits intraoperativ als Einzeldosis in der Nähe des Skleralappens appliziert. Der Betreuungs-Aufwand in der postoperativen Phase ist hoch. Eine gute Mitarbeit des Patienten ist Voraussetzung dieser Behandlung.

▬▬▬▬ 5-Fluorouracil wird bei Risikopatienten, Mitomycin wegen seiner stärkeren Toxizität auch auf das Ziliarepithel möglichst nur in der Hochrisikogruppe angewandt.

Mitomycin wird als einmalige Anwendung mit einem Schwämmchen unter der abpräparierten Bindehaut oder unter dem bereits präparierten Skleradeckelchen angewandt. Die angegebenen Techniken der Ophthalmochirurgen variieren dabei sehr.

Die Anwendung von 5-Fluorouracil

5-Fluorouracil sollte bei Patienten mit niedrigem oder mittlerem Risiko der Verklebung eingesetzt werden. Hierzu zählen Patienten mit Langzeit-Lokaltherapie von Miotika, Betablockern und Adrenalinderivaten. Ferner fallen in diese Gruppe Patienten, die bereits kataraktoperiert wurden oder einen früheren fistulierenden Eingriff hinter sich haben. 5-FU ist kein Medikament für Erstoperationen beim normalen Glaukompatienten.

Durch 5-FU hat man die Möglichkeit, die Erfolgsquote einer fistulierenden Operation bei nicht voroperierten Risiko-Patienten etwa um 10% anzuheben (Reinhard et al. 1993). 5-FU hemmt die Fibroblastenproliferation, so daß man prominentere und besser filternde Sickerkissen erhält. Die lokalen Nebenwirkungen von 5-FU, wie Konjunktivitis, Augenbrennen, Keratitis, Hornhauterosion können durch Anwendung einer Verbandskontaktlinse deutlich gemindert werden. Eine Verbandskontaktlinse kann übrigens auch bei einer Fistel am Limbus eingesetzt werden, um hier eine Vernarbung der Bindehaut mit der Hornhaut zu erzielen.

5-Fluorouracil kann sowohl **einmalig intraoperativ** und/oder mehrmals postoperativ injiziert werden. Für die intraoperative Applikation wird das 5-Fluorouracil in einer Konzentration von 25 mg pro ml bereitgestellt. Ein Viskoseschwämmchen wird zu einer Größe von etwa 5 mm Länge, 2 mm Breite und 1 mm Dicke zurechtgeschnitten und in die Lösung getaucht. Dann wird es 1 Minute zwischen Sklera und Bindehautlappen gelegt. Dabei ist darauf zu achten, daß die Bindehauträndern nicht mitberührt werden. Nach 1 Minute wird der Schwamm erneut in die Lösung eingetaucht und nochmals für 1 Minute auf die Sklera gelegt. Dieser Vorgang sollte insgesamt fünfmal wiederholt werden. Am Ende wird die Sklera mit viel BSS gespült und der fistulierende Eingriff ganz regulär beendet.

Wiederholte postoperative subkonjunktivale 5-Fluorouracil-Injektionen nach fistulierenden Eingriffen werden seit 1984 durchgeführt. Gaben des Antimetaboliten in der Nähe eines zu flach ausgebildeten oder ineffektiven Sickerkissens sind erfolgreich und inhibieren die Vernarbung des Filterkissens (Reinhard et al. 1993). Wiederholte 5-FU- Gaben sind dann besonders effektiv, wenn bereits intraoperativ eine Applikation erfolgte.

Wir empfehlen 5-FU anzuwenden, wenn sich die ersten Anzeichen einer Verklebung des Filterkissens zeigen. 5-Fluorouracil kann dann zunächst täglich injiziert werden. Die Einzeldosis pro Applikation beträgt 5mg. 5-FU sollte unbedingt an der Spaltlampe appliziert werden, nachdem die Bindehaut mit einem Lokalanästhetikum und einem Vasokonstriktor, wie z.B. Phenylephrin, getropft wurde. Hornhautschutz erfolgt durch Methocelgabe auf den oberen Limbus nach Einsetzen eines leichten Federlidsperrers. Das 5-FU wird nicht direkt in das Filterkissen gegeben, sondern so in die Conjunctiva bulbi injiziert, daß die subkonjunktivale Flüssigkeits-Quaddel langsam den Fornix des Filterkissenrandes erreicht. Während des Herausziehens der Nadel darf nicht mehr injiziert werden. Eine zu nahe am Filterkissen erfolgte Injektion kann zur äußeren Fistel führen. 5-FU sollte so lange gegeben werden, bis das Filterkissen gut fördert. Bei Bedarf werden bis zu ca. 10 Injektionen durchgeführt.

5-Fluorouracil wird unterschiedlich gut vertragen. Bei manchen Patienten kann schon Brennen nach den ersten zwei oder drei Injektionen auftreten, andere Patienten wiederum vertragen durchaus 20 oder 25 Injektionen, bevor sich arzneimittelbedingte Komplikationen zeigen. Durchschnittlich kommt es nach der 7. oder 8. Injektion zu Lokalveränderungen. Bei bis über zwei Drittel der behandelten Patienten kommt es im Therapieverlauf trotz des üblichen Methocel-Schutzes bei der Applikation zu Hornhaut-Epithelschäden. 5-Fluorouracil hemmt dabei die Proliferation der Stammzellen, die das Hornhautepithel in der Limbusregion regenerieren. Es kommt zur Epithelrarefizierung, zur Keratitis superficialis punctata und schließlich zu einem lokalisierten oder konfluierenden Epithelverlust. Die Behandlung muß abgebrochen werden. Das Hornhautepithel regeneriert sich unter entsprechender unterstützender Lokaltherapie in der Regel innerhalb von 14–20 Tagen. Irreversible Epithelverluste mit trophischem Hornhautulkus sind bei rechtzeitigem Abbruch der Antimetabolit-Gaben nicht zu befürchten. In schweren Fällen von Keratopathie können Verbands-Kontaktlinsen

hilfreich eingesetzt werden. Neben einer Keratopathie kommt es in bis zu einem Viertel der
Fälle zu Bindehaut-Fisteln.

Der Einsatz von Mitomycin

▬▬▬▬▬ Mitomycin ist sowohl stärker wirksam als auch toxischer als 5-Fluorouracil und
kann zu einem avaskulären und zystischen Filterkissen mit Gefahr der äußeren Fistel, Filter-
kisseninfektion und Endophthalmitis führen.
Auch die Gefahr einer postoperativen prolon-
gierten oder persistierenden okulären Hypotonie durch überschießende Filtration oder auch
toxische Schädigung des Ziliarkörpers ist höher
als bei 5-FU. Mitomycin sollte daher nur bei
Hochrisiko-Patienten eingesetzt werden (Zustand nach erfolgloser fistulierender Operation
mit oder ohne 5-Fluorouracil-Gabe, Glaukom
mit Uveitis, chronische Bindehautentzündung
mit Narbenbildung, Aphakie oder Vorliegen
mehrerer dieser Risikofaktoren).

▬▬▬▬▬ Mitomycin wird in einer Konzentration von 0,2 mg pro ml unmittelbar vor
Gebrauch hergestellt. Ein mit 1–2 Tropfen Mitomycin benetztes Schwämmchen wird nun für 2
bis 4 Minuten unter den präparierten Skleralappen gelegt. Man sollte sehr darauf achten, daß
zu diesem Zeitpunkt die Vorderkammer noch
nicht eröffnet ist. Es gibt auch Operateure, die
das Schwämmchen auf den Skleralappen direkt
unter die Bindehaut legen. Welches die bessere
Methode ist, steht noch nicht fest. Aber auch bei
Mitomycin sollte darauf geachtet werden, daß
der Rand der Bindehaut keinen Kontakt zum
Mitomycin hat, da es sonst zu Wundheilungs-
störungen mit Fisteln kommen kann. Nach der
Mitomycin-Applikation wird das Gewebe aus-
giebig mit BSS gespült.

6.2 Intraoperative Komplikationen

▬▬▬▬▬ Zu den häufigsten intraoperativen
Komplikationen gehört die Blutung. Blutungen
sollten vorsichtig mit dem Bipolar- bzw. Endo-
kauter gestoppt werden. Nützlich erweist sich
hier auch die lokale Gabe von Suprarenin.
Besonders bei der Iridektomie muß eine Blutung verhindert werden. Man sollte darauf achten, die Iridektomie nicht zu peripher zu setzen
um eine Verletzung des Ziliarkörpers von vorn-
herein auszuschließen. Die Gefahr bei der Dia-
thermie-Kauterisation des Ziliarkörpers besteht
in der Verletzung der Linse. Bei einer Blutung
aus einer etwas zu peripher angebrachten Iridektomie sollte man aus diesem Grunde auf Kauterisation verzichten und Blutstillung durch
lokale Applikation eines Vasokonstriktors mittels Viskoseschwämmchen versuchen. Zusätzlich kann hochvisköses Healon hilfreich angewandt werden.

▬▬▬▬▬ Löcher in der Bindehaut können
durch Fluoreszein erkannt werden und sollten
unbedingt mit 10 x 0 Nylon geschlossen werden.

▬▬▬▬▬ Am Ende der Operation sollte die
Vorderkammer tief sein. Ist dies nicht der Fall,
so muß diese neu aufgefüllt werden und die Filtration unter dem Filterkissen beobachtet werden. Bei deutlich überschießender innerer Fistel
muß der Skleralappen eventuell fester vernäht
oder mit zusätzlichen (entfernbaren Zügel-)
Nähten versehen werden.

6.3 Postoperative Behandlung nach fistulierenden Eingriffen

▬▬▬▬ Die postoperative Behandlung nach fistulierenden Eingriffen sollte folgende Ziele verfolgen:

1. Sowohl ein zu niedriger als auch ein zu hoher Augeninnendruck sollte vermieden werden.
2. Ein flaches, weit fornixwärts reichendes, gut filterndes Sickerkissen.
3. Die postoperative Entzündungsreaktion sollte so gering wie möglich gehalten werden.
4. Eine Spätinfektion des Filterkissens durch äußere Fistel muß vermieden werden.

▬▬▬▬ Eine postoperative okuläre Hypotonie beruht in der Regel auf einer überschießenden subkonjunktivalen Filtration, kann aber auch auf eine äußere Fistel hinweisen. Seltenere Ursachen sind verminderte Kammerwasser-Sekretion durch Ziliarkörperödem (anhaltender Parazentese-Effekt durch Ziliarkörperödem; Iridocyclitis) oder toxische Ziliarköperschädigung durch Mitomycin. Sollte sich postoperativ eine Fistel oder eine große Aderhautamotio zeigen, so muß innerhalb der nächsten zwei Tage operativ eingeschritten werden. Führt ein Augenverband mit antibiotischer Augensalbe nicht zur Besserung, kann noch versucht werden, das Sickerkissen durch eine große weiche Verbands-Kontaktlinse zu komprimieren. Äußere Fisteln müssen sofort revidiert und mit 10 x 0 Nylon-Naht geschlossen werden. Bei Erfolglosigkeit oder Wiederauftreten des Lecks kann der Einsatz von Fibrin-Kleber oder Kryotherapie weiterhelfen (Graham und Goldberg 1993).

▬▬▬▬ Falls trotz negativem Seidel-Test eine flache Vorderkammer vorliegt, so genügt es oft, wenn man die Vorderkammer mit einem Viskoelastikum aufstellt.

▬▬▬▬ Ein postoperativ zu hoher Augeninnendruck weist meist auf ein zu kleines, ineffektiv drainierendes oder die beginnende fibrotische Abgrenzung des Filterkissens hin. Zu-nächst sollte die lokale Steroidtherapie erhöht werden (stündlich). Zusätzlich ist die lokale Gabe von Indometacin hilfreich. Bulbusmassagen täglich unter Beobachtung des Sickerkissens an der Spaltlampe durchgeführt, können erfolgreich sein. Ferner sollten evtl. vorhandene, zusätzlich gelegte laterale Fixations-Nähte des Skleradeckelchens mit dem Argon- oder Dye-Laser durchtrennt werden. Ein kleiner Glasspatel ist zur Kompression der Bindehautgefäße über dem Faden hilfreich. Eventuell gelegte Revisionsfäden müssen innerhalb der ersten postoperativen Tage bei Stabilisation des Augeninnendrucks über 10 mmHg nacheinander gezogen werden. Bei drohender Abgrenzung eines zu kleinen Filterkissens kann alsbald 5-Fluorouracil, wie bereits im vorhergehenden erläutert, subkonjunktival angewandt werden.

▬▬▬▬ Bei Blutungen aus der Iridektomie mit Verlegung der korneoskleralen Fistel kann neben der Vorderkammerspülung der Einsatz von tissue Plasminogen Aktivator (rTPA) erfolgreich sein (Szymanski 1992).

▬▬▬▬ Bei schon erkennbarer Fibrosierung des Filterkissenrandes kann im guten Abstand vom Filterkissen mit einer 25-G-Nadel die Bindehaut perforiert werden; die Nadel wird weit unter das Filterkissen vorgeschoben und dann episkleral derart geschwenkt, daß sich die beginnenden Verwachsungen und Verklebungen lösen. Anschließend sollte wiederholt subkonjunktival 5-Fluorouracil appliziert werden.

▬▬▬▬ Bei schon stärkerer Verklebung kann man auch über eine Parazentese mit einem langen Kapselspatel von der Vorderkammer aus durch das Trepanationsloch hindurch das Skleradeckelchen über dem Trepanationsloch, bei Bedarf sogar die umgebende Sklera von der Tenon, lösen.

▬▬▬▬ Engmaschige Kontrollen nach fistulierenden Eingriffen sind enorm wichtig und entscheiden zum großen Teil über Erfolg oder Mißerfolg.

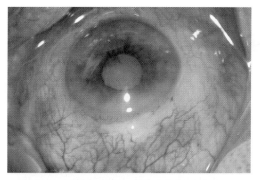

a Abgekapseltes, avaskuläres Filterkissen

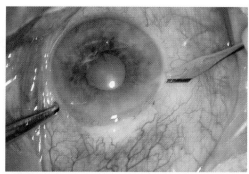

b Anlegen einer Parazentese

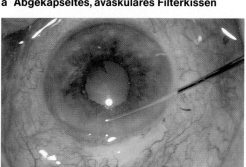

c Eingehen mit dem Kapselspatel

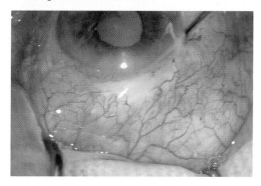

d und e Der Kapselspatel wird durch die
Trabekulektomieöffnung unter
die Bindehaut geführt

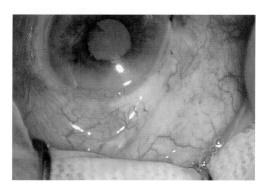

e

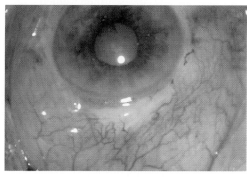

f Abschließend resultiert ein großes, fornixwärts reichendes Filterkissen

Abb. 3

6.4 Das akute Engwinkelglaukom

Das akute Engwinkelglaukom wird bei uns in der Regel chirurgisch behandelt. Im Glaukomanfall mit zirkulär aufgehobenem Kammerwinkel kann mit dem YAG-Laser häufig nicht mehr sinnvoll gearbeitet werden, da die Hornhaut ein zu ausgeprägtes Epithelödem aufweist. YAG-Iridotomien neigen darüber hinaus dazu, schnell wieder zu verkleben. Ausbildung von vorderen oder auch hinteren Synechien und Übergang in ein chronisches Glaukom treten nach Laser-Iridotomie häufiger als bei chirurgischer Therapie auf (Lowe 1987). Wir bevorzugen daher die chirurgische periphere Iridektomie, die wir über eine größere und relativ steil verlaufende Parazentese durchführen. Anschließend wird über eine zweite kleine und flach die Hornhaut durchdringende Parazentese die Vorderkammer mit BSS gestellt und geprüft, ob die große Parazentese dicht ist. In den allermeisten Fällen braucht keine Naht gelegt zu werden.

Bei engem Kammerwinkel des Partnerauges wird anschließend eine prophylaktische YAG-Iridotomie oder auch im geeigneten Intervall eine operative Iridektomie durchgeführt.

Bei den postoperativen Kontrollen wird die Erweiterung des Kammerwinkels nach Iridotomie gonioskopisch kontrolliert und die Durchgängigkeit des Irisdefekts im Mydriasis-Provokationstest geprüft.

6.5 Sogenanntes »Malignes« Glaukom (Ziliarkörperblock)

Nach einer Filteroperation kann es bei flacher Vorderkammer und großer Linse zur massiven Augeninnendruckerhöhung kommen. Diese gefürchtete Situation bezeichnete von Graefe als malignes Glaukom. In der Regel besteht ein Block des Kammerwasserflusses zwischen Iris und Linse oder Ziliarkörper und Linse. Es kommt zum Kammerwasser-Stau hinter dem Iris-Linsen-Diaphragma und schließlich zur Vorverlagerung des Diaphragmas. Bei Aphakie kann es zu einem ähnlichen Kammerwasserstau hinter der Iris kommen, wenn Pupille und Iridektomie durch Glaskörper verlegt sind. In der Folge kann das Kammerwasser nicht mehr in die Vorderkammer gelangen und fließt stattdessen in den Glaskörperraum. Durch den steigenden Druck werden Ziliarkörper und und Iris weiter nach vorne gepreßt. Ähnlich ist der Pathomechanismus bei sulkus- oder kapselsackfixierter Hinterkammerlinse zu erklären. Die nach vorne gedrückte Haptik und Optik des Pseudophakos unterbinden den Abstrom des Kammerwassers in die aufgehobene Vorderkammer.

Die Vorderkammer wird im zentralen Anteil deutlich flacher als bei isoliertem Pupillarblock. Eine funktionierende periphere Iridektomie allein kann den Ziliarkörperblock nicht lösen. Miotika verschlechtern den Zustand und führen zu scheinbar paradoxer Augeninnendrucksteigerung.

Zunächst müssen Parazentesen und Sickerkissen auf ein eventuelles Vorliegen einer äußeren Fistel geprüft werden. Es muß ein wasserdichter Wundverschluss vorliegen.

Die Behandlung erfolgt durch medikamentöse intensive Lokaltherapie mit Zykloplegika, Betablockern, Steroiden sowie systemisch mit Carboanhydrasehemmern und Osmotika. Kann der Anfall durch Zykloplegie durchbrochen werden, müssen Boro-Scopol oder Atropin längerfristig weiter gegeben werden.

Bei Therapieresistenz muß rechtzeitig operativ eingegriffen werden. Zunächst kann beim aphaken oder pseudophaken Auge versucht werden, mit dem YAG-Laser die vordere Glaskörpergrenzmembran in der Pupille und Iridektomie zu öffnen. Am phaken Auge muß eine vordere Pars-Plana-Vitrektomie, eventuell sogar mit Lensektomie durchgeführt werden. Dabei sollte eine zusätzliche periphere Iridektomie angebracht werden (Böke et al. 1980; Wollensak et al. 1995).

6.6 Zyklodestruktive Eingriffe

6.6.1 Zyklokryotherapie

▬▬▬▬ Wir wenden die Zyklokryotherapie bevorzugt beim neovaskulären und beim absoluten primären Glaukom sowie im Einzelfall beim postkontusionellen Sekundärglaukom an. Beim chronischen Engwinkelglaukom kann die Kryotherapie auch als Primäreingriff gerechtfertigt sein, da die fistulierende Operation bei dieser Glaukomform mit der Gefahr eines malignen Glaukoms verbunden ist. Da der Effekt der Zyklokryotherapie auf das Auge nicht vorhersehbar ist, besteht vor allem beim Neovaskularisationsglaukom die Möglichkeit des postoperativen okulären Hypotonie-Syndroms mit Übergang in die Atrophia bulbi. Aus diesem Grund behandeln wir zunächst nur einen bis maximal zwei untere Quadranten und klären den Patienten vorher über die Möglichkeit eines zweiten oder dritten Eingriffs auf. Mit der Kryogoagulationssonde (Durchmesser 2,5 mm) werden 3–4 Herde pro Quadrant mit optimaler Arbeitstemperatur von −80 °C und einer Einwirkzeit von jeweils 60 Sekunden ca. 3 mm vom Limbus entfernt appliziert. Beim Neovaskularisationsglaukom kann auch eine Gefrierdauer von 90 Sekunden gewählt werden, um eine intensivere Wirkung zu erzielen. Der Gefrierhof sollte nur bis zum Limbus reichen. Nach Applikation eines Herdes wird mit physiologischer Kochsalzlösung gespült und ca. 1 Minute lang das völlige Auftauen des Gefrierherdes abgewartet. Dabei kann die Bindehaut der nächsten Applikationsstelle schon sorgfältig trocken getupft werden. Um die Wartezeit zu verkürzen, kann man auch alternierend in beiden Behandlungsquadranten koagulieren – muß dabei natürlich besonders systematisch vorgehen, um alle Bereiche im gleichen Abstand zu behandeln. Die Lokalisationen 3.00 und 9.00 Uhr werden ausgespart, um die langen Ziliarnerven zu schonen.

6.6.2 Zyklophotokoagulation (CPC)

Transsklerale Laseranwendungen: Kontakt-CPC mit dem Neodym-YAG-Laser und Dioden-Laser

▬▬▬▬ Die Nd:YAG-Zyklophotokoagulation wurde schon in den 80er Jahren zunächst als transpupilläre Zyklodestruktion erfolgreich zur Behandlung von Sekundärglaukomen eingesetzt. Insofern bestehen hier die längsten Erfahrungen. Erfolgsraten mit Augendrucksenkung von über ein Drittel des Ausgangswertes liegen im 50 %-Bereich (Baez et al. 1994; Kermani et al. 1992), wobei berücksichtigt werden muß, daß es sich meist um Augen mit Vorerkrankungen und vorausgegangenen Operationen bzw. mit fortgeschrittenem Sekundärglaukom handelt. Somit sind erzielte Langzeiterfolge als besonders erfreulich zu werten (Baez et al. 1994; Miyazaki und Hoya 1994).

▬▬▬▬ Die Weiterentwicklung der Zyklophotokoagulation ist im Gange. Bei transskleraler Kontakt-Applikation über Quarzfasern kann die Behandlung durch Optimierung der Koagulationsparameter schonender, d. h. mit bis zu 30 % geringerer Energie durchgeführt werden (Stolzenburg et al. 1992). Gegenüber der non-Kontakt-Methode werden Bindehaut und Sklera mehr geschont (Benning und Pfeiffer 1995). Andere Laser wie der Krypton-Laser, der Holmium-Laser oder der Dioden-Laser werden zunehmend für die Zyklophotokoagulation eingesetzt (Immonen et al. 1994; Uva et al. 1994). Die Popularität der Dioden-Laser-Methode beruht auf ihrer Einfachheit. Praktische Vorteile liegen sicher auch darin, daß die in der Netzhautchirurgie genutzten Laser mitbenutzt werden können. Die Laser-CPC wird die herkömmliche Zyklokryokoagulation wohl immer mehr verdrängen, da durch schonendere Behandlung die Gewebsdestruktion verringert wird (Benning und Pfeiffer 1995). Es treten weniger unerwünschte Nebenwirkungen wie postoperative Entzündungsreaktion und Schmerzzustände auf. Die Gefahr einer Phthisis bulbi ist bei besserer Dosierbarkeit der Effekte geringer. Hinsichtlich der Wirkung auf die erzielbare langfristige Augendrucksenkung sind Kälte- und Photokoagulation vergleichbar. Am besten für die transsklerale CPC geeignet sind hinsichtlich der sklerelen Transmission der Diodenlaser (804 nm) und der Nd:YAG Laser (1064 nm) (Vogel et al. 1991).

Literatur

1. Baez, K.A., Ulbig, M.W.; Mc Hugh, D., Holz, F.W., Spaeth, G.L.: Long term results of ab externo neodymium:YAG cyclophotokoagulation. Ger J Ophthalmol (Germany), November 1994, 3 (6), 395–399
2. Benning, H., Pfeiffer, N.: Therapeutic range in transscleral contact cyclophotocoagulation. Ger J Ophthalmol (Germany), Jan 1995, 4 (1), 11–15
3. Böke, W., Teichmann, K.D., Junge, W.: Erfahrungen mit dem Ziliarblockglaukom. Klin Mbl Augenheilkd 1980, 177, 407–416
4. Eckhardt, B., Hütz, W.: Revisionsfaden bei gedeckter Goniotrepanation. Ophthalmologe (Germany), Dezember 1993, 90 (6) 578–580
5. Fankhauser, F., Kwasniewska, S., van der Zypen, E., England, C., Henchoz, P.D., Durr, U.: Der gegenwärtige Stand der Sklerostomieverfahren bei der Behandlung des Offenwinkelglaukoms. Klin Monatsbl Augenheilkd (Germany), Mai 1994, 204(5), 290–291
6. Graham, S.L., Goldberg, I.: Cryotherapy to close a corneal subepithelial aqueous track after trabeculectomy. Aust N Z J Ophthalmol (Austria), Mai 1993, 21 (2), 127–129
7. Grehn, F., Mackensen, E.: Die Glaukome, Kohlhammer Stuttgart, 1993
8. Haas, A.L., Koerner, F.: Implantation eines Silikonröhrchens bei therapierefraktären Glaukomen. Klin Monatsbl Augenheilkd (Germany), Mai 1995, 206 (5), 303–306
9. Immonen, I.J., Puska, P., Raitta, C.: Transscleral contact krypton laser cyclophotocoagulation for treatment of glaucoma. Ophthalmology (United States), Mai 1994, 101 (5), 876–882
10. Kermani, O., Mons, B., Kirchof, B., Krieglstein, G.K.: Contact cw-Nd:YAG laser cyclophotocoagulation for treatment of refractory glaucoma. Ger J Ophthalmol (Germany), 1992, 1 (2), 74–78
11. Kia, A.R., Gregor, P.: Gute Ergebnisse mit dem Triangel-Cut. Ophthalmologische Nachrichten 7/1995, Biermann Zülpich 1995
12. Khan, A.M., Jilani, F.A.: Comperative results of limbal based versus fornix based conjunctival flap for trabeculectomy. Indian J ophthalmol (India), April-Juni 1992, 40 (2), 41–43
13. Klemen, U.M.: No-stitch combined glaucoma cataract-surgery. Doc Ophthalmol (Niederlande), 1994, 87 (2), 183–188
14. Konstas, A.G., Dimitacoulias, N., Konstas, P.A.: Exfoliationssyndrom und Offenwinkelglaukom. Klin Monatsbl Augenheilkd (Germany), April 1993, 202 (4), 259–268
15. Krieglstein, G.K.: Glaucoma Update III. Springer, Berlin 1986
16. Krieglstein, G.K.: Glaukom in der Praxis – medikamentöse Therapie. Sitzungsbericht der 155. Versammlung des Vereins Rhein.-Westf. Augenärzte; 1993, Zimmermann Druck und Verlag
17. Lowe, R.F.: Persistent symptoms after peripheral iridectomy for angle-closure glaucoma. Aust N Z J Ophthalmol (Austria), Februar 1987, 15 (1), 83–87
18. McClellan, K.A.: Combined surgery for cataract and glaucoma. Aust N Z J Ophthalmol (Austria), Februar 1989, 17(1), 107–108
19. Mellin, K.B., Koch, J.: Ergebnisse der Goniotrepanation bei Glaucoma chronicum simplex nach medikamentöser Therapie und Argonlasertrabekuloplastik. Ophthalmologe (Germany), Dezember 1993, 90 (6), 574–577
20. Michelson, G., Jünemann, A., Hänel, B., Naumann, G.O.H.: Augeninnendruck nach filtrierender Operation oder kombinierter Filter-Katarakt-Operation. Klin. Monatsbl Augenheilkd (Germany), Juni 1995, 206 (6), 451–455
21. Miyazaki, M., Hoya, T.: Effect of transscleral Nd:YAG laser cyclophotocoagulation: research of a new manner of treatment. Ophthalmologica (Switzerland), 1994, 208 (3), 122–130
22. Moulin, F., Haut, J., Abi Rached, J.: Late failures of trabeculoplasty. Int Ophthalmol (Niederlande), Februar 1987, 10 (1), 61–66
23. Moulin, F., Haut, J., Le Mer, Y., Vidal-Cherbonneau A.: Adverse effects and complications of argon laser trabecular retraction: practical results. J Fr Ophthalmol (France), 1987, 10 (12), 773–776
24. Reinhard, T., Kluppel, M., Sundmacher, R.: 5-Fluorouracil-Injektionsbehandlung nach fistulierenden Glaukomoperationen. Klin Monatsbl Augenheilkd (Germany) November 1993, 203 (5), 329–335
25. Schrems, W., Hoffmann, G., Krieglstein, G.K.: Therapie des Offenwinkelglaukoms mit dem Argon- und Neodym-YAG-Laser. Fortschr Opthalmol (Germany, West), 1988, 85 (1), 119–123
26. Shields, M.B., Krieglstein, G.K.: Glaukom – Grundlagen, Differentialdiagnose, Therapie. 1993, Springer Heidelberg
27. Shingleton, B.J., Richter, C.U., Bellows, A.R., Hutchinson, B.T., Glynn, R.J: Long-term efficacy of argon laser trabeculoplasty. Ophthalmology (United States), Dezember 1987, 94 (12), 1513–1518
28. Spalton, D.J., Hitchings, R.A., Hunter, P.A.: Atlas der der Augenkrankheiten. Thieme, Stuttgart 1987, 118
29. Spiegel, D., (Gloor B., Herausgeber): Glaukomchirurgie im Detail. (Bücherei des Augenarztes; Bd 132), Stuttgart. Enke 1994, 64–69
30. Stolzenburg, S., Müller-Stolzenburg, N., Kresse, S., Müller, G.J.: Kontaktzyklophotokoagulation mit dem Dauerstrich-Nd: YAG-Laser über Quarzfaser. Optimierung der Koagulationsparameter. Ophthalmologe (Germany), Juni 1992, 89 (3), 210–217
31. Szymanski, A.: Promotion of a glaucoma filter bleb with tissue plasminogen activator after sclerectomy under a clot. Int Ophthalmol (Niederlande), September 1992, 16 (4–5), 387–390

32. Thiel, H. J.: Glaukomdiagnostik. Sitzungsbericht der 155. Versammlung Rhein.-Westf. Augenärzte. 1993, Zimmermann Druck und Verlag

33. Uva, M. G., Gagliano, C., Ott, J. P., Ferrigno G., Sciacca S., Reibaldi A.: Erfahrungen mit der Sklerostomie mit dem Holmium Laser. Ophthalmologe (Germany), Oktober 1994, 91 (5), 592–594

34. Vogel, A., Dlugos, C., Nuffer, R., Birngruber, R.: Die optischen Eigenschaften der menschlichen Sklera und deren Bedeutung für transsklerale Laseranwendungen. Fortschr Ophthalmol (Germany), 1991, 88(6), 754–761

35. Wetzel, W., Duncker, G., Schumacher, C., Dolle, W.: Laser-Sklerostomie: Alternative zu bekannten operativen fistulierenden Verfahren. Klin Monatsbl Augenheilkd (Germany, West), März 1989, 194 (3), 170–172

36. Wetzel, W., Haring, G., Brinkmann, R., Birngruber, R.: Laser sclerostomy ab externo using the erbium: YAG laser. First results of a clinical study. Ger J Ophthalmol (Germany), März 1994, 3(2), 112–115

37. Wilson, Richard: The role of Healon in glaucoma surgery; Highlights of Ophthalmology. Band VIII, Nr. 10, 1985, S. 1–10

38. Wishart, P. K.; Atkinson, P. L.: Extracapsular cataract extraction and posterior chamber lens implantation in patents with primary angle-closure glaucoma: effect on intraokular pressure control. Eye (England), 1989, 3 (Pt 6), 706–712

39. Wollensak, J., Pham, D.T., Anders, N.: Ziliolentikulärer Block als Spätkomplikation bei Pseudophakie. Ophthalmologe (Germany), Juni 1995, 92(3), 280–283

7.
Keratoplastik

R. Gerl

7.1 Einleitung

Die Indikationen für eine ambulant durchgeführte Keratoplastik sind

1. optisch (zur Verbesserung der Transparenz – seltener der Refraktion),
2. tektonisch (Wiederherstellung der Anatomie, Erhalt des Auges),
3. therapeutisch (Exzision z. B. chronischer therapieresistenter Hornhautprozesse), und eher seltener
4. kosmetisch (z. B. Leukom bei amblyopem Auge).

Über die Patientenaufklärung wurde schon an anderer Stelle berichtet. Dennoch soll hier noch einmal auf die Notwendigkeit der Information über Prognose, Nebenwirkungen und Risiken hingewiesen werden, muß man doch je nach Ausgangsbefund allein mit einer Abstoßungsreaktion von 10–40% rechnen (Barraquer et al. 1989).

Eine noch wesentlich schlechtere Prognose haben Patienten mit Z. n. Verbrennung, Verätzung oder mit bullöser Keratopathie bei Buphthalmus (Kraffmann et al. 1995). Diese Krankheitsbilder sollen hier nicht gesondert besprochen werden, da sie unserer Meinung nach immer stationär behandelt werden müssen. Als Faustregel sollte gelten, daß Problemfälle mit Re-Keratoplastik, mit Notwendigkeit eines gematchten Transplantats aufgrund von Vorerkrankungen und Unicus-Situation nur unter stationären Bedingungen operiert bzw. unmittelbar postoperativ betreut werden sollten.

Außer über Abstoßungsreaktionen muß über die Möglichkeit der expulsiven Blutung, der Infektion mit völliger Eintrübung des Transplantats, Perforation, Stufenbildung oder Ruptur der Wunde sowie letztendlich Erblindung oder Verlust des Auges gesprochen werden. Daneben sollte auf die Möglichkeit des Rezidivs einer vorbestehenden Hornhauterkrankung wie z. B. herpetische Keratitis, bakterielles Infiltrat oder Keratomykose (bei inkompletter Excision), heredofamiliären Hornhautdystrophien hingewiesen werden (Naumann 1980). Die individuellen Risiken sollten gesondert besprochen und schriftlich festgehalten werden.

Um einer postoperativen Infektion vorzubeugen, verabreichen wir, wenn zeitlich möglich, für 1–2 Tage eine Kombination von Bacitracin und Polymyxin B, um sowohl die grampositiven wie gramnegativen Erreger zu erfassen. Die meisten Keratoplastiken werden bei uns in Lokalanästhesie operiert. Allerdings ist immer ein Anästhesist im Sinne eines »stand by« bei der Operation zugegen. Es findet immer ein Monitoring von EKG, Sauerstoffpartialdruck, der Pulsfrequenz und des Blutdruckes statt.

7.2 Operative Voraussetzung (Instrumentarium)

Instrumentarium für eine Keratoplastik-Operation (Bezugsnachweis im Anhang):

a) Instrumentarium:
▷ Tonometer
▷ Keratoplastik-Siebspatel
▷ Hornhaut-Markeur
▷ Doppelgreifpinzette
▷ Schielhaken
▷ Tuchklemme n. Schädel, gekreuzt
▷ Halsteadklemme
▷ Tuchklemme n. Backhaus
▷ Mosquitoklemme
▷ Lidsperrer, n. Kratz
▷ Dieffenbachklemmen
▷ Muskelfaßpinzette
▷ Augenschere (gerade), fein
▷ Bindehautschere Mod. Bonn, gebogen
▷ Kolibripinzette
▷ Kapselschere n. Ong, stark gebogen
▷ Utrata-Kapsulorhexis-Pinzette
▷ Kapselspatel, fein
▷ Irispinzette Mod. Bonn, fein
▷ Weckerschere
▷ Y-Häckchen abgewinkelt
▷ Nadelhalter Castroviejo m. Sperre
▷ Nadelhalter n. Barraquer
▷ Knüpfpinzetten
▷ Keratometer n. Maloney

b) Einmalverbrauchsartikel:
▷ Infusionsbesteck
▷ Drei-Wege-Hahn-Braunüle
▷ Phako-Infusionssystem
▷ steriler Farbstift
▷ Einmaltrepan (7,5 mm)
▷ Keiltupfer mit Stiel
▷ Augenstäbchen
▷ Kanülen n. Sauter
▷ Einmalspritzen (Luer Lock): 2, 5, 10 cm^3

▷ 10 x 0 Nylon
▷ 22,5°-Parazentesemesser mit Stiel
▷ Einmalhandschuhe
▷ Einmallochtuch
▷ Inzisionsfolie
▷ Leukostrips porös
▷ Kittel
▷ Tischbezug
▷ Armlehnenbezüge
▷ Raucotupf extra groß
▷ weiche Kontaktlinse (Verbands-Kontaktlinse)
▷ Sofra Tüll
▷ Augenkompresse
▷ Augenklappe

c) Geräte
▷ GTS-System mit Vakuumpumpe
▷ evtl. Phakogerät zur Diathermie und Irrigation/Aspiration
▷ evtl. bimanuelles Irrigations-Aspirations-Set

d) Medikamente:
Zur Pupillenerweiterung (nur bei Triple-OP):
▷ Cyclopentolat 1% AT
▷ Neosynephrin 5% AT
▷ Boro Scopol AT
▷ d'epifrin-AT.
▷ Miochol E Trockensubstanz (20 mg Trockensubstanz in 10 ml NaCl 0,9% auflösen)
▷ Braunol 2000 zur Desinfektion der Haut
▷ Jod-Polyvidon 1% AT zur Desinfektion des Bindehautsackes.
▷ Healon bzw. Healon GV
▷ BSS mit Zusätzen (40 mg Gentamycin und 50 mg Vancomycin auf 500 ml BSS)
▷ Fortecortin/Refobacin zur subkonjunktivalen Injektion.

7.3 OP-Technik

Zur Vermeidung hoher postoperativer Astigmatismen verwenden wir bei der perforierenden Keratoplastik das von Krumeich entwickelte »geführte Trepansystem« GTS® (Abb. 1) (Krumeich 1990). Dieses vermeidet jede Verkippung des Trepans aus der Vertikalen zur Limbusebene und ermöglicht eine geometrisch kongruente Trepanation von Spendertransplantat und Empfängerbett. Das Schnittkantenprofil ist regulär und weist kaum Endothelschädigungen auf. Darüber hinaus wird im Vergleich mit anderen konventionellen Systemen (Freihand- oder auch andere Motortrepane) die Iris sicherer geschont (Grasl et al. 1990).

Das Spendermaterial liegt in der Regel als in Kulturmedium konservierte Korneoskleralscheibe von ca. 14–16 mm Durchmesser vor. Es wird mit einem Keratoplastik-Siebspatel aus dem von der Hornhautbank gelieferten Gefäß mit steriler Nährlösung entnommen. Das Gefäß wird sogleich wieder verschlossen und zur mikrobiologischen Untersuchung des Transportmediums eingesandt.

Nach Endothelschutz mit einigen Tropfen Healon kann das Spenderscheibchen mit der Endothelseite auf den konkaven Stempel der Vorderkammerbank gelegt und zentriert werden. Über die Dreiwegehahnspritze der Vorderkammerbank wird BSS so unter die Hornhaut gespült, daß keine Luftblasen verbleiben. Ein Zwischenring, dessen beide Führungsstifte in die dafür vorgesehenen Löcher der Vorderkammerbank gedrückt werden, fixiert die Hornhaut außerhalb der Trepanationsfläche. Ein Überwurfring wird anschließend über den Zwischenring geschraubt. Durch die Zweizapfenkonstruktion des Zwischenrings kann die Hornhaut beim Niederdrehen des Überwurfringes nicht verzogen werden (Abb. 2).

Über eine Infusion wird die Spenderhornhaut in der Vorderkammerbank auf den gleichen Druck wie das Empfängerauge adjustiert. Der subkorneale Druck wird mit einem chirurgischen Tonometer überprüft.

Das GTS, dessen Einmaltrepan ganz (»unter 0«) zurückgezogen sein muß, wird zuerst in die Schwalbenschwanzführung, dann

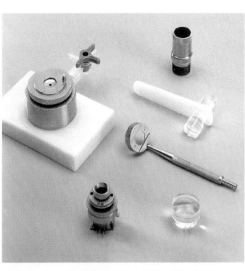

Abb. 1   Das »geführte Trepansystem« GTS nach Krumeich

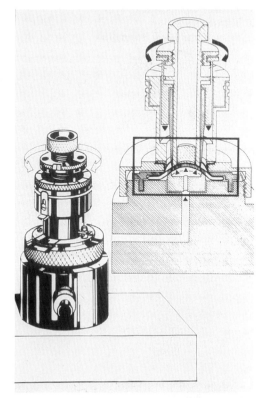

Abb. 2   Prinzip der Vorderkammerbank zur Transplantatgewinnung

in die Gabel eingerastet (Abb. 3a und 3b). Sitzt das GTS fest, ist die Trepanunterseite fest mit der Hornhaut verbunden. Aus der Nullstellung kann mit dem Vortrieb des Einmaltrepans in Schritten von maximal einem Teilstrich der Skala begonnen werden (Abb. 3c). Nach jeder

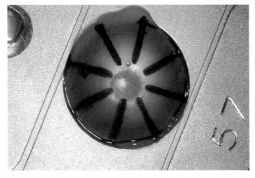

a Nach Fixierung des Transplantatscheibchens in der Vorderkammerbank wird die Hornhaut zunächst mit einem sterilen Farbstift gefärbten Markeur markiert

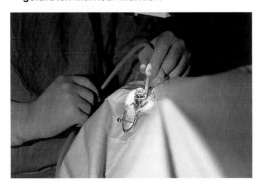

b Einsetzen des Trepans in den Ansaugring

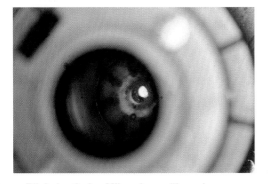

c Blick durch das Mikroskop während des Trepanierens

Abb. 3

Tiefenverstellung wird mindestens eine volle 360-Grad-Drehung durchgeführt. Wenn man durch den Hohlkern des Trepans erkennt, daß die Hornhautscheibe sich mit dem Trepan dreht, ist die Trepanation beendet. Durch die versiegelte Abdichtung bleibt die künstliche Vorderkammer auch bei 360-Grad-Perforation flüssigkeitsgefüllt, und das Endothel wird nicht beschädigt. Anschließend muß die Tiefeneinstellschraube wieder vollständig zurückgedreht werden, um das GTS von der Vorderkammerbank entnehmen zu können.

Das gewonnene Spenderscheibchen wird bis zur Einnähung in Optisol oder Ähnlichem aufbewahrt oder in einer kleinen feuchten Kammer epithelwärts auf einige Tropfen Healon gelegt.

Um das Empfängerauge möglichst vom Liddruck zu entlasten, benutzen wir entweder den Lidsperrer nach Schott oder den Lidsperrer nach Kratz. So vorbereitet wird der GTS-Saugring mit 800 mbar auf die optische Achse des Patienten-Auges zentriert und aufgesetzt. Die besondere Konstruktion des Saugrings verhindert eine Verformung der Sklera durch den hohen Ansaugdruck. Eine plötzliche Erhöhung des Intraokulardrucks kann nicht auftreten.

Nach Fixierung des Saugrings und Markierung der Hornhaut mit dem angefärbten Markeur wird das GTS in die Schwalbenschwanzführung des Saugrings geführt und eingerastet. Wir nutzen gewöhnlich ein und denselben meist 7,5-mm-Trepan zur Entnahme der Spenderhornhaut und zur Trepanation der Empfängerhornhaut. Der Trepan wird wie beim Schneiden der Spenderhornhaut durch schrittweisen Vorschub in die Tiefe vorangetrieben bei getrennter schneidender Drehbewegung. Ein Mitdrehen der zentralen Hornhaut zeigt eine 360-Grad-Trepanation an. Die Vorderkammer fließt auch hier wegen der Abdichtung des Systems nicht ab (Iris-Schutz). Nach 360-Grad-Perforation wird der Trepan wieder in die Nullstellung zurückgedreht. Das Vakuum wird abgeschaltet und anschließend das GTS zusammen mit dem Saugring vom Auge abgehoben. Der Lidsperrer wird dann so weit in seiner Weite reguliert, daß das Trepanationsloch rund ist und auch das Irisdiaphragma möglichst tief liegt. Zur Aufstellung der Vorderkammer ist das hochelastische Healon GV hilfreich. Wir legen 1–2 periphere Iridektomien an, damit postoperativ weder ein Pupillarblock noch vordere Synechien auftreten. Das injizierte Healon limitiert dabei gleichzeitig eventuell auftretende Blutungen aus den Iridektomien.

▨▨▨▨▨▨▨ Anschließend wird das Spenderhornhautscheibchen in die passende Öffnung gelegt und zunächst mit vier direkten 10 x 0 Nylon-Einzelknopfnähten bei 12, 6, 3 und 9 Uhr (in dieser Reihenfolge) fixiert. Zum sicheren Fassen des Transplantatscheibchens benutzen wir eine Doppelgreifpinzette.

▨▨▨▨▨▨▨ Vor Beginn der ersten fortlaufenden Naht stechen wir eine Nahtnadel bei 7 h wie bei einer Einzelnaht radiär durch Transplantat und Wirts-Hornhaut und lassen sie dort bis zum Verknoten des fortlaufenden Fadens liegen. Das zunächst nur durch die vier Einzelknopfnähte gehaltene Hornhautscheibchen wird dadurch weniger verzogen und die Wunde zusätzlich stabilsiert.

▨▨▨▨▨▨▨ Die Vorderkammer wird danach mit Healon tonisiert und das Transplantat mit einer

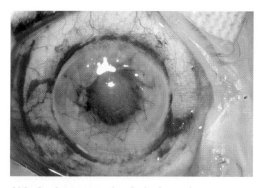

Abb. 4   Intraoperative Aufnahme einer Keratoplastik

doppelt verlaufenden Antitorquenaht von je acht Einstichen vernäht (Abb. 4). Von dieser Nahttechnik weichen wir in allen den Fällen ab, wo eine tiefe Vaskularisation in der Empfängerhornhaut vorhanden ist. In diesen Fällen verwenden wir Einzelknopfnähte, die je nach Bedarf später einzeln entfernt werden können.

▨▨▨▨▨▨▨ Die Nähte werden unter normalem Augeninnendruck geknotet und die Knoten im Hornhautstroma versenkt. Hierbei muß die Vorderkammer zwischendurch immer wieder mit BSS tonisiert werden. Unter dem Keratoskop ziehen wir die Fäden so lange nach, bis eine gute Kreisform des Keratoskopringes erreicht ist. Meist werden bei diesem Justieren die vier vorgelegten Einzelknopfnähte entfernt, um die Hornhautwölbung besser beurteilen zu können.

▨▨▨▨▨▨▨ Postoperativ ergeben sich bei sorgfältigem Vorgehen selten Astigmatismen, die 2–3 dptr. überschreiten. Die Astigmatismen sind meist regulär. Der sich nach Ablauf von ca. 14 Tagen einstellende Astigmatismus bleibt während der ersten Monate weitgehend stabil.

▨▨▨▨▨▨▨ Nach dem Versenken der Knoten in das Stroma der Wirtshornhaut tauschen wir das restliche in der Vorderkammer verbliebene Healon gegen BSS-Plus aus. Am Ende der OP werden Gentamycin Augentropfen lokal verabreicht und ein Gentamycin-Dexamethason-Gemisch subkonjunktival injiziert. In den meisten Fällen decken wir das Transplantat noch mit einer hochhydrophilen Verbands-Kontaktlinse ab. Bei der Kontaktlinse wählen wir eine Standardgröße mit einem Radius von 8,7 und einem Durchmesser von 14,2 mm. Sie kann bis zum Epithelschluß, der in der Regel in 2–3 Tagen vorliegt, belassen werden.

7.4 Intraoperative Komplikationen

1. Offenes Auge – unbrauchbares Transplantat:
Manche Operateure trepanieren zuerst das Empfängerauge und dann das Transplantat, wohl weil dann die Schnittkanten und das Stroma des Transplantats weniger aufquellen, als wenn die Spenderhornhaut nochmals in Lösung gelegt wird. Sollte sich jedoch bei offenem Empfängerauge herausstellen, daß das Transplantatscheibchen aus irgendeinem Grund nicht geeignet ist, z.B. unsteril geworden ist oder schlecht geschnitten wurde, so treten ernsthafte Schwierigkeiten auf. Unter Umständen muß sogar die »alte Wirtshornhaut« wieder eingenäht und auf eine neue Spenderhornhaut gewartet werden.
Die anzuratende Reihenfolge ist dehalb: erst Gewinnung des Transplantatscheibchens, dann Trepanation des Empfängerauges.

2. Die expulsive Blutung:
Sind noch keinerlei Fäden vorgelegt, so kann man versuchen, eine temporäre Keratoprothese in die Hornhautöffnung einzusetzen (Fa. Wöhlk, Kiel) (Eckardt 1987). Zum Glück ist uns dieses Ereignis bisher erspart geblieben. Von erfahrenen Operateuren war allerdings die Meinung zu hören, daß in diesen Fällen das Auge verloren ist und meist nur eine Evisceratio in Betracht käme.

3. Blutungen aus der Wirtshornhaut oder aus der Iris:
Treten Blutungen aus Hornhautgefäßen oder aus der Iris auf – etwa beim Anlegen einer Iridektomie oder beim Lösen von Synechien – so hilft meist das Auftragen von Healon, um die Blutung in kurzer Frist zum Stehen zu bringen.

4. Glaskörper in der Vorderkammer:
Bei aphaken oder pseudophaken Augen stellt sich nicht ganz selten nach der Trepanation der Wirtshornhaut heraus, daß Glaskörper in der Vorderkammer vorhanden ist. Dieser Glaskörper muß sehr sorgfältig und vollständig entfernt werden. Trotz der verschiedenen hochtechnischen Vitrektome hat sich hier die Tupfer-Vitrektomie mit Viskoseschwämmchen und Scherchen am offenen Auge noch am besten

bewährt. Nachdem die Vorderkammer völlig vom Glaskörper befreit ist, sollten immer auch zwei kleine periphere Iridektomien angelegt werden.

5. Erhöhte Vis a tergo:
Wölbt sich nach der Trepanation das Irisdiaphragma deutlich in Richtung Hornhautöffnung vor, so muß nach der Ursache des erhöhten Druckes geforscht werden. Häufig ist die Anästhesie nicht ausreichend. In diesen Fällen bittet man den Anästhesisten, den Patienten zu relaxieren, evtl. auch den Blutdruck zu senken. Mit Healon GV kann man manchmal auch erstaunlich gut das Irisdiaphragma zurückdrängen. Sobald das Transplantat mit vier direkten Fäden fixiert ist, kann der Operateur, falls noch erforderlich, auch selbst gezielt etwas Lokalanästhetikum nachinjizieren.

Manchmal drückt auch der Lidsperrer auf den Bulbus. Hier ist durch Anheben des Sperrers evtl. auch durch Weitenveränderung schnell Abhilfe zu schaffen.

6. Ungleiche Hornhautdicke:
Bei im Vergleich zum Transplantat deutlich dünnerer Empfängerhornhaut sollte man nach unserer Erfahrung in keinem Fall eine äußere Stufe in Kauf nehmen. Es ist vielmehr ganz darauf zu achten, daß Empfänger- und Spenderhornhaut an der Oberfläche in einem Niveau eingenäht werden.

7. Hornhautstufe:
Stellt sich am Schluß der Operation oder auch einige Tage später heraus, daß eine äußere Stufe resultiert, so müssen unter Umständen mehrere kurze Einzelknopfnähte nachgelegt werden, um beide Hornhaut-Oberflächen in eine Ebene zu bringen.

8. Leckage:
Stellt sich beim Auffüllen der Vorderkammer heraus, daß die Naht nicht dicht ist oder sieht man in den folgenden Tagen eine Fistel, müssen mindestens ein, meist mehrere Fäden nachgelegt werden. Im Zweifelsfall prüft man die Dichtigkeit mit Hilfe von Fluoreszein.

7.5 Postoperative Behandlung

▬▬▬▬ Postoperativ wird wie bei anderen ambulanten intraokularen Eingriffen 500 mg Acetazolamid gegeben (z. B. 2 Tabletten Glaupax).

Bis zur vollständigen Epithelialisierung des Transplantates verordnen wir 3 x tgl. Gentamycin Augentropfen sowie zusätzliche Tränenersatzmittel ohne Konservierungsstoff (EDO sine; z. B. Thilo-Thears SE; Alcon) bei Belassen der Kontaktlinse. Natürlich wird dem Patienten eingeschärft, in keinem Fall am Auge zu reiben. Üblicherweise wird nach 2–3 Tagen die Kontaktlinse entfernt und die Therapie um lokale Steroidtropfen (z. B. Dexamethason sine SE 0,1 % AT) 3 x tgl. im Wechsel zu den antibiotischen ergänzt. Außerdem verordnen wir für 14 Tage alle 2 Tage einen Tropfen Mydriatikum in das Auge zu geben. Je nach Reizzustand variieren wir in den folgenden Wochen und Monaten die Häufigkeit der lokalen Steroidgaben. Die Dauer der Anwendung hängt von der Grundkrankheit, der Antwort des Auges auf die Transplantation, einer etwaigen Abstoßungstendenz, dem Augeninnendruck und dem Zustand der Linse ab. Je nach Epithelsituation können nach 4 Wochen konservierte Hydrogele gegeben werden. Allerdings nur, wenn eine Tropffrequenz von 5x täglich nicht überschritten wird (Emde et al. 1996).

7.6 Postoperative Komplikationen

1. Wunddehiszenz, Fistel, retrokorneale Membran:
Tritt bei gut stehender Vorderkammer eine sehr kleine Fistel auf, kann man durch Aufsetzen einer Verbandskontaktlinse versuchen, die Undichtigkeit zu schließen. Bei größeren Fisteln, die zu einer Abflachung der Vorderkammer führen, muß mindestens ein Faden nachgelegt werden. Hierbei ist darauf zu achten, daß der Faden mindestens zwei Drittel des Hornhautgewebes faßt und nicht nur oberflächlich die Dehiszenz schließt. Es verbleibt ansonsten ein innerer Wundspalt, der zur Irisadhaerenz oder gar zum Irisprolaps führen kann. Insuffizienz und Stufe des inneren Wundrandes sind neben vorderen Synechien mit der Iris die häufigsten operationstechnisch bedingten Ursachen einer retrokornealen Membran. Einmal entstanden, führt eine retrokorneale Membran zu einem irreversiblen Stromaödem der Spenderhornhaut, Vaskularisation, Vernarbung und Pannusbildung (Naumann 1980).

2. Vordere Synechien:
Noch frische Synechien lassen sich unter Umständen medikamentös lösen. Nicht mehr frische oder therapieresistente Synechien müssen meist chirurgisch, am besten durch Injektion von Healon, vom anhaftenden Gewebe getrennt werden.

3. Erhöhter Augeninnendruck:
Miotika sind besonders in den ersten Wochen zu vermeiden, da sie entzündliche Tendenzen unterstützen (Vasodilatation der Iris und der Bindehaut). Auch Betablocker und Adrenalin sowie seine veresterten Derivate wie d'epifrin-AT sind zu vermeiden, da sie u. a. einen negativen Einfluß auf den Epithelschluß haben. Am besten haben sich lokal und systemisch anzuwendende Carboanhydrasehemmer erwiesen (Polack 1988).

4. Unzureichender Epithelschluß:
Hierbei sind den Epithelschluß verzögernde Tropfen wie die meisten antibiotika- oder steroidhaltigen zu vermeiden. Es sollten Tränenersatzmittel, möglichst ohne Konservierungsstoffe, häufig getropft und eventuell eine Verbandskontaktlinse getragen werden.

▬▬▬▬ Bei schon präoperativ bestehenden Epithelproblemen ist an den (passageren) Verschluß der Tränenpünktchen zu denken. Eventuell sollten ölhaltige Augentropfen angewandt werden. Vorsicht ist dagegen vor Salben geboten (Sauerstoffhindernis, Beeinträchtigung des Lipidanteils des Tränenfilms) (Emde et al. 1996).

5. Frühe Transplantat – Dekompensation:
Ein bereits beim Erstverband komplett getrübtes Transplantat ohne sonstige Entzündungszeichen kann bei stark defektem Spenderendothel auftreten. Zunehmendes Stroma- und Epithelödem innerhalb der ersten postoperativen Tage muß an ein vitreous-touch-Syndrom mit sekundärer Endotheldekompensation (s. o.), aber natürlich auch an Intraokulardruck-Erhöhung denken lassen (Healon-Reste, Iridocyclitis, dekompensiertes chronisches Glaukom, Winkelblock, ziliolenticulärer Block).

6. Späte Dekompensation: Abstoßungsreaktion:
Jeder Patient muß darüber aufgeklärt werden, daß zunehmendes Blendungsgefühl, abnehmendes Sehvermögen, Schmerz und Rötung des Auges auf eine Komplikation wie die Abstoßungsreaktion hinweisen. Die sog. späte Transplantat-Dekompensation durch immunologische Reaktion tritt typischerweise erst nach über 2 Wochen bei klar gebliebenem Transplantat auf (Schönherr et al. 1990):
a) Eine akut – diffuse Immunreaktion tritt bevorzugt bei stark vaskularisierter Wirts-Hornhaut auf. Ein in der Zwischenzeit entstandener vaskulärer Pannus kann in allen 3 Ebenen (epithelial, stromal und prädescemetal) zu einer akuten Abstoßungsreaktion des gesamten Transplantats führen. Die Uveitis-Zeichen mit Zellen und Eiweiß in der Vorderkammer sowie Irishyperämie sind dabei stets zu beobachten.

b) Eine subakut oder chronisch – fokal progressive immunologische Immunreaktion kann von einem der Narbe naheliegenden oder sie durchdringenden Fasciculus ausgehen und zu einer von diesem Ort ausgehenden, progredienten Abstoßungslinie führen. Die Ebene der Zerstörungsfront kann dabei wiederum epithelial, stromal oder wie bei der Khodadoust-Linie endothelial liegen.

▬▬▬▬ Das Hauptrisiko einer Abstoßungsreaktion liegt zwischen dem 1. und 6. Monat. Intraokulare Reizzustände wie auch Verletzungen des Auges begünstigen eine Abstoßungsreaktion.

7.6.1 Therapie bei Abstoßungsreaktionen

▬▬▬▬ Bei leichten Reizzuständen geben wir stündlich 1%ige Prednisolon Augentropfen, bei stärkerer Reaktion zusätzlich ein Gemisch aus Dexamethason und Gentamycin subconjunctival.
Bei starken Abstoßungsreaktionen mit Abstoßungslinie richten wir uns nach dem von J. Baraquer angegebenem Schema, das neben Corticosteroiden auch Immunsuppressiva einsetzt (Barraquer 1993):

1% Prednisolon AT stündlich
2% Cyclosporin A AT 4 x tgl. 1 Tropfen
30 mg Prednison oral/Tag
50 mg Azathioprin 3 x tgl. (alternativ kann auch der systemische Cyclosporin-A-Schutz gewählt werden)

▬▬▬▬ Da Cyclosporin-A Augentropfen zur Zeit nicht im Handel erhältlich sind, müssen sie vom Krankenhausapotheker zubereitet werden.

7.7 Fadenentfernung

Üblicherweise belassen wir die fortlaufenden Antitorquenähte mindestens 1 Jahr, in vielen Fällen lassen wir sie auch über 2 Jahre liegen, wenn kein störender Astigmatismus vorhanden ist und die Fäden epithelialisiert sind. Vorzeitiger kann bzw. muß man die Fäden entfernen, wenn eine Gefäßeinsprossung, die Fäden als Leitstruktur nehmend, vom Empfänger auf das Transplantat überzugreifen droht. Auch Einzelknopfnähte werden bei beginnender Vaskularisation oder bei Lockerung entfernt. Fäden kann man außer bei Gefäßeinsprossungen auch dann entfernen, wenn Zeichen für ein fest eingeheiltes Transplantat zu erkennen sind, wie opakes Gewebe im Interface von Empfänger und Spendergewebe sowie eine zarte Fibrosierung entlang vorhandener Gefäße.

Literatur

1. Barraquer J.: Penetrating Keratoplasty, Guest Expert; Highlights of Ophthalmology, Boyd B.F. (Herausgeber), World Atlas Series, Volume I, English Edition, Panama, 1993, S. 68
2. Barraquer, Rafael; Kargacin, Marinka: Prognostic Factors in Penetrating Keratoplasty; in Draeger J.; Winter R. (Herausgeber): New Microsurgical Concepts II. Cornea, Posterior Segment, External Microsurgery. Dev. Ophthalmol: Basel, Karger, 1989, Vol. 18, 165–171
3. Eckardt, C.: Eine neue temporäre Keratoprothese. Klin. Mbl. Augenheilk. 191 (1987), 243
4. Emde, C.W.D., Winter, R., Brewitt, H.: Nachbehandlung der Keratoplastik unter dem besonderen Aspekt der Benetzung der Augenoberfläche. Contactologia 18 D (1996), 53–56
5. Grasl, M.M., Schranz, R., Skorpik, Ch., Menapace, R., Scheidel, W., Krumeich, J.H.: Ein neues geführtes Trepansystem (GTS) für die perforierende Keratoplastik. Morphologische Aspekte und erste klinische Erfahrungen. In H. Freyler, Ch. Scorpik, M. Grasl (Hrsg.) 3. Kongreß der Deutschen Gesellschaft für Intraokularlinsen Implantation. Springer Wien, 1990, 457–464.
6. Krallmann, R., Althaus, C., Reinhard, T., Sundmacher, R.: Die Problematik der perforierenden Keratoplastik bei Buphthalmus nach Eintritt in das Stadium der bullösen Keratopathie. Sitzungsbericht 157. Versammlung des Vereins Rheinisch-Westfälischer Augenärzte, Mai 1995, Zimmermann Druck und Verlag, 27–29
7. Krumeich, J.H., Grasl, M.M., Binder. P.S., Knülle, A.: Geführtes Trepansystem für perforierende Keratoplastiken. In Freyler, H., Scorpik, Ch., Grasl, M. (Hrsg) 3. Kongreß der Deutschen Gesellschaft für Intraokularlinsen Implantation. Springer Wien 1990, 449–456
8. Naumann, G.: Pathologie des Auges, von G.O.H. Naumann u. D.J. Apple sowie D. v. Domarus et al. – Berlin, Heidelberg, New York. Springer, 1980. (Spezielle pathologische Anatomie, Bd 12), 344 und 384
9. Polack, F.M.: Glaucoma and keratoplasty. Cornea (United States) 1988, 7 (1), 67–70.
10. Schönherr, U., Küchle, M., Händle, A., Lang, G.K., Kuntze, H., Naumann, G.O.H.: »Frühe« Immunologische Transplantatreaktion nach perforierender Keratoplastik. Fortschr. Ophthalmol. 1990, 87: 121–123

8.
Ambulante Netzhaut-Glaskörper-chirurgie

L. Chumbley

Einleitung

In den letzten 15 Jahren erlebte die Netzhaut-Glaskörperchirurgie einige bahnbrechende Entwicklungen, die eine erhebliche Verbesserung ihrer Ergebnisse ermöglichten. Sowohl hochentwickelte Geräte als auch ausgereifte Mikroinstrumente und die Verwertung physikalischer und chemischer Eigenschaften neuer Substanzen trugen zu diesem Fortschritt bei. Heute kann man bei der Behandlung von Erkrankungen der Netzhaut und des Glaskörpers eine Vielfalt chirurgischer Vorgänge anwenden, die nach den Erfordernissen des Einzelfalls rationell, stufenweise und maßgeschneidert eingesetzt werden können.

Vor 75 Jahren gab es keine Heilverfahren für die Netzhautablösung. Sie stellte damals ein ausweglose Leiden dar, das zwangsläufig zur Erblindung führte. Juveniler Diabetes war eine tödliche Krankheit. Es gab keine wirksamen Behandlungsmethoden für ältere Diabetiker, die an erblindenden Augenerkrankungen litten. 1921 führte Gonin die erste erfolgreiche Operation einer Netzhautablösung durch. Er erkannte die Notwendigkeit einer Verklebung zwischen Netzhautriß und Pigmentepithel/Aderhaut (Gonin 1921). Mitte des 20. Jahrhunderts wurden Segment-Skleraimplantate (Custodis 1951, 1956), Cerclage-Skleraimplantate und die indirekte Ophthalmoskopie (Schepens 1947, 1957) sowie die Photokoagulation (Meyer-Schwickerath 1960) in die Augenheilkunde eingeführt. Weitere Verfeinerungen dieser Technik machten das eindellende Verfahren zur Methode der Wahl für die Netzhautablösung. Eindellende Maßnahmen spielen noch heute eine wichtige Rolle bei der Behandlung dieser Erkrankung. Trotz dieser Fortschritte blieben viele Netzhautablösungen unheilbar. Fortgeschrittene Stadien der diabetischen Retinopathie sowie sonstige Erkrankungen des Glaskörpers waren nach wie vor unbehandelbar.

Erst nach der Entwicklung der Pars-Plana-Vitrektomie konnte man Erkrankungen des Glaskörpers durch einen unmittelbaren operativen Zugang behandeln. Machemer entwarf mikrochirurgische Vitrektomie-Instrumente und schlug operative Prinzipien und Strategien vor, die eine erfolgreiche Therapie für gewisse erblindende Augenleiden ermöglichten, für welche es früher keine wirksame Behandlungsmethode gab. Beispiele solcher Erkrankungen sind die nicht resorbierbare Glaskörpereinblutung, die Traktionsamotio der Netzhaut, die proliferative diabetische Retinopathie und proliferative Vitreoretinopathie. Die moderne Glaskörper-Netzhaut-Chirurgie, welche 1975 mit der Einführung dieser Instrumente und Methoden in die klinische Augenheilkunde begann, ist also kaum zwei Jahrzehnte alt.

Weitere Entwicklungen fanden in den letzten 20 Jahren statt. Diese schließen Luft-Flüssigkeit-Austausch (Charles 1977), intraokulare Gase (Norton 1973), Silikon-Öl (Leaver, Mc Leod, Gray, Garner 1979), Emulsifikation der Linse durch Ultraschall-Energie (Machemer nach Kelman) und den Einsatz von schweren Perfluor-Kohlenstoff-Flüssigkeiten (Chang 1987) ein.

In Deutschland hat die Vitrektomie breite Akzeptanz gefunden. Ihr Vorteil liegt darin, daß die Operation in einem geschlossenem System durchgeführt werden kann. Alle Schritte des Eingriffs lassen sich dadurch besser kontrollieren. In den USA werden Glaskörper-Netzhaut-Eingriffe zunehmend ambulant durchgeführt. Auch in Deutschland ist vor kurzem die ambulante Glaskörper-Netzhaut-Chirurgie erfolgreich eingeführt worden.

Bei guter Technik bleibt die Bulbusarchitektur konstant aufrechterhalten. Bei geringem Netzhautzug kann man den Glaskörper und das damit verbundene Narbengewebe ausschneiden. Getrübte Linsengewebe, intraokulare Fremdkörper und Infektionserreger lassen sich gleichfalls erfolgreich entfernen.

In diesem Kapitel werden als erstes die eindellenden Maßnahmen besprochen. Anschließend wird die Vitrektomietechnik erörtert.

8.1 Operative Voraussetzungen (Instrumentarium)

a) OP-Sieb (Instrumentarium)
▷ Schere n. Steven (gerade)
▷ Bindehautschere n. Westcott
▷ Schere n. Vannas
▷ Keratoplastikscheren n. Troutman-Castroviejo rechts u. links
▷ Pinzetten n. Castroviejo 0,12, 0,3 u. 0,5 m
▷ Pinzetten n. Bishop-Harmon gezähnt u. ungezähnt
▷ Kolibripinzetten 0,10 u. 0,12 mm
▷ IOL-Pinzetten n. Shepard u. Linstrom
▷ Knüpfpinzetten n. Mac Pherson gerade u. gebogen
▷ Bandspreizpinzette n. Watzke
▷ Pinzetten für Sklerastopfen
▷ Nadelhalter n. Castroviejo, gerade u. gebogen
▷ Nadelhalter n. Kalt
▷ Zirkel n. Castroviejo
▷ Dieffenbachklemmen
▷ Tuchklemmen n. Schädel, gekreuzt
▷ Halstedklemmen
▷ Lidsperrer n. Barraquer, gefenstert sowie derselbe für Säuglinge
▷ Schielhaken n. Jameson
▷ IOL-Haken n. Sinsky
▷ Irisspatel
▷ Netzhauthäkchen n. Laqua
▷ Rasierklingenhalter n. Castroviejo
▷ Extrusionskanülen gerade, gebogen u. verjüngt sowie gebogen u. verjüngt
▷ Kombideller n. Gass
▷ Retraktor n. Schepens
▷ Abstellhähne
▷ planokonkave Vitrektomielinse
▷ bikonkave Vitrektomielinse
▷ Sammellinse zur Augenspiegelung
▷ Glaskörperscheren vertikal u. horizontal n. Sutherland
▷ Infusionshalterung 4,0 u. 6,0 mm
▷ Netzhautzange n. Charles

b) Einmalverbrauchsartikel
▷ Keiltupfer
▷ Augenstäbchen
▷ Einmalspritzen

▷ Nahtmaterial
▷ Silikonband bzw. Plombe
▷ 1,4 mm Stilett bzw. MVR-Lanze (nur bei der Vitrektomie)
▷ Virektom/Infusionssystem
▷ Mikroporfilter
▷ b. B. Silikon-Öl 5000cs
▷ Einmalhandschuhe
▷ Einmallochtuch
▷ Inzisionsfolie
▷ Kittel
▷ Tischbezug
▷ Armlehnenbezüge
▷ Sofra Tüll
▷ Augenkompresse
▷ Augenklappe

c) Geräte
▷ Diathermiesonde (Bipolarstift u. Bipolarpinzette)
▷ Kryosonde u. Kryogerät
▷ Lichtquelle
▷ Endolasersonde u. Lasergerät
▷ Saug-Schneide-Handstück
▷ b.B. Fragmatom-Handstück, -Nadel

d) Medikamente
▬▬▬▬▬▬ Zur Pupillenerweiterung
▷ Cyclopentolat 1% AT
▷ Neosynephrin 10% AT
▷ Boro Scopol AT
▷ d'epifrin-AT

Bei Kindern nur Cyclopentolat 1% AT und Neosynephrin 2,5% AT.
▷ Braunol 2000 zur Desinfektion der Haut
▷ Jod-Polyvidon 1% AT zur Desinfektion des Bindehautsackes

▬▬▬▬▬▬ Nur bei der Vitrektomie:
▷ BSS-Lösung mit (zur intraokularen Infusion) und ohne (zur Hornhautbenetzung unter der Vitrektomielinse) Zusatz von Suprarenin
▷ Fortecortin/Refobacin zur subkonjunktivalen Injektion

8.2 Behandlung

▬▬▬▬ Vorbemerkung: Es gibt zahlreiche Varianten der OP-Technik. Die operativen Ziele hängen vom jeweiligen Krankheitsbild ab. Beispiele sind das Entfernen von Trübungen und Narbengewebe, das Beseitigen von Traktionszügen, das Wiederanlegen der Netzhaut, das Schließen von Netzhautrissen oder das Durchführen einer panretinalen Endophotokoagulation. Was hier aufgeführt wird, ist eine Methode, die sich in der Praxis als wirksam bewährt hat.

▬▬▬▬ Vorbereitung: Sie ist dieselbe wie bei der Katarakt-Operation (siehe dort) mit dem Unterschied, daß bei der Glaskörper-Netzhaut-Chirurgie eine Intubationsnarkose häufiger eingesetzt wird. Bei Fällen, in denen Cerclagen oder Plomben vorgesehen sind, verabreichen wir zusätzliches Lokalanästhetikum in den temporal oberen Quadranten. Es wird auf eine Okulopression verzichtet. Weil diese Operationen mehrere Stunden dauern können, kann man bei Bedarf weiteres Anästhetikum in den temporal unteren Quadranten injizieren. Eine Infektionsprophylaxe führen wir wie bei der Katarakt-Operation durch.

▬▬▬▬ Die OP-Feldabdeckung wird ähnlich wie bei der Katarakt-Operation gewährleistet, wobei anstelle von Leukostrips ein gefensterter Lidsperrer nach Barraquer bevorzugt wird. Das wasserdichte Lochtuch wird zwischen dem Kopf des Patienten und einer U-förmigen Handgelenkstütze einmal gefaltet, um in der Falte die abgeflossene Flüssigkeit zu sammeln und bei Bedarf von dort abzusaugen.

risse werden mit dem Kopfophthalmoskop identifiziert. Durch gleichzeitiges Eindellen mit der Lokalisatorspitze werden zarte Einprägungen auf der Skleraoberfläche erzeugt, die man mit einem Markierungsstift erkennbar macht. Bei ständigem internem Beobachten mit dem indirekten Ophthalmoskop werden alle Netzhautrisse mehrreihig mit Kryoherden umriegelt. Je nach Lage und Ausmaß der zu behandelnden Netzhautrisse und anderer pathologischer Veränderungen werden Silikon-Implantate der entsprechenden Form auf die Sklera aufgenäht. Gegebenenfalls sollte der Chirurg nicht zögern, Implantate eigens für den Fall zu improvisieren und herzustellen. Die Entfernung zwischen den Skleranähten sollte sowohl die Implantatbreite als auch das Zweifache der Implantdicke miteinbeziehen. Limbusparallele Plomben fordern zumindest 2 Matratzennähte, während bei äquatorialen Plomben 2 Matrazennähte pro Quadrant und insgesamt 3 Matrazennähte benötigt werden. Cerclagen sollten in jedem Quadranten verankert werden. Subretinale Flüssigkeit sollte nicht durch eine Sklerotomie und Punktion abgelassen werden, wenn dieser Vorgang nicht spezifisch indiziert ist, da dieser Schritt der gefährlichste Teil der Operation ist. Wenn die relevanten pathologischen Veränderungen oben zwischen 8 und 4 Uhr liegen, kann es im Einzelfall sinnvoll sein, sterile Luft oder langverweilende Gase einzusetzen. Man sollte das einfachste und kleinste Verfahren benutzen, das zu einem dauerhaften Wiederanliegen der Netzhaut führt.

8.2.1 Schnittechnik

Schnittechnik bei eindellenden Maßnahmen

▬▬▬▬ Die Bindehaut wird limbusparallel 5 mm vom Limbus eingeschnitten. Je nach Ausmaß des geplanten Eingriffs werden drei oder vier gerade äußere Augenmuskeln mit 2-0 Seide-Fäden umschlungen. Der Schnittumfang beträgt also zumindest 180° für Segmentplomben und 360° für Cerclagen. Präoperativ hat man eine große vollständige Skizze der Netzhaut durchgeführt, die jetzt in sichtbarer Nähe des OP-Tisches befestigt wird. Die Netzhaut-

Schnittechnik bei der Vitrektomie

▬▬▬▬ Die Bindehaut wird von 2 bis 3 sowie von 8 bis 10 Uhr (Beispiel rechtes Auge) direkt am Limbus abgetrennt. Falls eindellende Maßnahmen geplant sind, werden diese Inzisionen durch eine 360-Grad-Peritomie ersetzt und anschließend die vier geraden äußeren Augenmuskeln mit 2-0 Seide-Fäden umschlungen. Etwaige oberflächliche Blutungen werden mit dem Bipolarstift vorsichtig gestillt. Die Sklerotomien werden mit Hilfe einer 1,4 mm 20G MVR-Lanze oben nasal und temporal und unten nur temporal durchgeführt. Erst nach Anlegen einer unten temporalen 6 x 0 Vicryl Matratzennaht fängt man mit den Sklerotomien an. Die Lanze muß sehr scharf sein (Einmal-Lanze oder Diamantlanze), und ihre Spitze und Klinge müssen durch das OP-Mikroskop vom Chirurgen geprüft werden. Der Abstand vom Limbus beträgt 4,0 (Phake), 3,5 (Pseudophake) oder 3,0 mm (Aphake) und wird jedesmal mit dem Zirkel gemessen. Die zur Infusion angeschlossene 4,0 mm lange Infusionshalterung wird durch die untere temporale Sklerotomie in den Glaskörperraum eingeführt und mit der Matratzennaht fest an die Lederhaut fixiert. Die intravitreale Lage der Infusionskanülenspitze wird durch das OP-Mikroskop bestätigt. Erst dann darf man die Infusion laufen lassen. Davor muß jegliches gelegentlich vorkommende Gewebe zwischen der Spitze und dem Glaskörperraum unbedingt mit der Lanze durchtrennt werden.

8.2.2 Lensektomie

Bei den meisten Augen mit proliferativer Vitreoretinopathie, Retinopathie der Neugeborenen oder Trauma sowie bei vielen Diabetikern ist es notwendig, die Linse zu entfernen. Im üblichen Fall wird dies über die obere temporale Sklerotomie durchgeführt. Der Fragmentor wird in den Linsenäquator eingeführt. Bei kontinuierlicher und gleichzeitiger Phakoemulsifikation und Aspiration arbeitet man endokapsulär in der Ebene des Linsenäquators. Falls Linsengewebe nach hinten in den Glaskörperraum abfällt, muß man eine vordere Vitrektomie durchführen und erst dann die Lensektomie vollenden. In ausgewählten Fällen werden mittelgroße vordere und hintere Kapsulotomien bei Erhalt der peripheren Linsenkapsel zur möglichen zukünftigen IOL-Implantation angelegt. Wenn dies nicht sinnvoll ist, wird die Linsenkapsel vollständig entfernt. Als nächstes wird die Vitrektomie weiter nach hinten fortgeführt. Erst nachdem die Vitrektomie beendet ist, werden die übriggebliebenen Linsenreste bei großzügigem Abstand von der Netzhaut in der Glaskörpermitte emulsifiziert und abgesaugt.

8.2.3 Vitrektomie

Der Chirurg muß optisch prüfen, daß das Saug-Schneide-Gerät scharf und sauber schneidet. Sonst wird der ganze Vorgang gefährdet. Wenn die vordere Glaskörpergrenzmem-
bran getrübt ist oder einen Zug auf das Nachbargewebe ausübt, muß sie als erstes entfernt werden. Getrübter Glaskörper wird weiter geschnitten und abgesaugt bis man Zugang zur hinteren Glaskörpermembran bekommt. Man penetriert und entfernt sie. Etwaige freie Blutprodukte werden mittels einer Extrusionskanüle abgesaugt. Falls keine hintere Glaskörperabhebung besteht, wird die hintere Glaskörpermembran chirurgisch durch kontinuierlichen papillenrandnahen Sog mit der Extrusionskanüle von der inneren Netzhautgrenzmembran getrennt und bis zum Glaskörperbasisbereich mit dem Saug-Schneide-Gerät entfernt.

8.2.4 Behandlung von Membranen

Je nach Lage, Konfiguration und Festigkeit der Anheftung der Membranen werden diese abgeschält (Membran-Peeling mit der Netzhautzange bzw. -pinzette), segmentiert (Durchschneiden mit der vertikalen Glaskörperschere) oder delaminiert (Abtrennen und Abpräparieren von der Netzhaut mit der horizontalen Glaskörperschere). Das chirurgische Ziel besteht darin, alle Traktionen zu beseitigen und alle Zugkraftvektoren so zu neutralisieren, daß die Netzhaut wieder regelmäßig anliegt.

8.2.5 Luft-Flüssigkeits-Austausch

Wenn Netzhautrisse oder Retinotomien vorhanden sind, führt man eine Extrusionskanüle durch das Loch in den subretinalen Raum ein und saugt subretinale Flüssigkeit soweit ab, bis die Netzhautkonturen aufhören immer konkaver zu werden. Ein Abstellhahn wird so gedreht, daß jetzt statt Infusionsflüssigkeit filtrierte Luft kontinuierlich in den Glaskörperraum eingepumpt wird. Die Extrusionskanüle befindet sich nunmehr im Glaskörperraum, wömöglich vor der Netzhaut oder der Papille am hinteren Pol. Für einen Luft-Gas-Austausch wird eine Mischung von 10 % bis 20 % SF_6 oder C_3F_8 über die Infusionskanüle (Abstellhahn!) eingeführt. Falls ein Luft-Silikon-Öl-Austausch benötigt wird, benutzen wir bei gleicher Technik das 5000 centistokes Produkt der Fa. Chiron Adatomed mit CE-Kennzeichnung.

8.2.6 Endophotokoagulation und Endokauter, Beendigung der Operation

▬▬▬▬▬ Zur Erzeugung einer Retinopexie bevorzugen wir den Argon-Grün-Endolaser. Er wird ebenfalls für eine panretinale Endophotokoagulation eingesetzt. Es muß gewährleistet werden, daß alle Personen im OP durch entsprechende Filter von Laserstrahlen geschützt werden. Falls während des chirurgischen Verfahrens eine starke Blutung eintritt, sollte man zunächst versuchen, sie durch Erhöhung des Augeninnendrucks in den Griff zu bekommen. Dies kommt meistens beim Abpräparieren von präretinalen Membranen vor. Erst nach zweimalig gescheitertem Versuch sollte man das zuständige Blutgefäß mit dem bipolaren Kauter direkt koagulieren. Am Ende der Operation werden die Sklerotomien mit jeweils einer 6–0 Vicryl-Matratzennaht zugenäht. Schließlich wird die Bindehaut mit 7–0 Vicryl-Nähten geschlossen und eine Mischung von Fortecortin/Refobacin bei 6 Uhr subkonjunktival injiziert.

8.2.7 Intraoperative Komplikationen

▬▬▬▬▬ Die Breite und Inzidenz der Komplikationen nach Glaskörper-Netzhaut-Operationen ist höher als bei allen anderen augenchirurgischen Eingriffen. Einige Komplikationen wie die Rubeosis iridis kommen praktisch nur bei diesem Verfahren vor, wenn es bei einigen prädisponierten Augen mit Lensektomie kombiniert wird.

▬▬▬▬▬ Am unteren Ende der Skala stehen geringe Komplikationen, die nicht fortschreiten und die den Visus nicht beeinflussen. Ganz oben befinden sich schwere Komplikationen, welche zu einer Erblindung, zu starken Schmerzen oder zu einem kosmetisch unakzeptablen Aussehen führen. Intraoperative Komplikationen resultieren meistens aus mechanischer oder toxischer Schädigung des intraokularen Gewebes. Postoperative Komplikationen bestehen aus Spätwirkungen einer intraoperativen Schädigung, aus fortschreitenden Vorgängen infolge chirurgisch induzierter Strukturveränderungen oder aus veränderter Produktion und Verteilung biologisch aktiver Substanzen, welche Komplikationen wie z. B. eine Rubeosis iridis hervorrufen können. Die Art, die Häufigkeit und der Schweregrad der Komplikationen hängt von verschiedenen Faktoren ab. Darunter zählt man die Grunderkrankung, den präoperativen Zustand des Auges, das Erreichen der chirurgischen Ziele sowie das Entstehen einer iatrogenen Schädigung. Persistierende Hornhauterosio, Katarakt, Entzündung, Infektion, Blutung, Netzhautrisse, Netzhautablösung, Rubeosis iridis oder Phthisis bulbi können auftreten (Laqua und Machemer 1975; Rice, Michels, Maguire et al. 1983; Oyakawa, Schachat, Michels et al. 1983; Perry, Foulks, Thoft et al. 1978; Faulborn, Conway, Machemer 1978). Im Laufe der Zeit sind die Häufigkeit und der Schweregrad der Komplikationen geringer geworden. Verbesserungen des Instrumentariums, der operativen Technik und der Grundkenntnisse haben zu dieser Komplikationsverminderung geführt.

8.2.8 Blick in die Zukunft

▬▬▬▬▬ Die moderne Glaskörper-Netzhaut-Chirurgie ist eine junge Disziplin, die sich in ständiger Weiterentwicklung befindet. Die erfolgreiche Behandlung von Makulalöchern durch die Vitrektomie hat sich in jüngster Zeit bestätigt (Kelly und Wendel 1991). Einige Forscher haben eine Rolle für Chondroitinase als Hilfsmittel bei der Vitrektomie vorgeschlagen (Haller 1996) und fangen jetzt an, dieses Mittel auch klinisch einzusetzen. Medikamentenzusammensetzungen zur direkten Einpflanzung in den Glaskörper sind bereits entwickelt worden (Beispiele: Dexamethason, Triamcinolon/5-Fluorouracil, Gancyclovir) und werden zur Zeit in klinischen Studien ausgewertet (Jaffe 1996). Die subfoveale Chirurgie, obwohl eher enttäuschend bei der Behandlung der altersbedingten Maculopathie, hat ihren Platz in einigen kritisch auserkorenen Fällen gewonnen, die sonst eher eine sehr schlechte Prognose hätten (De Juan und Machemer 1988; Lambert, Capone, Aaberg et al. 1992). Schwere Perfluor-Kohlenstoff-Flüssigkeiten leisten zweifelsohne eine große Hilfe bei der chirurgischen Behandlung von ausgewählten Riesenrissen der Netzhaut (Chang, Lincoff, Zimmerman et al. 1989; Peyman, Scholman, Sullivan 1995). Dank solcher aktuellen vielversprechenden Entwicklungen darf man optimistisch in die Zukunft schauen.

Literatur

1. Chang, S.: Low viscosity liquid fluorechemicals in vitreous surgery. Am. J. Ophthalmol. 1987; 103: 38–43.
2. Chang, S., Lincoff, H., Zimmerman N. J., Fuchs, W.: Giant retinal tears. Surgical techniques and results using perfluorcarbon liquids. Arch. Ophthalmol. 1989; 107: 761–766.
3. Charles, S.: Fluid-gas exchange in the vitreous cavity. Ocutome Newsletter 1977, 2 (2): 1
4. Custodis, E.: Beobachtungen bei der diathermischen Behandlung der Netzhautablösung und ein Hinweis zur Therapie der Amotio retinae. Ber. Dtsch. Ophthalmol. Ges. 1951; 57: 227.
5. Custodis, E.: Die Behandlung der Netzhautablösung durch umschriebene Diathermie-Koagulation und einer mittels Plombenaufnähung erzeugten Eindellung im Bereich des Risses. Klin. Mbl. Augenheilk. 1956; 129: 476–95.
6. De Juan, E. und Machemer, R.: Vitreous surgery for hemorrhagic and fibrous complications of age-related macular degeneration. Am. J. Ophthalmol. 1988; 105: 25–29.
7. Faulborn, J., Conway, B. P., Machemer, R.: Surgical complications of pars plana vitreous surgery. Ophthalmology 1978; 85: 116.
8. Gonin, J.: Le traitment du decollement retinien. Ann. Ocul. 1921; T158:175.
9. Haller, U. A.: Enzyme-assited vitrectomy: chondroitinase. Duke Advanced Vitreous Surgery Course 1996; X: 84.
10. Jaffe, G. J.: Sustained drug delivery devices. Duke Advanced Vitreous Surgery Course 1996; X: 82.
11. Kelly, N. E. und Wendel, R. .: Vitreous surgery for idiopathic macular holes: results of a pilot study. Arch. Ophthalmolg. 1991; 109: 654–9.
12. Lambert, M. H.; Capone, A., Aaberg, T. M. et al.: Surgical excision of subfoveal neovascular membranes in age-related macular degeneration. Am. J. Ophthalmol. 1992; 113: 257–262.
13. Laqua, H. und Machemer, R.: Glial cell proliferation in retinal detachment (massive periretinal proliferation). Am. J. Ophthalmol. 1975; 80: 602–618.
14. Leaver, P. K., Grey, R. H. B., Garner, A.: Silicone oil injection in the treatment of massive preretinal retraction. II. Late complications in 93 eyes. Br. J. Ophthalmol. 1979; 63: 355–360.
15. Machemer, R., Buettner, H., Norton, E.W.D. et al.: Vitrectomy: A pars plana approach. Trans. Am. Acad. Ophthalmol. 1971; 75: OP-813.
16. Machemer, R., Parel, J.-M., Buettner, H.: A new concept for vitreous surgery. 1. Instrumentation. Am. J. Ophthalmol. 1972; 73: 1.
17. Machemer, R.: A new concept for vitreous surgery. 7. Two-instrument techniques in pars plana vitrectomy. Arch. Ophthalmol. 1974; 92: 407.
18. Machemer, R.: Vitrectomy, A Pars Plana Approach. New York, Grune and Stratton 1975.
19. Meyer-Schwickerath, G.: Light Coagulation. St. Louis, Mosby 1960.
20. Norton, E.W.D.: Intraokular gas in the management of selected retinal detachments. Trans. Am. Acad. Ophthalmol. Otolaryngol. 1973; 77: 85.
21. Oyakawa, R. T., Schachat, A. P., Michels, R. G., Rice, T. A.: Complications of vitreous surgery for diabetic retinopathy. Ophthalmology 1983; 90: 517.
22. Perry, H. D., Foulks, G. N., Thoft, R. A. et al.: Corneal complications after closed vitrectomy through the pars plana. Arch. Ophthalmol. 1978; 96: 1401.
23. Peyman, G. A., Schulman, J. A., Sullivan, B.: Perfluorcarbon liquids in ophthalmology. Surv. Ophthalmol. 1995; 39: 375–395.
24. Rice, T. A., Michels, R. G., Maguire, M. G., Rice, E. F.: The effect of lensectomy on the incidence of iris neovascularization and neovascular glaucoma after vitrectomy for diabetic retinopathy. Am. J. Ophthalmol. 1983; 95: 1.
25. Schepens, D. L.: A new ophthalmoscope demonstration. Trans. Am. Acad. Ophthalmol. Otolaryngol. 1947; 51: 298.
26. Schepens, C. L., Okamura, I. D., Brockhurst, O. J.: The scleral buckling procedures: I. Surgical techniques and management. Arch. Ophthalmol. 1957; 58: 797.

9.
Operationen an der Bindehaut und den Lidern

St. Schmickler
E. Fritsch

Ein großer Anteil minimal invasiver Lidoperationen ist immer schon ambulant durchgeführt worden (z. B. Chalazion-OP, Exzision kleiner Lidtumoren, Elektrolyse-Epilation von Wimpern). In den letzten Jahren wurden weitere Eingriffe an den Lidern in zunehmendem Maße ambulant behandelt, so daß heute nur noch größere Operationen wie z. B. (zweizeitige) Resektionen maligner Tumoren mit plastischer myokutaner Deckung und freier Hauttransplantation unter stationären Bedingungen durchgeführt werden.

Im Folgenden werden die häufigsten ambulant durchführbaren Lidoperationen und das notwendige Instrumentarium vorgestellt. Für die Korrektur der unterschiedlichen Lidfehlstellungen gibt es in der Literatur diverse Techniken. Wir empfehlen diejenigen Operationstechniken, die sich bei uns als technisch gut, leicht in der Durchführung und auf Dauer erfolgreich erwiesen haben.

Die im weiteren aufgeführten Lidoperationen können sämtlich in Lokalanästhesie durchgeführt werden. Präoperativ müssen nach Kontraindikationen wie Arzneimittelallergie und nach Antikoagulantientherapie (z. B. Marcumarisierung) gefragt werden. Eine Dauermedikation mit Acetylsalizylsäure (ASS) sollte bei größeren oder Septum orbitale – eröffnenden Eingriffen in Absprache mit dem Hausarzt

sieben Tage vor dem Eingriff ausgesetzt werden, um heftigere Nachblutungen zu vermeiden. Ferner ist im Falle eines Herzschrittmachers zu berücksichtigen, daß bei den älteren, noch nicht im Gerät geerdeten Koagulatoren, nur bipolare Kauter zur Anwendung kommen dürfen.

Als Lokalanästhetikum zur Infiltrationsanästhesie der Lider empfiehlt sich Xylonest 2%ig mit Adrenalin oder auch Carbostesin 0,25–0,5%ig mit Adrenalin 1:200000. Zur Desinfektion des Hautareals eignen sich jodhaltige Desinfektinsmittel wie Braunol. Liegt eine Jodallergie vor, kann Alkohol 80% zur Anwendung kommen. Die Infiltrationsanästhesie erfolgt streng subkutan mit Einstich im Bereich der lateralen Orbitakante. Die Kanüle wird über dem präseptalen Orbicularisanteil parallel zur Lidkante nach medial geführt und bei der Injektion leicht zurückgezogen. Zwei Milliliter Lokalanästhetikum pro Lid sind in der Regel ausreichend.

Die Infiltrationsanästhesie der Bindehaut erfolgt nach Oberflächenanästhesie der Bindehaut und Hornhaut mit z. B. Novesine® AT durch Injektion in die Conjunctiva bulbi nahe des unteren Fornix. Die Kanüle wird tangential zur Bulbusoberfläche geführt, der Kanülenanschliff liegt dabei skleraparallel, die Spitze sklerafern (Patienten in Gegenrichtung der Injektionsstelle blicken lassen).

9.1 Instrumentarium

a) Instrumentelle Ausstattung, mit der ein breites Spektrum der Lidchirurgie abgedeckt werden kann:

Universalsieb mit:
- Halsteadklemme gerade
- Tuchklemmen n. Schädel, gekreuzt oder nach Backhaus
- Dieffenbachklemmen
- Augenschere, gerade, fein
- Augenschere Mod. Bonn, gebogen
- Strabismusschere Mod. Bonn, gebogen
- Sehnenschere nach Westcott, stumpf
- Einmalskalpelle mit spitzer und mit geschwungener Klinge
- Nadelhalter nach Castroviejo m. Sperre, gerade und gebogen
- Nahtpinzette n. Castroviejo 0,5 mm
- Allzweckpinzette n. Paufique
- Augenpinzette, chirurgisch, gerade, fein, mittel und kräftig
- Augenpinzette, anatomisch, gerade, mittel und kräftig
- Zilienpinzette
- Chalazionpinzette n. Desmarres 20mm
- kleine Chalazionklemme
- große Chalazionklemme
- Chalazionlöffel n. Hebra, groß und klein
- Lidplatte n. Jäger, Metall
- Desmarres-Lidhaken

- Ptosis-Klemme n. Berke
- Erhardtklemme zur Ausspannung des Oberlides
- Zirkel n. Castroviejo

b) Einmalverbrauchsartikel
- Augenstäbchen
- Einmalspritzen
- Nylon 8x0 oder Vicryl 8 x 0 für Bindehautnähte
- Prolene 6 x 0 für Hautnähte
- Seide 6 x 0 und 5 x 0 für lidkantennahe Hautnähte
- Vicryl 6 x 0 und 5 x 0 für Tarsus- und Subkutannähte
- Einmallochtuch
- Kittel
- Tischbezug
- Raucotupf extra groß
- Sofra Tüll
- Augenkompresse

c) Geräte
- Diathermie (Bipolarstift und Bipolarpinzette)

d) Medikamente:
- Braunol 2000 zur Desinfektion der Haut
- Jod-Polyvidon 1% AT zur Desinfektion des Bindehautsackes.

9.2 Lidrandnahe Tumoren und Pseudotumoren (Auswahl)

9.2.1 Das Chalazion

Das Chalazion ist der häufigste Pseudotumor der Lider. Die chronische subepitheliale granulomatöse Entzündungsreaktion auf retiniertes Talgdrüsensekret führt zur Proliferation und Bildung einer Pseudokapsel.

Jeder exzidierte Tumor, aber auch das bei der Chalazionexzision gewonnene Material, soll feingeweblich untersucht werden. Auf klinisch als rezidivierendes Chalazion oder therapieresistente Blepharokonjunktivitis imponierende Karzinome, die von den Meibomschen Talgdrüsen ausgehen und pagetoid die Bindehaut infiltrieren, wird immer wieder hingewiesen (Naumann et al. 1980; v. Albertini et Roulet 1974).

Die Chalazionexzision kann in den meisten Fällen transkonjunktival und ohne Naht durchgeführt werden. Die palpable Läsion wird vor der Infiltrationsanästhesie markiert. Die Chalazionklemme wird mittig zur Lidkantenmarkierung eingesetzt und beim Fixieren und Ektropionieren des Lides leicht angehoben. Nach Schnitt senkrecht zur Lidkante wird das granulomatöse Material mit scharfem Löffeln kürettiert; die Pseudokapsel wird mit einer mittelstarken chirurgischen Pinzette gegriffen und mit einer kleinen Schere entfernt. Der Tarsus ist weitgehend zu schonen. Augensalben-Druckverband und sofortige digitale Kompression mindern eine Nachblutung.

9.2.2 Zysten und Pseudozysten

Zystische Tumoren der Lider und der Bindehaut sind histogenetisch meist Tumoren des oberflächlichen oder des tiefen Epithels. An den Lidern finden sich als dysontogenetische Tumoren (Lipo-)Dermoide und Epidermoidzysten.

Bei der Exzision einer Dermoidzyste im Lidbereich muß nach einem oft fibrösen Ausläufer der Kapsel (»orbitaler Stiel«) gesucht werden und dieser postseptal sorgfältig dargestellt und exzidiert werden, um Rezidive zu vermeiden. Histologisch bestehen Dermoide aus Epidermis mit Hautanhangsgebilden (Keratin) und sind mit Haaren, drüsigen Absonderungen, Bindegewebe, Kapillaren (und Fettgewebe) angefüllt.

Bei Tumoren unklarer Dignität empfiehlt sich immer eine Probeexzision. Das kleine, streifenförmige Exzidat muß ausreichend tief in das Gewebe reichen und stets den Übergangsbereich Tumor – angrenzendes gesundes Gewebe mit enthalten. Kleinere Tumoren der Lider und Bindehaut lassen sich meist ambulant im Rahmen einer exzisionalen Biopsie entfernen und primär versorgen. Bei kleinen und mittelgroßen, klinisch gut einzuordnenden und abgrenzbaren Tumoren (bis maximal ein Drittel Lidkantenverlust durch Tumorexzision mit Sicherheitsabstand) können Tumorexzision und Lidrekonstruktion in einer operativen Sitzung erfolgen.

9.3 Das Entropium

Beim Entropium handelt es sich um eine Einwärtsrollung des Unterlides mit Wimpernscheuern (Trichiasis) auf der Bindehaut und Hornhaut. Das senile Entropium gehört neben dem Ektropium zu den häufigsten Lidfehlstellungen.

Entsprechend der Pathogenese unterscheidet man vier Entropiumformen:

▸ Das kongenitale Entropium: Tarsushypoplasie, Überwiegen der epitarsalen Orbicularisanteile, Schwäche der Lidretraktoren, e vacuo bei Nanophthalmus, Enophthalmus.
▸ Das involutive (senile, atonische) Entropium A) ohne – und B) mit Verlust der horizontalen Lidspannung: A) Erschlaffung der Retraktoren des Ober- und Unterlids führen zur Störung des Lidschlags: die Lidränder stoßen aufeinander, normale oder hypertrophe präseptale Orbicularisfaserbündel verlagern sich nach oben in den prätarsalen Anteil des Unterlids und kippen die Lidkante nach innen; B) zusätzlich Verlust der horizontalen Lidspannung.
▸ Das spastische Entropium: bei Reizzuständen des vorderen Augenabschnitts wie Keratitis auftretend; bildet sich nach Behandlung der Grunderkrankung von selbst zurück; d.h.: nicht als Synonym für Sonderform des senilen Entropiums zu verwendender Begriff.
▸ Das Narbenentropium: bei Trachom, okulärem Pemphigoid; nach Verätzung, Verbrennung, Verletzung der Bindehaut.

Beim senilen Entropium (»Altersentropium«) liegt eine Erschlaffung der Unterlidretraktoren vor, so daß sich der präseptale Anteil des Musculus orbilucaris oculi über den prätarsalen verschiebt. Dieses Phänomen kann mit einer ausgeprägten horizontalen Liderschlaffung einhergehen.

Beim **Entropium ohne horizontale Liderschlaffung** kann durch Straffung der Retraktoren durch evertierende Nähte oder durch Faltung der Lidretraktoren die Fehlstellung beseitigt werden:

Beim sogenannten **Schöpferfaden oder** auch **Feldsteinnaht** genannt, wird mit doppelt armierten 4 x 0 Vicryl-Fäden (oder u.U. Chromcat 5 x 0) konjunktival tief im Fornix des einwärts gekehrten Lides eingestochen. Die Nadel greift den Unterlidretraktor und wird durch die untere Tarsusportion hindurchgeführt. Beim Ausstich zieht man die Haut des Unterlids so nach unten, daß die Nadel sie ca. 2 mm unterhalb der Zilien perforiert. Der Abstand beider Schenkel einer Naht soll ca. 2 mm betragen. Der Faden wird anschließend vierfach direkt über der Haut geknotet und kurz abgeschnitten. Alternativ kann die Naht auch durch kleine lidrandparallele Inzisionen subkutan versenkt werden. Es kann durchaus erforderlich sein, daß im Bereich des Unterlides bis zu drei Fäden mit Abstand von ca. 5 mm gelegt werden müssen. Dieses Verfahren eignet sich auch als Minimaleingriff unmittelbar vor geplanten intraokularen Eingriffen und kann aufgrund des geringen technischen Aufwandes bei bettlägerigen Patienten auch am Krankenbett durchgeführt werden (Beyer-Machule und Riedel 1993).

Beim **senilen Entropium mit Verlust der horizontalen Lidspannung** kann eine **laterale Lidverkürzung in der Modifikation nach Bick** durchgeführt werden:

Hierfür wird im lateralen Unterliddrittel eine Chalazion-Klemme eingesetzt. Das Lid wird 3–4 mm vor dem äußeren Lidwinkel mit einer spitz zulaufenden Skalpellklinge senkrecht zur Lidkante in ganzer Liddicke von innen nach außen durchtrennt (Schneide der Klinge hautwärts gerichtet). Um das Ausmaß der erforderlichen horizontalen Lidresektion zu ermitteln, wird mittels zweier Pinzetten der mediale Lidanteil so über die laterale Schnittkante geführt, daß eine spannungslose Vereinigung erfolgen könnte. Um glatte Schnittränder zu erhalten, wird der mediale Lidschnitt im Lidkanten-/Tarsus-Bereich und gleichfalls der Hautschnitt mit der Klinge ausgeführt. Die Durchtrennung von Muskeln und Bindegewebe wird mit der Sehnenschere nach Westcott, nach unten etwas divergierend, und schließlich mit zum Fornix weisender Spitze vervollständigt. Es resultiert ein pentagonaler Liddefekt. Die anschließende Readaptation der Wundränder erfolgt schichtweise und muß den stärksten Verkürzungseffekt im Bereich des Tarsusunterrandes sowie im präseptalen Anteil des M. orbicularis haben. Tarsus- und Orbicularis-Naht erfolgen mit 5 x 0 Vicryl. Die stufenlose Anpassung der Lidkanten gelingt am besten mit einem doppelt armierten 6 x 0 Vicrylfaden. So wird eine Stufenbildung durch Wunddehiszenz nach Fadenentfernung in 10 Tagen verhindert. Anschließend erfolgt die Hautnaht mit 6 x 0 Vicryl-Einzelknüpfnähten oder mit 5 x 0 Seide fortlaufend zur distalen Wundlefze. Abschließend wird ein 5 x 0 Vicrylfaden durch die oberen Tarsusdrittel und vordere Lidkante im Zilienbereich gelegt, dreifach geknotet und als Traktionsfaden an der Stirn mit Steri-Strips befestigt. Der Zügelfaden kann nach 1–3 Tagen 0,5 cm vor der Lidkante abgetrennt werden (längeres Fadenende spießt nicht).

▬▬▬▬ Beim **Entropium ohne Verlust der horizontalen Lidspannung** oder beim **Entropiumrezidiv** führen wir eine Orbicularis-Resektion (nach Hill/Beyer-Machule) durch:

▬▬▬▬ Zunächst werden zwei Fixationsnähte mit 5 x 0 Seide durch die Lidkante im Abstand von 2 cm gelegt, die, indem sie vom Assistenten straff gehalten werden, die weitere Präparation erleichtern. Hierfür wird zunächst ein lidkantenparalleler Subziliarschnitt 2 mm unterhalb der äußeren Lidkante gelegt. Der

Schnitt beginnt ca. 3 mm lateral des unteren Tränenpünktchens und kann lateral des äußeren Augenwinkels noch 0,5 bis 1 cm Richtung Ohrläppchen bis zum Orbitarand fortgeführt werden (Verlauf der Lachfältchen). Die Haut wird bis zum Sulcus palpebromalaris unterminiert, so daß der M. orbicularis frei liegt. Ein 0,5 cm breites Orbicularis-Muskelbündel wird unterhalb des Tarsus dargestellt, möglichst stumpf präseptal auf einer Strecke von ca. 3,5 cm freipräpariert und mit rundem Schielhaken aufgenommen. Die erhaltene Muskelschlinge wird nun mit einem zweiten Schielhaken angehoben und ausgespannt. Vor der Resektion eines ca. 0,7 cm langen Muskelstücks wird distal der geplanten Exzisionsstellen der Muskel mit 5 x 0 Vicryl durchsteppt und abgebunden bzw. mit der abgewinkelten Bipolarpinzette gekautert. Anschließend wird der Muskel End-zu-End readaptiert. Das Wirkprinzip der Resektion des kleinen Muskelbündels ist hier zum einen die Schwächung der hypertrophen Muskelanteile, zum anderen Erhöhung der Lidspannung direkt unterhalb des Tarsus. Nach Muskelnaht sollte die Unterlidkante also wieder dem Bulbus anliegen. Falls immer noch ein Restentropium besteht oder bei Rezidiv-OP sollten die präseptalen Orbicularis-Muskelschlingen am Tarsusunterrand mit zwei oder drei 4 x 0 Vicryl-Nähten zusätzlich fixiert werden.

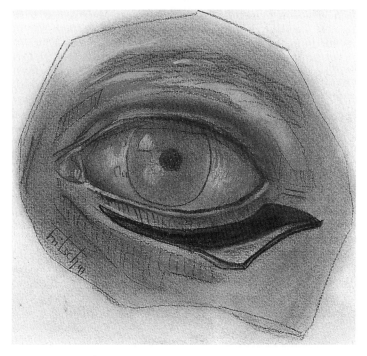

Abb. 1   Schematische Schnittführung bei der Entropium-Operation ohne Verlust der horizontalen Lidspannung

Beim Entropium(-Rezidiv) mit horizontaler Liderschlaffung sollte zusätzlich eine Lidrandverkürzung durch eine Keilexzision, durch eine laterale Zügelplastik mit Periostfixation am temporalen Orbitarand (Beyer-Machule und Riedel 1993) oder eine sogenannte Tarsalzungenplastik nachTenzel/Anderson durchgeführt werden (Tenzel et al. 1977; Anderson 1981; Riedel und Beyer-Machule 1991).

Bei der Orbicularisplastik mit Keilresektion im Bereich des medialen – oder des lateralen Unterlids wird die im vorangehenden geschilderte Orbicularisverkürzung sinnvollerweise im Bereich der hier kombinierten pentagonalen Keilresektion durchgeführt (Beyer-Machule und Riedel 1993). Da bereits ein über den äußeren Lidwinkel hinausreichender Subziliarschnitt angelegt worden ist, kann der Defekt nach Tarsus-, Lidkanten- und Orbicularis-Naht durch horizontal intakt gelassene Lidhaut gedeckt werden. Die Größe des zu exzidierenden Keiles wird wie bei der lateralen Keilexzision nach Bick beschriebene ermittelt. Nach Blutstillung erfolgt die Readaptation des Tarsus und des präseptalen Orbicularis mit 5 x 0 Vicryl. Lidkantennaht mit 6 x 0 Vicryl (s. oben). Bei älteren Patienten mit Dermatochalasis des Unterlids kann eine Fettresektion oder/und Blepharoplastik kombiniert werden. Vor der Hautnaht wird vor allem der laterale horizontale Hautüberschuß exzidiert. Ein vertikal überschüssiger Hautstreifen darf nur in maximal 2–3 mm Breite exzidiert werden (Cave: Ektropium durch zu starke vertikale Hautverkürzung). Die abschließende Hautnaht erfolgt mit 5 x 0 Seide fortlaufend oder als Einzelknüpfnähte. Die 6x0 Vicryl-Lidkanten-Nähte können 10–14 Tage belassen werden; die 6 x 0 Seide-Hautnaht kann bereits nach 7 Tagen entfernt werden.

9.4 Das Ektropium

Beim Ektropium unterscheidet man im wesentlichen:

▷ Das senile Ektropium: Tonusverlust des M. orbicularis/der Lidbändchen und der Unterlidretraktoren.
▷ Das paralytische Ektropium: meist durch Fazialisparese bedingt.

▷ Das Narbenektropium: Verkürzung des vorderen Lidblattes nach Verletzungen, Operationen mit Kontrakturen; nach Verätzungen, Verbrennungen, chronischen Hauterkrankungen.

Beim senilen Ektropium (Altersektropium) kann die schwerkraftbedingte Auswärtskippung der Unterlidkante nasal, medial oder temporal betont sein. Zur weiteren Planung des Eingriffs sollte man die Lidbändchenstabilität durch zwei einfache Handgriffe überprüfen:

1. Mit dem unter dem Tränenpünktchen aufgesetzten Zeigefinger wird das Unterlid nach lateral gezogen. Bei stabilen medialen Ligamentum canthi läßt sich das Punctum lacrimale nicht bis zum medialen Limbus velagern.

2. Der Zeigefinger wird am lateralen Unterlidrand aufgesetzt und das Lid nach medial verschoben: Bei Stabilität des lateralen Lidbändchens erfolgt eine Mitbewegung des lateralen Oberlids.

Die Grundregel der Ektropiumkorrektur weist uns an, die Lidverkürzung in dem

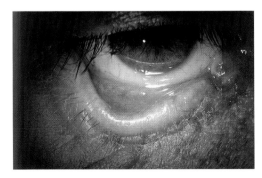

Abb. 2   Seniles Ektropium

Lidbereich durchzuführen, in dem die stärkste Auswärtswendung vorliegt. Der Ort der beim Ektropium vorzunehmenden horizontalen Lidrandverkürzung durch V-förmige oder pentagonale Keilresektion ist am sitzenden Patienten, also vor Beginn der Operation und vor dem Unterspritzen mit dem Lokalanästhetikum zu bestimmen. Zunächst erfolgt wieder ein alle Lidschichten durchtrennender Schnitt senkrecht zur Lidkante. Dabei wird von der Bindehautseite her zuerst mit der Spitze des Skalpells das Lid unterhalb des Tarsus perforiert und ein glatter Schnitt durch den Tarsus zur Lidkante ausgeführt. Es erfolgt Blutstillung mit dem Kauter. Nun wird durch Fassen der beiden Tarsusstücke mit der Pinzette und durch das Übereinanderschieben die Größe des zu exzidierenden Keiles festgelegt (Markierung mit Blaustift). Der zweite lidkantendurchtrennende Schnitt wird wiederum mit dem Skalpell durchgeführt. Anschließend wird er nach kaudal mit der Westcott Schere V-förmig vervollständigt. Nach sorgfältiger Blutstillung mit dem Bipolarkauter werden der Tarsus und M. orbicularis subkutan mit Vicryl 5 x 0 Einzelknüpfnähten adaptiert. 5 x 0 Seide für die Hautnaht und die zusätzliche, vordere Lidkantennaht, die als Zügelfaden lang belassen wird, erfolgen wie oben bei der Keilresektion nach Bick wie beim senilen Entropium geschildert (vgl. 9.3).

▬▬▬▬ Bei nur geringer Unterliderschlaffung kann als minimal invasiver Eingriff eine **Ektropium-OP nach Fox** durchgeführt werden. Dabei wird ein Bindehaut-Tarsus-Dreieck von konjunktival her mit der Basis zur Lidkante ausgeschnitten. Hierfür wird zwischen dem mittleren und temporalen Drittel des Unterlides eine Chalazion-Klemme eingesetzt und ein Dreieck mit Basis oben ca. 1 mm unterhalb der Lidkante liegend ausgeschnitten. Der Tarsus wird dann mit horizontal gesetzten 6x0 Vicryl-Einzelknüpfnähten, mit versenkten Knoten, adaptiert. Am Ende der OP zeigt sich fast immer eine kleine Vorbuckelung der Lidkantenkontur, die sich jedoch im Laufe der ersten postoperativen Tage gibt.

▬▬▬▬ Bringt eine Keilexzision allein z.B. beim betonten Ektropium keine befriedigende Korrektur der Lidstellung, so empfiehlt sich eine laterale Keilexzision mit Hautlappenverschiebung nach Byron C. Smith durchzuführen (Nesi und Waltz 1994): Zunächst wird ein Subziliarschnitt wieder bis über den temporalen Lidwinkel Richtung Ohrläppchen bis zu Orbitakante hinausgeführt (vgl. 9.3). Dieser Hautlappen wird nun bis zum Sulcus palpebromalearis hin mobilisiert und eine Blutstillung durchgeführt. Anschließend erfolgt die bereits im vorhergehenden beschriebene pentagonale Lidkantenexzision. Vor der Hautnaht erfolgt nun die Hautlappenverschiebung nach temporal oben mit Exzision der horizontal überschüssigen Lidhaut. Es empfiehlt sich, die Haut zunächst im Bereich des temporalen Winkels im Schnitt zu fixieren. Anschließend erfolgt die weitere Adaptation der Haut mit Einzelknüpfnähten oder fortlaufend (6 x 0 oder 5 x 0 Seide).

▬▬▬▬ Ist der laterale Angulus bei Lidbändchenerschlaffung abgesunken, führen wir zusätzlich eine Faltung des lateralen Lig. canthi mit periostaler Refixation oder, anstatt einer lateralen Keilresektion, eine Tarsalzungenplastik nach Anderson durch (Anderson 1981).

9.5 Die Eversio puncti lacrimalis

Liegt nur eine Eversio des unteren Tränenpünktchens vor, so ist die Tränenpünktchenreposition nach v. Blaskovicz als kleiner Eingriff oft erfolgreich. Ca. 2 mm unterhalb des Verlaufs des unteren Tränenröhrchens wird ein rautenförmiges Exzidat von Konjunktiva und Subkonjunktiva exzidiert. Die Mitte des horizontal liegenden rhombusförmigen Defekts soll unterhalb des Tränenpünktchens liegen. Bei ausreichender und richtig lokalisierter Gewebsresektion muß sich beim Legen und versenktem Knüpfen der 6 x 0 oder 7 x 0 Vicryl-Einzelknopfnähte sofort eine entropionierende Wirkung auf die nasale Unterlidkante mit Einwärtsrollung des unteren Tränenpünktchens zeigen.

Bei stärker evertiertem Tränenpünktchen ist eher eine mediale Lidwinkelplastik nach Otis Lee durchzuführen (Lee 1951):

Hier werden nach lidkantenparalleler Umschneidung des inneren Lidwinkels an der Haut-Schleimhaut-Grenze das Ober- und Unterlid medial der Tränenpünktchen mit zwei bis drei 6 x 0 Vicryl-Einzelknüpfnähte vernäht. Zusätzlich wird ein ca. 1 x 1 cm großer dreieckiger Hautlappen im medialen Lidwinkel als Fortsetzung der lidkantenparallelen Schnitte zunächst ca. 1 cm in Richtung Nasenwurzel und dann mit fast rechtwinkliger Umkehr der Schnittrichtung ca. 1 cm nach kaudal bis fast zur medial unteren Orbitakante präpariert. Der erhaltene Hautlappen wird nach vor allem horizontaler Resektion seiner Ränder unter leichtem Zug nach innen oben mit 6 x 0 Seide eingenäht.

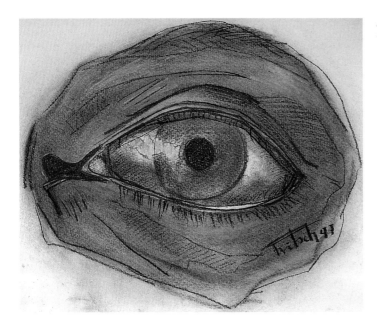

Abb. 3   Schematische Schnittführung bei der Lidwinkelplastik nach Otis Lee

9.6 Das Pterygium

Das Flügelfell stellt eine häufige Veränderung im Lidspaltenbereich der Hornhaut/Bindehaut, insbesondere bei Personen mit vermehrter UV-Exposition, dar. Es kann aber auch als Folge einer Verletzung in Form eines Narbenpterygiums entstehen. In der Literatur werden zahlreiche Techniken empfohlen; bisher konnte mit keiner dieser Techniken sicher ein Rezidiv verhindert werden. Auch durch die zunächst erfolgversprechende Behandlung mit dem Excimer-Laser ließ sich die Rezidivquote nicht senken (Förster und Busse 1995).

In Parabulbäranästhesie wird zunächst der Pterygiumkopf mit einem Diamantmesser umschnitten. Anschließend wird mit der Kolibripinzette der Pterygiumkopf gefaßt und mit dem Tellermesser lamellierend bis zum Limbus abgetragen. Danach wird der Pterygiumschwanz vollständig mit der Bindehautschere entfernt. Die konjunktivalen Versorgungsgefäße und die denudierte Episklera werden nun vorsichtig gekautert und der Gewebsdefekt nach Mobilisierung der Conjunctiva bulbi mit versenkten 8 x 0 Vicryl-Einzelknüpf-nähten geschlossen. Dabei sollte die Bindehaut nicht bis zum Limbus adaptiert werden: ein kleiner offener Sklerasaum verbleibt am Limbus (Rezidivprophylaxe).

Bei der Pterygium-OP nach Bangerter wird der Bindehautdefekt durch Bindehautdrehung gedeckt (Schmid 1996): Hierfür wird die Bindehaut entlang des Limbus Richtung 6 h abgetrennt und unterminiert. Bei 6 h wird dann ein radiärer Schnitt durchgeführt. Der damit erhaltene Bindehautlappen wird um 90° gedreht, nach oben gezogen und mit Einzelknüpfnähten mit der oberhalb des Gewebsdefekts verbliebenen Bindehaut adaptiert.

Postoperativ behandeln wir mit antibiotikahaltigen Augensalben, z. B. Floxal Augensalbe. Zusätzlich empfiehlt sich, zur Beschleunigung des Epithelschlusses, eine Vitamin-A-haltige Augensalbe im Wechsel anzuwenden. Sollte hierunter der Epithelschluß verzögert sein und der Patient unter starken Schmerzen leiden, setzen wir eine Verbandskontaktlinse ein.

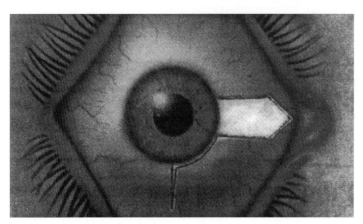

Abb. 4   Schnittführung bei der Pterygium-OP nach Bangerter

9.7 Die Dermatochalasis

Die Blepharochalasis (Fuchs) ist eine seltene, oft familiär vorkommende Hautatrophie und Erschlaffung der Stützgewebe nach rezidivierten Lidödemen unbekannter Ursache. Sie tritt bevorzugt bei jüngeren Frauen auf.

Bei der im mittleren und höheren Lebensalter dagegen häufig auftretenden Dermatochalasis liegt ein Lidhaut-Überschuß vor. Am Unterlid kommt es zur Ausbildung von »Tränensäcken«. Die vergrößerte Deckfalte am Oberlid kann in ausgeprägten Fällen zu einer Gesichtsfeldeinengung nach temporal führen. Solange die Haut des Oberlides die Lidkante noch nicht überschreitet, liegt eine mehr kosmetische Indikation vor (sog.»Schlupflid«). Im Vorfeld einer solchen Operation ist im Frühstadium eine besonders ausführliche Aufklärung des Patienten erforderlich. Auf etwaige psychische oder psychosoziale (Ehekonflikt etc.) Beweggründe des Patienten muß im Gespräch geachtet werden, und die häufig unrealistischen Erwartungen korrigiert werden. Die geplante Schnittführung sollte dem Patienten aufgezeichnet und ggf. anhand von geeignetem, anonymen Bildmaterial demonstriert werden. Der Patient muß sich darüber im klaren sein, daß durch die Operation sichtbare Narben entstehen können, und daß bei etwaigen Komplikationen (Hämatom, Wundinfektion oder Keloidbildung) Lidstellungsfehler, (oftmals nur vorübergehende) Traktionsfalten der Haut und ein kosmetisch unbefriedigendes Ergebnis resultieren können. In Einzelfällen kann eine nochmalige Operation notwendig werden. Eine photographische prä- und postoperative Dokumentation der Augenpartie von vorne und von der Seite sollte in jedem Falle erfolgen. Eine Einschränkung des Gesichtsfeldes durch lidkantenüberschreitende Deckfalte läßt sich am besten mit der Goldmann-Perimetrie dokumentieren (Isopteren der Prüfmarken V4 und III4 bestimmen und anschließende Wiederholung der Untersuchung bei mit Pflasterstreifen hochgeklebter Deckfalte). Zur ausführlichen präoperativen Diagnostik gehört auch die Bestimmung der Tränensekretion (BUT, Schirmer I und Basalsekretionstest). Bei zu reichlicher Lidhautresektion können die Beschwerden eines »Sicca-Syndroms« verstärkt werden (Beyer-Machule und Riedel 1993).

Neben Prüfung von Lidspaltenweite, Motilität und der Levatorfunktion muß auf Vorhandensein orbitaler Fetthernien geachtet werden. Besonders muß auf die Lage der Augenbrauen bei der OP-Indikationsstellung geachtet werden. Eine eventuell vorliegende Brauenptosis sollte primär durch operative Anhebung der Augenbrauen korrigiert werden. Oft liegt nach diesem Eingriff gar keine Lidhauterschlaffung mehr vor.

Bei der Blepharoplastik des Oberlids werden nach einer ersten Hautdesinfektion noch vor der Infiltrationsanästhesie am sitzenden und geradeausblickenden Patienten die Exzisionsgrenzen mit Blaustift markiert (Dailey 1995). Die kaudale, horizontale Schnittgrenze sollte der ehemalig bestandenen Lidfurche des Patienten angepaßt sein. Optimale Markierungspunkte liegen ungefähr nasal 8 mm oberhalb des Tränenpünktchens, zentral 10 mm und temporal 9 mm oberhalb der äußeren Lidkante (Lage des neu zu schaffenden Sulcus frontopalpebralis). Die Schnittführung sollte ein Stück über den äußeren Lidwinkel hinaus fortgeführt werden, um hier einer Faltenbildung entgegenzuwirken. Das lateral äußere Inzisionsende soll mindestens 5 mm oberhalb des lateralen Lidwinkels liegen. Die laterale Orbitakante darf nicht überschritten werden (sichtbare Narben). Nasal sollte der Schnitt eine vertikale, imaginäre Linie nicht überschreiten, die vom Zentrum der Karunkel ausgeht. Der nun liegende Patient muß die Augen schließen, um die obere Exzisionsgrenze markieren zu können. Dazu werden mit den Branchen einer breiten anatomischen Pinzette in einer »Pinch-Technik« die untere Blaustiftmarkierung und die überschüssige Lidhaut so gefaßt, daß die Zilien nur leicht angehoben sind, der Lidschluss jedoch so gut wie vollständig ist. Mindestens 8 mm Haut müssen zwischen oberer Exzisionskante der Haut und Unterrand der Superzilien verbleiben. Nun erst erfolgt die Lokalanästhesie mit Xylocain 2%ig und Adrenalinzusatz 1:100 000. Die vasokonstriktorische Wirkung ist nach 10 Minuten optimal. Die Haut des zu exzidierenden angezeichneten Bereichs wird mit mit einem Skalpell mit geschwungener Klinge nur angeritzt. Der Schnitt wird mit der Westcott-Schere vervollständigt, um eine Verletzung der Levatoraponeurose zu vermeiden. Anschließend wird die Gewebsexzision entweder als reiner Hautlappen oder als Haut-Orbicularis-Lappen mit der Muskelschere (abgerundete Branchen) durchgeführt. Auch kleine blutende Gefäße werden sorgfältig gekautert. Falls erforderlich, kann nun hervorquellendes Fettgewebe entfernt wer-

den (s. 9.7.1). Anschließend erfolgt die Fixation der Oberlidfurche zentral, nasal und temporal durch 6 x 0 Vicryl-Einzelknüpfnähte, die durch die Haut unterer Exzisionsrand – M. orbicularis – Haut oberer Exzisionsrand geführt werden. Die Hautnaht kann dann mit 6 x 0 Seide fortlaufend oder als Intrakutannaht mit 6 x 0 Prolene erfolgen.

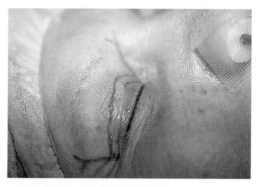

a Markierung der Schnittführung bei der Blepharoplastik des Oberlides

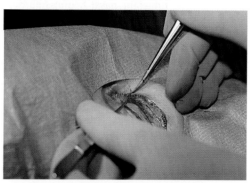

b Bildung der »neuen« Oberlidfurche durch 6 x 0 Vicryl-Einzelknüpfnähte zentral, nasal und temporal

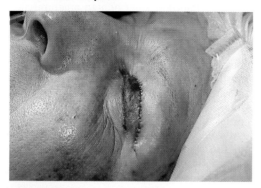

c Hautnaht

Abb. 5

9.7.1 Dermatochalasis mit Orbitafettprolaps

▬▬▬▬ Prolabierendes Fettgewebe aus der Orbita sollte zurückgedrängt werden und größere Öffnungen des Septum orbitale mit Vicryl 6 x 0 verschlossen werden. Liegt ein Gewebsüberschuß mit Fettgewebsprolaps vor, kann das Orbitafettgewebe mit dem Elektrokauter nach vorheriger Fixation mit der Klemme entfernt werden. Leichter Druck auf den Augenbulbus läßt das Fettgewebe durch die vorher angelegten kleinen Septum orbitale -Inzisionen prolabieren. Auf keinen Fall darf am Fettgewebsprolaps gezogen werden, da bei solchen Manipulationen kleine orbitale Gefäße rupturieren können. Das meiste Gewebe muß in der Regel im nasalen Liddrittel entfernt werden. Im zentralen und lateralen Liddrittel muß weitaus sparsamer exzidiert werden (Cave: unschön eingesunkene Oberlidfurche und Absinken des Scheitels des Oberlidrandes unter Niveau des Orbitarandes). Nach Fettresektion wird der noch in der Klemme fixierte Gewebsstumpf mit einer kräftigen anatomischen Pinzette fixiert und erneut die Resektionskante des Fettgewebslappens gekautert. Erst, wenn man sich von der kompletten Blutstillung überzeugt hat, darf man den Gewebslappen hinter das Septum orbitale zurückgleiten lassen. Um ein erneutes Prolabieren von Orbitafettgewebe zu vermeiden, sollten größere Septumdefekte mit 6 x 0 Vicryl-Einzelknüpfnähten verschlossen werden.

▬▬▬▬ Aufgrund der Gefahr einer Nachblutung in die Orbita mit Gefahr der Opticuskompression ist es notwendig, den postoperativen Druckverband nach zwei bis drei Stunden zu wechseln um zu inspizieren.

9.7.2 Dermatochalasis am Unterlid

Auch am Unterlid besteht das Prinzip der Dermatochalasis-Operation in der Exzision von überschüssigem Hautgewebe. Die Gefahr, hierbei ein Ektropium zu produzieren, ist groß. Selten muß ein mehr als 2 mm in der Horizontale messender Hautlappenstreifen entfernt werden.

Zur Blepharoplastik des Unterlids wird ein Subziliarschnitt 2 mm unterhalb der Unterlidkante durchgeführt (Spinelli und Riou 1995). Die Länge des Schnittes hängt von der Lokalisation und Menge des zu korrigierenden Haut-Muskel-Exzidats ab. Im Bereich des lateralen Unterlids wird mit dem Skalpell inzidiert und der Schnitt über den äußeren Lidwinkel hinaus leicht absteigend, zur lateral unteren Orbitakante geführt. Die Inzision wird von lateral nach medial mit der Westcott-Schere vervollständigt – soll jedoch nur bis ca. 2 mm lateral des unteren Tränenpünktchens reichen. Danach wird die Haut unterminiert, der M. orbicularis dargestellt und Blutgefäße werden vorsichtig gekautert. Vermehrtes präorbitales Baufett oder prolabierendes orbitales Fett kann nun bei diesem Eingriff transkutan wie unter 9.7.1 beschrieben, reseziert werden. Gegebenenfalls kann auch eine Resektion hypertropher präseptaler Muskelbündel durchgeführt werden. Abschließend kann das Ausmaß der Hautexzision durch Verschieben des Hautlappens nach temporal oben festgelegt werden, und die überschüssige Haut vor allem vertikal reseziert werden. Septumdefekte werden mit 5 x 0 Vicryl geschlossen, nachdem man sich noch einmal von der kompletten Blutstillung überzeugt hat. Die fortlaufende Hautnaht kann z.B. mit mit 6 x 0 Seide oder intrakutan mit 6 x 0 Vicryl erfolgen.

Zumindest bei erfolgter Septumeröffnung sollte nach 2–3 Stunden der Druckverband gewechselt werden, um eine Befundkontrolle durchzuführen und eine Orbitablutung auszuschließen.

Bei geplanter Resektion von periorbitalem Fettgewebe ohne erforderliche Haut-/Muskelresektion (jüngere Patienten!) wird zweckmäßigerweise ein transkonjunktivaler Zugang gewählt (Spinelli und Riou 1993). Haut, Orbicularismuskel und Septum orbitale bleiben dabei intakt, und die Gefahr postoperativer Lidstellungsfehler durch Kontrakturen ist geringer als beim transkutanen Vorgehen, daß eher beim älteren Patienten mit »Tränensäcken« und Hautüberschuß angezeigt ist.

Der transkonjunktivale Schnitt wird im Bereich des zentralen und lateralen Unterliddrittels ca. 3 mm unterhalb der unteren Tarsusgrenze durchgeführt. Sowohl das post- als auch das präseptale Kompartiment sind über diesen Zugang erreichbar.

9.8 Ptosis

Bei der Ptosis unterscheiden wir die **kongenitale** Ptosis von der **erworbenen** Ptosis. Die **kongenitale** Ptosis wird wiederum in eine einfache und komplizierte Form unterteilt. Bei der komplizierten Ptosis finden sich weitere Augenbefunde, wie z. B. eine Rectus-superior-Parese, Blepharophimose oder Synkinesien.

Die **erworbene** Ptosis ist eine häufige und sicher die auffälligste Stellungsanomalie der Lider mit anomal tiefer Position des Oberlids in Relation zum Bulbus. Präoperativ gilt es die Ursache des hängenden Oberlids abzuklären, um überhaupt eine Therapieplanung vornehmen zu können.

Am Zweckmäßigsten erscheint uns darum eine **pathogenetische** Klassifikation der Ptosis (modifiziert nach Freuth):

I. Pseudoptosis
A. E vacuo (Micro-/ Nanophthalmus, Hyperopie, Atrophia bulbi)
B. Dermatochalasis
C. Lidretraktion des Partnerauges
D. Ipsilaterale Hypotropie (bei Fixation durch das Partnerauge)
II. Ptosis
▷ Neurogene Ptosis
A. Oculomotorius-Parese (kongenital/erworben)
B. Horner Syndrom (kongenital: Status dysraphicus/erworben)
C. Ptosis bei pathologischen Mitbewegungen (Marcus-Gunn)
D. Fehlinnervations Syndrom (kongenital: Retraktions-Syndrom Stilling-Türk-Duane/erworben bei N. III-Läsion)
▷ Myogene Ptosis
A. Kongenital (AD > AR)
– einfache, kongenitale, myogene Ptosis
– AD Blepharophimose-Syndrom (Ptosis, Telekanthus, Epikanthus inversus ± Unterlidektropium und Mittelgesichtsveränderungen)
B erworbene myogene Ptosis:
– Myasthenia gravis pseudoparalytica Erb-Goldflam
– Ophthalmoplegia externa progressiva v. Graefe (mitochondrialer Erbgang; Kombinationen mit Kearns-Sayre-Syndrom und Cogan-I-Syndrom möglich)

– Muskeldystrophien (z. B. Duchenne; Bekker-Kiener; Leiden-Möbius; Erb-Landouzy-Dejerine)
– Myotonien (AD: M. congenita v. Strümpell/Thomsen; Myotonia atrophica Curschmann-Batten-Steinert)
▷ Aponeurotische Ptosis
A. Blepharochalasis (Vgl. 8.7 ; Ascher-Syndrom)
B. Postoperativ (Lidödem, Infiltrationsanästhesie)
C. einfache involutive (»senile«) Ptosis
▷ Mechanische Ptosis
A. Gewichtsbedingt (Tumor, Dermatochalasis)
B. Restriktiv (Bindehautnarben, mukokutane Syndrome, okuläres Pemphigoid, Verätzung, Verbrennung, Trauma)

Bei der Ptosis ist die Erhebung des präoperativen Befundes enorm wichtig, um die richtige Operationstechnik festlegen zu können. Hierzu zählen neben dem Sehschulbefund zum Ausschluß eines Strabismus der Visus, die Inspektion des vorderen Augenabschnitts und die Messung des Ausmaßes der Ptosis und der Levatorfunktion.

Bei der Messung des Ausmaßes der Ptosis wird der Seitenunterschied in mm zwischen der Höhe des ptotischen Oberlidrandes und der nicht betroffenen Seite gemessen. Bei beidseitiger Ptosis geht man davon aus, daß ein normal stehendes Oberlid die Hornhaut ca. 2 mm bedeckt und mißt die darüber hinaus reichende Strecke. Das Ausmaß der Ptosis wird dabei so beurteilt:

2 mm: leichte Ptosis
3 mm: mittelgradige Ptosis
4 mm und mehr: schwere Ptosis

Die Levatorfunktion wird ermittelt, indem die Strecke zwischen maximalen Auf- und Abblick gemessen wird. Während der Messung sollte darauf geachtet werden, daß beim Aufblick nicht der M. frontalis angespannt wird. Dies verhindert man durch Daumendruck auf die Brauenregion. Der Patient blickt so weit wie möglich nach unten und dann nach oben. Das Ausmaß der Oberlidexkursion wird mit dem Zentimetermaß gemessen und eingeteilt in

gut (<12 mm),
mäßig (6–11 mm) und
gering (5 mm und weniger).

▨▨▨▨▨▨ Die Konsequenzen für die Therapieplanung sind unter 9.8.1 wiedergegeben.

▨▨▨▨▨▨ Je schlechter sich die Levatorfunktion präoperativ erweist, desto größer ist postoperativ das Lidlag bei Abblick. Der Patient muß präoperativ eingehend über den postoperativ zu erwartenden Befund aufgeklärt werden. Ziel ist eine Lidhebung, die in Primärposition 1 mm von der Gegenseite abweichen darf (Beard und Sullivan 1995).

9.8.1 Therapie der kongenitalen und erworbenen Ptosis

▨▨▨▨▨▨ Die Differentialdiagnose zwischen kongenitaler und erworbener Ptosis läßt sich meist anhand einiger typischer Kennzeichen treffen.

▨▨▨▨▨▨ Die überwiegende Zahl der Ptosis-Fälle (60–90%) ist kongenital (Boergen und Scherz 1993). Sie besteht also seit Geburt und zeigt meist keine Veränderung. Der wichtigste Lokalbefund ist das Lidlag: das Oberlid bleibt bei Abblick aufgrund der verminderten Dehnbarkeit des M. levator palpebrae zurück. Die Lidfalte fehlt oftmals. Die Dosierungswerte zur Levatorresektion liegen als relativ sichere Erfahrungswerte vor. Bleibende Überkorrekturen sind dabei selten – eher kommt es zur Unterkorrektur. Läßt sich bei der kongenitalen Ptosis noch eine Levatorfunktion nachweisen, empfiehlt sich die Levatorresektion ab externo. Die Levatorfunktion bestimmt maßgeblich die Dosierung.

▨▨▨▨▨▨ Dosierungsrichtlinien für die kongenitale Ptosis nach Beard (Beard 1976):

Levatorfunktion	Ptosisausmaß	Resektionsstrecke
schlecht	3–4 mm	23 mm oder mehr
mäßig	2–3 (4) mm	18–22 (23) mm
gut	2–3 mm	14–17 mm oder 10–13 mm

▨▨▨▨▨▨ Die erworbene Ptosis zeigt allmählichen oder plötzlichen Beginn und deutliche Progredienz (ältere Fotos!). Die Dosierung muß während der Operation abgeschätzt werden. Es

gibt keine festen Dosierungsrichtlinien. Die Gefahr der Überdosierung ist größer als bei der Korrektur einer kongenitalen Ptosis.

▨▨▨▨▨▨ Der Operationserfolg der transkutanen Levatorresektion wird von Beard (Beard 1976) mit 25% angegeben. Nachteil dieses Operationsverfahrens ist, daß beim Abblick eine Zunahme des Lidlags vorliegt, worauf präoperativ hingewiesen werden muß. Die Lokalanästhesie erfolgt im Bereich der Oberlidfurche. Wie bei allen Ab-Externo-Ptosis-Operationen erfolgt der Zugang durch horizontalen Hautschnitt in der zukünftigen Oberlidfurche. Die Haut wird mit dem Skalpell ca. 8 mm oberhalb der Lidkante nur angeritzt, der Schnitt unter Anheben der Wundlefzen mit der Schere vervollständigt, um den M. orbicularis nicht zu verletzen. Nach horizontaler Durchtrennung von M. orbicularis werden Tarsus, Levatoraponeurose und Septum orbitale in typischer horizontaler Gliederung dargestellt:

▨▨▨▨▨▨ Der Tarsus wird nur bis 2 mm oberhalb der Lidkante stumpf freipräpariert, um die Haarfollikel nicht zu schädigen. Nach Einsetzen der Erhardtklemme, wird der präseptale Teil des Orbicularismuskels vom unteren Orbitaseptumrand separiert und das Septum orbitale freipräpariert. Das Orbitaseptum setzt an der Orbitakante an, wo man es als straffes Band tasten kann, wenn man daran zieht. Das Septum wird durch einen kleinen, vertikalen Einschnitt eröffnet. Nach eindeutiger Identifizierung des orbitalen Fettgewebes (Cave: verfetteteter Levatormuskel ist beweglich und zeigt keine nach oben vorne weisende Verlaufsrichtung wie das Septum) kann das Septum orbitale, ausgehend von der Inzision mit der Westcott-Sehnenschere, nach lateral und nasal horizontal, unterhalb seiner Insertion gespalten werden. Der präaponeurotische Fettkörper wird zart gekautert, prolabierendes orbitales Fettgewebe wird mit dem Desmarres-Lidhalter zurückgehalten. Oberhalb des Lig. transversum wird der Levatormuskel und unterhalb des Ligamentum die Levatoraponeurose mit ihrer Septuminsertion erkennbar. Die Levatoraponeurose wird 2 mm proximal der Tarsusoberkante durchtrennt, mit der Ptosisklemme nach Berke aufgenommen und nach oben präpariert. Die Seitenhörner werden im nasalen und lateralen Oberliddrittel vertikal durchtrennt. Unter der mobilisierten Levatoraponeurose wird der Müller-Muskel dargestellt und um der Gefäßarkade des Arcus palpebrae superior auszuweichen, etwa 4 mm proximal der Tarsusoberkante von der Bindehaut abpräpariert. Die Bindehaut sollte dabei intakt bleiben. Anschließend können Müller-Muskel und M. Levator palpebrae gemeinsam nach weiter proximal – je nach erforderlicher Resektionsstrecke – bis zum Ligamentum transversum, bzw. bis zum Übergang in den muskulären Anteil des Lidhebers, stumpf freipräpariert werden. Es muß peinlichst darauf geachtet werden, das Ligamentum transversum sowie die Mm. Obliquus superior und rectus superior nicht zu tangieren. Die Erhardtklemme wird nun gelöst. Die geplante Resektionsstrecke des Levators wird abgemessen. Vor Resektion der distalen Levatoranteile erfolgt die Refixation mit drei doppelt armierten Vicryl 6 x 0-Fäden:

▨▨▨▨▨ Ausgehend vom oberen Tarsusdrittel wird von hinten über der geplanten Resektionsstelle in den Levatormuskel eingegangen. Die Fäden werden erst nach Herausnahme der Ptosisklemme zur Überprüfung des Effektes verknotet, und der Muskel dann gekürzt. Überschüssige Haut kann ebenfalls entfernt werden. Abschließend erfolgt der Hautverschluss mit Fixation der Lidfurche mit 6 x 0 Vicryl-Einzelknüpfnähten. Der Faden läuft dabei durch den Rand des unteren Hautlappens, durch den Levatormuskel und durch den Rand des oberen Hautlappens, um eine Deckfalte zu bilden (Boergen und Scherz 1993).

9.8.2 Kongenitale Ptosis ohne Levatorfunktion

▨▨▨▨▨ Bei kongenitaler Ptosis ohne oder mit Levatorrestfunktion unter 2 mm sowie bei komplizierter kongenitaler Ptosis empfiehlt sich die Frontalissuspension. Suspensions-Ope-

rationen beim Säugling müssen wegen der Amblyopiegefahr rechtzeitig und natürlich stationär durchgeführt werden. Auch die Suspensions-OP beim Erwachsenen sollte zumindest bei Verwendung autologer Faszia-lata-Materialien stationär durchgeführt werden. Die Frage des optimalen Suspensions-Materials ist viel diskutiert (Wagner et al. 1984; Crawford 1977; Beyer und Albert 1981). Zur Operationstechnik muß an dieser Stelle auf Spezialliteratur verwiesen werden.

9.8.3 Erworbene Ptosis mit guter Levatorfunktion (< 10 mm)

▨▨▨▨▨ Eine erworbene Ptosis mit guter Levatorfunktion wird heutzutage durch eine Levatorfaltung korrigiert. Ptosisoperationen nach Fasanella werden von den Ptosischirurgen heutzutage weitestgehend abgelehnt, da hierbei die Anatomie des Oberlides irreversibel verändert wird (Boergen und Scherz 1993). Ferner kann bei der Levatorfaltung gleichzeitig eine bestehende Dermatochalasis mitkorrigiert werden.

▨▨▨▨▨ Der Levator wird zunächst wie bei der Levatorresektion aufgesucht. Das Septum braucht hierbei nicht eröffnet zu werden. Ca. 1 mm unterhalb des Septum werden nun drei 5 x 0 Seide Fäden (doppelt armiert) gelegt und geknotet. Anschließend werden die Fäden wieder 1–2 mm unterhalb des oberen Tarsusrandes fixiert und geknotet. Die Faltung der Levatoraponeurose erfolgt dabei über einen 6 mm schmalen, geraden Spatel nach Bangerter. Hautnaht durch Herstellen der Lidfurche (Boergen und Scherz 1993).

9.9 Postoperative Behandlung von Lidoperationen

Alle Lid-Operationen sollen postoperativ – solange die Fäden liegen – mit einer Antiobiotika-Augensalbe mit weitem Erregerwirkungsspektrum (z. B. Nebacetin AS oder Terramycin AS) behandelt werden. Unmittelbar postoperativ empfiehlt sich ein Druckverband aus Sofra-Tüll und zwei Augenkompressen. Bei regelrechtem Heilverlauf kann ab dem 1. postoperativen Tag der Verband weggelassen werden.

9.10 Komplikationen

Nur selten kommt es nach einer Lidoperation zu einer Wundphlegmone. In diesem Fall ist hochdosiert mit einem Breitband-Antibiotikum (z. B. Megacillin) zu behandeln. Leichtere Komplikationen sind das Ausreißen von Fäden, insbesondere im Lidkantenbereich. Sollte es dabei zu einer zunehmenden Wunddehiszenz kommen, so muß eine Fadennachlegung erfolgen. Bei Stufenbildung muß eine Revision erfolgen, wobei hier die Ursache meistens in einer falsch angelegten Tarsusnaht liegt. In seltenen Fällen kann es auch zu einer Erosio korneae kommen, die bei Therapieresistenz mit einer Verbandskontaktlinse behandelt werden kann.

Literatur

1. Anderson, R. L.: Tarsal strip procedure for correction of eyelid laxity and canthal malposition in the anophthalmic socket. Ophthalmology 88 (1981), S. 895.
2. Beard, C.: Ptosis. 2. Auflage. Mosby, Saint Louis 1976.
3. Beard, C., Sullivan, J. H.: Ptosis. Akt. Augenheilk. 20 (1995), S. 186–194.
4. Beyer, Ch. K., Albert, D. M.: The use and fate of fascia lata and sclera in ophthalmic plastic and reconstructive surgery. Ophthalmology 88 (1981), 869.
5. Beyer-Machule, Ch. K., Riedel, K. G.: Plastische Chirurgie der Lider. Bücherei des Augenarztes, Band 92. Herausgegeben von B. Gloor, G. O. H. Naumann, R. Rochels. Ferdinand Enke, Stuttgart 1993
6. Boergen, K. P., Scherz, W.: Ptosis Chirurgische Behandlung. Grundlagen und Praxis. Quintessenz München 1993
7. Crawford, J. S.: Repair of Ptosis using frontalis muscle and faszia lata. A 20-year review. Ophthalmic Surg 8 (1977), 31.
8. Dailey, R. A.: Upper Eyelid Blepharoplasty. In Focal Points, American Academy of Ophthalmology, Vol. XIII (8), September 1995, S. 1–13.
9. Förster, W., Busse, H.: Phototherapeutische Keratektomie mit dem 193-nm-Excimer-Laser, Augenärztliche Fortbildung Band 18 (1995), S. 59–62.
10. Hargiss, J. L.: Inferior aponeurosis vs. orbital septum tucking for senile entropion. Arch. ophthalmol. 89 (1973), S. 210.
11. Jones, L. T., Reeh, M. J., Wobig, J. L.: Senile entropion: a new concept for correction. Am. J. Ophthalmol. (United States), 74 (1972), S. 3210.
12. Lee, O. S.: An operation for the correction of everted lacrimal puncta. Am. J. Ophthalmol. 34 (1951), S. 575.
13. Naumann, G. O. H., Apple, D. J., Domarus, D. V., Hinzpeter, E. N., Ruprecht, K. W., Völcker, H. E., Naumann, L. R. in Doerr, W. (Herausgeber) Spezielle pathologische Anatomie; Band 12, Springer Berlin, 1980, S. 264–266.
14. Nesi, F. A., Waltz, K. L.: Smith's Practical Techniques In Ophthalmic Plastic Surgery. Mosby-Year Book, Inc. (1994); S. 131.
15. Riedel, K. G., Beyer-Machule, C. K.: Die temporale Tarsalzungenplastik zur Korrektur von Unterlidfehlstellungen. Fortschr. Ophthalmol. (Germany) 88 (1991), S. 569.
16. Schmid, H. P.: Pterygium-OP nach Bangerter – eine einfache und sichere Methode. Klin. Monatsbl. f. Augenheilkd., 208 (1996), S. 404–405.

17. Spinelli, H. M., Riou, J.-P.: Aesthetic Surgery of the Lower Eyelid. In Focal Points, American Academy of Ophthalmology, Vol. XIII (7), September 1995, S. 1–9.

18. Tenzel, R. R., Buffamm, F.V., Miller, G. R.: The use of »the lateral canthal sling« in ectropion repair. Can. J. Ophthalmol. 12 (1977), S. 199.

19. v. Albertini, A., Roulet, F. C.: Histologische Geschwulstdiagnostik. Thieme, Stuttgart, 1974, 2. Auflage, S. 494–581

20. Wagner et al.: Treatment of congenital ptosis with frontalissuspension: a comparison of suspensory material. Ophthalmology 91 (1984), 245.

Lang: Augenheilkunde

Bitte denken Sie bei der Beantwo
sondern auch an die Ausstattun
Preis.

An dem Buch gefällt besonders:

10.1 Instrumentarium

a) Instrumentarium für Schiel-Operationen:

Universalsieb mit:
- Halsteadklemme
- Tuchklemme n. Schädel, gekreuzt
- Lidsperrer n. Sauer, für Kinder oder nach Cook (klein und mittel)
- Lidsperrer n. Weiss, volle Branchen für Erwachsene (links und rechts)
- Augenschere, Mod. Bonn
- Strabismusschere, Mod. Bonn., gebogen
- Sehnenschere nach Westcott
- Augenpinzette, chirurgisch, gerade, 0,7 mm
- Nahtpinzette n. Castroviejo, 0,5 mm
- 2 Allzweckpinzetten n. Paufique, mittel
- 2 chirurgische Pinzetten (kräftig und mittel)
- 2 Schielhaken n. Graefe, mittel, für gerade Augenmuskeln
- 1 kleinerer Schielhaken für schräge Augenmuskeln
- Nadelhalter Castroviejo m. Sperre, gerade
- Spatel nach Bangerter (6 und 12 mm breit)
- 4 Dieffenbachklemmen, gerade

- Zirkel n. Castroviejo 15mm

b) Einmalverbrauchsartikel
- Augenstäbchen
- Kanüle n. Sauter
- Einmalspritzen
- Vicryl 6 x 0 für die Muskeln
- Seide 6 x 0 zum Anschlingen des Bulbus.
- Einmalhandschuhe
- Einmallochtuch
- Inzisionsfolie
- Kittel
- Tischbezug
- Raucotupf extra groß
- Sofra-Tüll
- Augenkompresse

c) Geräte
- Diathermie (Bipolarstift u. Bipolarpinzette)

d) Medikamente:
- Braunol 2000 zur Desinfektion der Haut
- Jod-Polyvidon 1% AT zur Desinfektion des Bindehautsackes.
- BSS-Lösung zum Benetzen der Hornhaut intraoperativ

10.2 Dosierung an den geraden Augenmuskeln

Für Schieloperationen gibt es die unterschiedlichsten Dosierungsrichtlinien. Entscheidend ist aber für jeden Operateur, daß er sein Schema findet, mit dem er den besten postoperativen Erfolg erzielt. Die postoperativen Ergebnisse werden nicht nur von der Qualität der vorbereitenden Diagnostik (Skiaskopie, Brillenkorrektur, Amblyopie-Behandlung, Prismenaufbau, diagnostische Occlusion bei Strabismus divergens, Wahl der Resektionsstrecken unter Berücksichtigung der getragenen Korrektur nach Dosierungsrichtlinien (z.B. nach H. Kaufmann, W. de Decker, W. Haase), sondern auch maßgeblich durch die operative Technik beeinflußt. Die Erfahrung des Operateurs um seine operativen Gewohnheiten (z.B.: von welcher Stelle ab messe ich, stumpfe oder scharfe Präparation etc.) wird immer zur Modifikation oder kombinierten Anwendung solcher Dosierungsrichtlinien führen. Dosierungsanweisungen sind daher immer auf eine bestimmte »Hausmeinung« und OP-Technik bezogen. Wir empfehlen vor Operationsbeginn, die gewählte Resektionsstrecke noch einmal mit einer groben Faustregel zu überprüfen:

größter Schielwinkel (in Grad)
: 2
= etwa die zu operierende Muskelstrecke (in mm)

*diese Regel ist nur für kombinierte Operationen anwendbar (Schielwinkelreduktion 1,5 bis 2 Grad/mm Resektionsstrecke). Bei isolierten

Rücklagerungen an einem oder an beiden Augen wird eine deutlich geringere Schielwinkelreduktion pro mm resezierter Muskelstrecke erreicht (0,8 bis 1 Grad/mm Operationsstrecke; Kaufmann 1977).

Für spätere Operationen empfiehlt es sich, abgesehen von einer Internusschwäche, kombiniert an einem Auge zu operieren. Die anzugehende Muskelstrecke muß auf die Rücklagerung und die Resektion aufgeteilt sein. Zu berücksichtigen ist dabei, daß die Resektion einen stärkeren Effekt als die Rücklagerung bewirkt.

10.3 Operationstechnik an den Horizontalmotoren (kombinierte OP bei nichtparetischem Schielen)

Für Schieloperationen benutzen wir einen Lidsperrer. Eröffnen der Bindehaut türflügelartig am Limbus und Eröffnen der Tenonschen Kapsel. Zunächst wird der rückzulagernde Muskel möglichst stumpf präpariert und mit zwei gegensinnig eingesetzten Schielhaken gehalten und von der Episklera im anterioren Verlauf separiert. Zwei einfach armierte resorbierbare Nähte (6 x 0 Vicryl) werden durch die äußeren Viertel des Muskels gelegt und zweimal gegenläufig geknotet. Der Ansatz des Muskels wird durchtrennt. Das geplante Ausmaß der Rücklagerung wird mit dem Zirkel abgemessen und durch zartes Eindrücken mit der Zirkelspitze auf der Sklera markiert. Anschließend erfolgt die sklerale Refixation des Muskelstump-

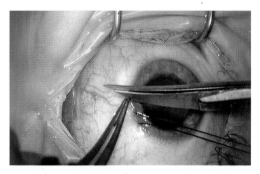

a Eröffnen der Bindehaut am Limbus

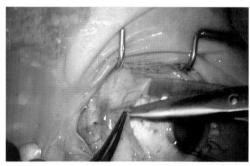

b Eröffnen der Tenonschen Kapsel

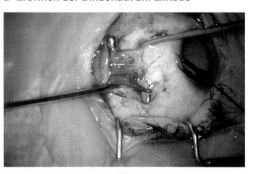

c Zwei gegensinnig eingeführte Schielhaken halten den rückzulagernden Muskel

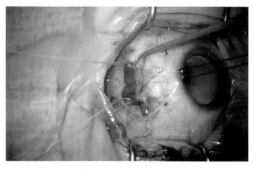

d Anschlingen des Muskels kranial und kaudal an seinem Ansatz

Abb. 1

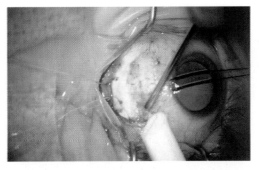

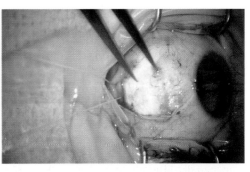

e Kautern der Muskelleiste nach Abtrennen des
  Muskels

f Abmessen und markieren der rückzulagernden Strecke

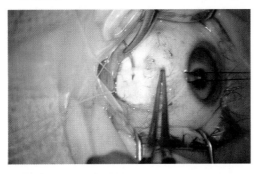

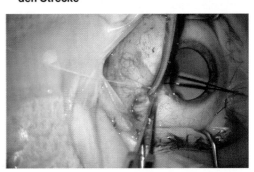

g Annähen des Muskels

h Verschluß der Bindehaut

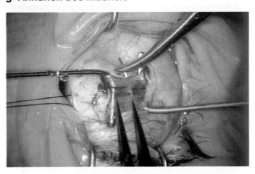

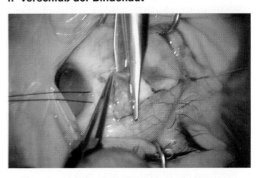

i Abmessen des Muskels bei der Resektion

j Abtrennen des restlichen Muskelstücks am
  Ansatz

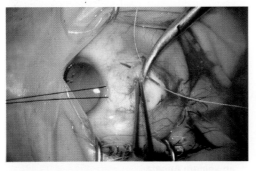

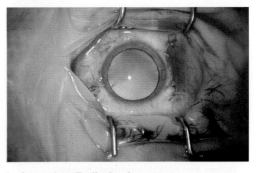

k Annähen des resezierten Muskels an der
  »alten« Muskelleiste

l Operativer Endbefund

Abb. 1

fes posterior seiner ursprünglichen Ansatzstelle. Die ehemalige Muskelansatzleiste wird zart gekautert.

▰▰▰▰▰▰▰ Im zweiten Schritt der Operation erfolgt die Resektion. Nach dem Eröffnen der Bindehaut, Eröffnen der Tenon und Darstellung des Muskels wird die zu resezierende Strecke abgemessen. Anschlingen im oberen und unteren Viertel des Muskels, Abtrennen unmittelbar davor. Resektion des Muskelstücks am Ansatz und Kautern der Muskelleiste. Abschließend Annähen des Muskels an der Muskelleiste. Der Muskelbauch darf nicht »durchhängen«. Ansonsten sollte eine Fixationsnaht U-förmig durch die Muskelmitte und die Muskelleiste geführt werden.

▰▰▰▰▰▰▰ Der Bindehautverschluß erfolgt mit 6 x 0 Vicryl-Einzelknüpfnähten. Die Knoten sollen zuerst am Limbus gelegt werden. Nach Adaptierung der Bindehaut fornixwärts sollte die Bindehaut zirkulär Richtung Limbus ausgestrichen werden und evtl. »überschüssige« Bindehaut vorsichtig reseziert werden, um postoperative Hornhautbenetzungsstörungen und Fuchssche Dellen zu verhindern. Zur postoperativen Analgesie führen wir nach Beendigung des Eingriffs eine Parabulbäranästhesie mit bei Kindern 2 ml und bei Erwachsenen 4 ml Carbostesin 0,5 % durch. Verband mit Antibiotika-Augensalbe.

10.4 Postoperative Behandlung

▰▰▰▰▰▰▰ Die postoperative Behandlung kann mit einem Kombinationspräparat aus Cortison und Antibiotika (z. B. Dexamytrex AS, Terracortril Augentropfen) erfolgen. Kommt es zu einer Fuchsschen Delle aufgrund einer Bindehautchemose, so sollte neben pflegenden Salben (Bepanthen) zunächst nur mit einem Antibiotikum behandelt werden.

Literatur

1. Gabriel, L.: Indikationen und Ergebnisse der doppelseitigen Internus-Rücklagerung. Klin Monatsbl Augenheilk 153 (1968), 224.
2. Graeminger, A.: Die operative Behandlung des Strabismus divergens. Augenärztl. Fortbildung 2 (1973), 107.
3. Grüner, H. J., de Decker W.: Schieloperationen mit nachjustierbaren Nähten. Vergleichende Untersuchungen zu einem von Jampolsky und Mitarbeitern wiederbelebten Verfahren. Der Dtsch. Ophthalmol. Ges. 76 (1979), 687.
4. Haase, W.: Zur operativen Behandlung horizontaler Inkomitanz im Rahmen des frühkindlichen Strabismus (A-Syndrom). Klin Mbl Augenheilk 160 (1972), 648.
5. Helveston, E. M.: Atlas of Strabismus Surgery, 3. Auflage, St. Louis (1985).
6. Kaufmann, H.: Über die Dosierbarkeit von Schieloperationen. Schielbehandlung 9 (1977), 31.
7. Kaufmann, H.: Dosierung von Schieloperationen. In Meyer-Schwickerath G., Ullerich K. (Herausgeber): Theorie und Praxis der modernen Schielbehandlung. Enke, Stuttgart (1984), 283.
8. Kaufmann, H. (Herausgeber), unter Mitarbeit von de Decker, W., Friedburg, D., Haase, W., Kommerell, G., Rüßmann, W.: Strabismus. Enke, Stuttgart (1986), 463.
9. Noorden, G. K. v.: Burian – von Noorden's Binocular vision and ocular motility. 2. Auflage, Mosby St. Louis (1980).
10. Rüßmann, W., Konen, W.: Strabologische Operationsindikation mit Mikrocomputern – Begleit- und Lähmungsschielen. Fortschr. Ophthalmol. 80 (1983), 284.

11.
Refraktive Chirurgie

St. Schmickler

11.1 Standortbestimmung

1983 wurde erstmalig von Trokel (USA) die Anwendung eines Excimer-Lasers zur Abflachung der Hornhaut vorgestellt (Trokel 1983). In Deutschland wurde die sogenannte photorefraktive Keratektomie (PRK) mit dem Excimer-Laser wesentlich von Seiler vorangetrieben (Seiler et al. 1986; Seiler und Wollensak 1990). In der Zwischenzeit sind weltweit mehr als 400 000 myope Augen behandelt worden. Da die photorefraktive Keratektomie in den USA dem FDA unterstellt wurde, und somit die Anwendung nur sehr restriktiv durchgeführt werden konnte, wurden in Europa bis heute mehr Behandlungen als in den USA durchgeführt. 1996 wurde der Summit-Laser auch in den USA bei der Behandlung der rein sphärischen Myopie von –1 bis –7 dptr. mit einer 6mm-Behandlungszone zugelassen. In Deutschland ist die photorefraktive Keratektomie zur Behandlung der Kurzsichtigkeit im Bereich bis zu –6 dptr. seit 1994 von der Deutschen Ophthalmologischen Gesellschaft als wissenschaftliche Methode anerkannt. Für die radiäre Keratotomie, die weltweit wesentlich häufiger und länger durchgeführt wird, gibt es keine entsprechende Anerkennung.

Bei dem Excimer-Laser handelt es sich um einen Kaltlichtlaser, der mit einer Wellenlänge von 193 nm arbeitet. Der Excimer-Laser arbeitet entweder nach dem Scanning-Verfahren (Visx, Summit, Meditech) oder nach dem System Blendenstrahlöffnung, wie z.B. der Chiron Keracor 116. Zunächst stellte der Laserstrahl mit der Blendenöffnung einen Fortschritt dar. Bald mußte man erkennen, daß sich manchmal bei diesem Lasertypen Central Islands, sogenannte Areale höherer Brechkraft in der optischen Zone, einstellten. Nach einem neuen Ansatz von Th. Neuhann (München) wird das abgetragene Hornhautmaterial mit Überschallgeschwindigkeit aus dem Stroma herausgeschossen (Neuhann 1996). Durch den Laserbeschuß entsteht eine Schockwelle, die hinter sich einen relativen Unterdruck erzeugt. Es kommt zu einem Rücksturz des abgesprengten Hornhautmaterials auf die Hornhautoberfläche. Die Stärke dieses entstehenden Unterdrucks ist dabei proportional zur Größe der Abtragungsfläche. Wenn die Abtragungszonen kleiner sind, können die abgetragenen Gewebeteile höher hinausgeschleudert werden. Somit fallen dann auch weniger Partikel auf die Hornhaut zurück. Daher geht zur Zeit der Trend bei den Lasergeräten eher zu denen mit kleinen Laserflächen, die über die optische Zone verteilt werden, wie z.B. der Chiron Keracor 217 mit seinem Planoscan-Mode, um die Entstehung von Central Islands zu verhindern.

Die Investitionskosten für einen Excimer-Laser sind beträchtlich. Der Kreis der in Frage kommenden Patienten dagegen ist gering, wendet man die Ausschlußkriterien richtig an. Hinzu kommt, daß es sich bei der Behandlung von Fehlsichtigkeiten um eine kosmetische Operation handelt, die nicht Kassenleistung ist und sein sollte, abgesehen von Einzelfällen mit höheren Myopien (über –10 dptr.). In der Regel sind die Patienten zwischen 20 und 40 Jahre alt und nur selten in der Lage, die hohen Kosten für eine Operation (rund 3 200 DM für eine PRK und rund 3 600 DM für eine LASIK-Operation pro Auge) selber zu bezahlen. Zu den hohen Investitionskosten eines Excimer-Lasers müssen die regelmäßigen Servicekontrollen als auch der Gasflaschenwechsel (nach 50 Operationstagen jeweils) einkalkuliert werden. Neben einer exakten Augenuntersuchung ist die präoperative Aufklärung vor einem refraktiven Eingriff sehr zeitaufwendig. Damit auch postoperativ der Patient zufrieden ist, muß in einer detaillierten Anamnese vor dem Eingriff genau abgeklärt werden, ob sich die Vorstellungen des Patienten mit der Realität decken.

Zur Vollständigkeit werden im folgenden zunächst die DOG/BVA-Richtlinien zur Bewertung laserchirurgischer und refraktiver Eingriffe der Hornhaut und zur Qualitätssicherung der refraktiven Chirurgie wiedergegeben.

11.2 Kommission refraktive Laserchirurgie: DOG/BVA Richtlinien zur Bewertung laserchirurgischer und refraktiver Eingriffe der Hornhaut und zur Qualitätssicherung der refraktiven Chirurgie

[veröffentlicht in: Der Augenarzt 29: 77–79 (1995)]

▬▬▬ Die refraktive Chirurgie der Hornhaut mit dem Excimer-Laser ist ein Verfahren, das noch nicht als anerkanntes Heilverfahren bezeichnet werden kann. Wissenschaftliches Erkenntnismaterial liegt nur in Teilbereichen vor. Deshalb halten sowohl die Deutsche Ophthalmologische Gesellschaft (DOG) als auch der Berufsverband der Augenärzte Deutschlands (BVA) definierte Grundkenntnisse zur Vorbereitung, Durchführung und Nachbeobachtung der photorefraktiven Laserchirurgie für unerläßlich, denn sie dienen dem Schutz der Patienten. Damit sollen gleichzeitig die vom Gesetzgeber vorgeschriebenen Maßnahmen zur Sicherung der Qualität ärztlichen Handelns (SGB V) in Form einer überprüfbaren Struktur-, Prozeß- und Ergebnisqualität festgeschrieben werden. Bisher schon vorliegende Überlegungen der DOG, der Arbeitsgruppe refraktive Laserchirurgie des BVA und der Deutschen Ophthalmologischen Excimer Laser Vereinigung (DELV) mußten überarbeitet, ergänzt und vereinfacht werden.

Kommission Refraktive Laserchirurgie

▬▬▬ Um dieses Ziel zu erreichen, war zunächst die Arbeitsgruppe des BVA neu strukturiert und erweitert worden. Nach Zustimmung der DOG und des BVA wird aus ihr eine gemeinsame Kommission Refraktive Laserchirurgie (KRL), der Anwender verschiedener Lasersysteme aus dem wissenschaftlichen Bereich, Kliniken und niedergelassenen Praxen angehören. Die KRL wird den Vorständen der DOG und des BVA regelmäßig Tätigkeitsberichte vorlegen. Der Vorstand der DOG und des BVA delegieren bestimmte Aufgaben an die Kommission zur Erarbeitung von Beschlußvorlagen, über die der DOG- und der BVA-Vorstand gemeinsam entscheiden.

▬▬▬ Die KRL machte es sich zur Aufgabe:

▷ eine aktuelle Bewertung der bekannten laserchirurgischen und refraktiven Eingriffe der Hornhaut nach dem derzeitigen Stand der Wissenschaft vorzunehmen, um einerseits interessierten Ophthalmologen eine Entscheidungs- und Behandlungshilfe und andererseits Behörden und Körperschaften Beurteilungshilfen zu geben;

▷ im Vorgriff auf die von der Bundesärztekammer geforderte Struktur-, Prozeß- und Ergebnisqualität entsprechende Empfehlungen zur Qualitätssicherung der neuen Verfahren zu erarbeiten;

▷ die Frage nach der kassenrechtlichen Abrechenbarkeit prä- und postoperativer Leistungen vorzunehmen, mit dem Ergebnis, daß nach der derzeitigen Rechtsauffassung sowohl der refraktiv-chirurgische Eingriff als auch die prä- und postoperative Behandlung keine Kassenleistung sind;

▷ eine zentrale Schiedsstelle zur Klärung möglicher Kostenübernahmen, strittiger Fälle und für gutachterliche Stellungnahmen einzurichten.

▬▬▬ Die KRL bietet denjenigen Augenärzten Hilfen an, die sich mit der photorefraktiven Chirurgie vertraut machen wollen. Diese Hilfen umfassen theoretische und praktische Kurse. Sie werden an universitären Einrichtungen sowie in augenärztlichen Praxen angeboten und entsprechen dem derzeitigen Wissensstand.

▬▬▬ Eine zukünftige Teilnahme an dieser Qualitätssicherung muß jedem Excimer Laser Anwender dringend empfohlen werden.

▬▬▬ Darüber hinaus wird die weitere Entwicklung laserchirurgischer Anwendungen aufmerksam verfolgt, so daß eine klinische Aktualisierung jederzeit möglich ist.

Bewertung laserchirurgischer und refraktiver Eingriffe der Hornhaut

1.   Phototherapeutische Keratektomie (PTK)

▬▬▬▬ Nach Ansicht der Kommission Refraktive Laserchirurgie (KRL) kann die PTK, falls andere Methoden versagen oder versagt haben, im Rahmen einer Einzelfallentscheidung in Ausnahmefällen eine alternative Behandlungsmöglichkeit darstellen bei folgenden Indikationen:

▷ oberflächliche Hornhautnarben
▷ rezidivierende Hornhauterosionen
▷ oberflächliche Hornhautdystrophien und -degenerationen
▷ Glättung oberflächlicher Hornhautirregularitäten

2.   Refraktive Chirurgie (Stand Mai 1995)

Das Ziel jedes refraktiv-chirurgischen Eingriffes ist rein funktionell und stellte eine nachrangige Alternative zur Brille und Kontaktlinse dar (siehe hierzu auch die Empfehlungen der DOG von 1994).

▬▬▬▬ Als Kontraindikationen gelten grundsätzlich:

▷ chronisch progressive Hornhauterkrankungen
▷ Kollagenosen
▷ Behandlungen unter dem 18. Lebensjahr
▷ instabile Refraktion
▷ Cataracta provecta
▷ exsudative Makuladegeneration

2.1   Photorefraktive Keratektomie (PRK)

2.1.1   Myopiekorrektur

▷ Bis –6 dptr. stellt die PRK als funktionelle Operation ein wissenschaftlich anerkanntes Verfahren mit geringer Komplikationsrate dar.
▷ Über –6 dptr. wird die Wahrscheinlichkeit, das gewünschte Ziel zu erreichen, deutlich geringer und die Komplikationen nehmen zu.

2.1.2   Astigmatismuskorrektur

▬▬▬▬ Eine Reduzierung des Astigmatismus ist möglich. Es liegen jedoch keine großen Erfahrungen über längere Zeit vor. Dies gilt in gleicher Weise für die Behandlung der Myopie kombiniert mit gleichzeitig bestehendem höheren Astigmatismus.

2.1.3   Hyperopiekorrektur

▬▬▬▬ Die Hyperopiekorrektur befindet sich noch in der klinischen Erprobung und ist mit hoher Komplikationsrate behaftet. Dies gilt im besonderen Maße bei Ablationen, deren optische Zone unter 6 mm liegt.

2.2   Laserthermokeratoplastik (LTK) Laser in situ Keratomileusis (LASIK) Automatische Lamelläre Keratoplastik (ALK)

▬▬▬▬ Die genannten Verfahren befinden sich noch im Versuchsstadium und sind mit hoher Komplikationsrate behaftet. Dies gilt in besonderem Maße für die ALK.

2.3   Radiäre Keratotomie (RK)

▬▬▬▬ Nach den vorliegenden Studien der Myopiekorrektur mit radiären Inzisionen kann diese Methode aufgrund der Schwankungsbreite der Korrektur, der tageszeitlichen Schwankungen und der Gefahr der progressiven Hyperopisierung nicht mehr empohlen werden.

2.4   Astigmatische Keratotomie (AK)

▬▬▬▬ Das Verfahren befindet sich noch in der klinischen Erprobung.

3.   Schiedsstelle Refraktive Laserchirurgie

▬▬▬▬ Zur Klärung möglicher Kostenübernahmen, strittiger Fälle und für gutachterliche Stellungnahmen richtet die KRL eine Schiedstelle Refraktive Laserchirurgie ein.

▬▬▬▬ Die Schiedstelle ist über die Geschäftsstelle des BVA in Düsseldorf zu erreichen.

4.   Behandlungshonorare

▬▬▬▬ Die Diagnostik einer Refraktionsanomalie und deren Versorgung mit Brille oder Kontaktlinse ist Kassenleistung. Keine Kassenleistung ist die refraktiv-chirurgische Versorgung. Die Honorierung hierfür richtet sich nach den Bestimmungen der GOÄ unter Hinzuziehung von Analogziffern. Zum Beispiel gilt für diese laseroperativen Eingriffe die Analogziffer A 5656 (Excimer-Laserbehandlung), für die computergestützte Videokeratoskopie die Analogziffer A 407.

▬▬▬▬ Die prä- und postoperativen Behandlungen sind nach gegenwärtiger Rechtsauffassung keine Kassenleistungen, sofern es sich um eine komplikationslosen Verlauf handelt. Die Ausstellung einer Arbeitsunfähigkeitsbescheinigung ist jedoch möglich.

Qualitätssicherung Refraktive Laserchirurgie

1. Strukturqualität

1.1 Persönliche Qualifikation

▬▬▬▬ Die refraktive Laserchirurgie des Auges ist ein augenärztlicher invasiver operativer Eingriff, der einer besonderen Sachkenntnis bedarf. Bei der Durchführung der Laseroperationen sind die allgemeinen Richtlinien der Bundesärztekammer zur Qualitätssicherung ambulanter Operationen einzuhalten. Sofern eine ausreichende Ausbildung im Rahmen der Weiterbildung zum Facharzt für Augenheilkunde nicht erfolgte, sind die von der Kommission Refraktive Laserchirurgie (KRL) erarbeiteten Richtlinien unter 1.1.1 zu beachten.

1.1.1 Photorefraktive Keratektomie (PRK) und Phototherapeutische Keratektomie (PTK)

▷ Teilnahme an einem von einer Universitäts-Augenklinik in Zusammenarbeit mit der KRL durchgeführten theoretischen Kurs
▷ Teilnahme an einem von der KRL anerkannten Wet Lab; hierbei müssen mindestens 10 Eingriffe selbständig durchgeführt werden
▷ Hospitation bei mindestens zwei von der KRL zur Ausbildung berechtigten Anwendern verschiedener Lasersysteme
▷ Vorlage der Befunde der 10 ersten Operationen bei der KRL unter Beachtung datenschutzrechtlicher Vorschriften

▬▬▬▬ Die Teilnahme an den Kursen gemäß 1.1.1 wird durch eine Bescheinigung der KRL bestätigt. Diese Bescheinigung bezieht sich auf den derzeitigen Wissensstand. Die Ausbildungsrichtlinien gemäß 1.1.1 gelten für Neuanwender ab 1.1.1996. Die Anwender, die bis zum 30.09.1995 Erfahrungen gesammelt haben, können die Ausstellung dieser Bescheinigung beantragen.

1.2 Apparative Voraussetzung

▬▬▬▬ Gemäß § 6 der »Unfallverhütungsvorschrift Laserstrahlung« ist die Benennung eines Laserschutzbeauftragten erforderlich.

▬▬▬▬ Seitens der Herstellerfirmen sind exakte Checklisten zu erstellen, die von jedem Anwender vor Durchführung einer Behandlung abgeprüft werden müssen.

▬▬▬▬ Vor jeder Operation müssen sich die Anwender davon überzeugen, daß der Laser über die zum Einsatz erforderlichen Funktionen verfügt.

1.3 Räumliche Voraussetzungen

▬▬▬▬ Der Behandlungsraum muß der »Unfallverhütungsvorschrift Laserstrahlung« entsprechen.

2. Prozeßqualität

2.1 Patientenaufklärung

▬▬▬▬ Jeder Anwender ist zu einer ausführlichen präoperativen Aufklärung des Patienten über den geplanten Eingriff verpflichtet. Ein entsprechender Aufklärungsbogen wird von der »Kommission Refraktive Chirurgie« erstellt.

2.2 Präoperative Diagnostik

▬▬▬▬ Präoperativ sind mindestens folgende Untersuchungen erforderlich und zu dokumentieren:
▷ Untersuchung der Hornhauttopographie mittels computergestützter Videokeratoskopie (nicht generell erforderlich vor der PTK)
▷ Prüfung der unkorrigierten und korrigierten Sehschärfe, ggf. nach Ausschaltung der Akkommodation
▷ Prüfung der Blendungsempfindlichkeit
▷ Messung des Augeninnendruckes
▷ Untersuchung des vorderen und hinteren Augenabschnittes in medikamentöser Mydriasis
▷ Ausschluß medizinischer Kontraindikationen

2.3 Postoperative Diagnostik (siehe auch 3.1.)

▬▬▬▬ Postoperativ sind regelmäßige augenärztliche Kontrolluntersuchungen erforderlich und zu dokumentieren. Diese sollten mindestens umfassen:
▷ Untersuchung der Hornhauttopographie mittels computergestützter Videokeratoskopie (mindestens einmal innerhalb der ersten 12 postoperativen Monate; nicht generell erforderlich nach PTK)
▷ Prüfung der unkorrigierten und korrigierten Sehschärfe
▷ Prüfung der Blendungsempfindlichkeit
▷ Messung des Augeninnendruckes bei Anwendung steroidhaltiger Augentropfen
▷ Untersuchung der vorderen und hinteren Augenabschnitte

▬▬▬▬ Sind der Operateur und der nachbehandelnde Arzt nicht identisch, muß eine Kooperation für die Nachbehandlung gewährleistet sein.

QS Augenheilkunde

Name, Vorname, Anschrift des Patienten (nur für den behandelnden Arzt!):

Geburtsdatum ⌷⌷⌷⌷⌷⌷ TT MM JJ

Photorefraktive Keratektomie (PRK)

Arzt-Nr. ⌷⌷⌷⌷

lfd. Nr. des Pat. ⌷⌷⌷⌷

Patient / Präoperative Befunde

Geburtsjahr ⌷⌷⌷⌷ JJJJ

Geschlecht ☐ 1 männlich
2 weiblich

Auge ☐ 1 RA
2 LA

Untersuchungsdatum ⌷⌷⌷⌷⌷⌷ TT MM JJ

OP-Indikation ☐ 1 Kontaktlinsenunverträglichkeit
2 Brillenunverträglichkeit
3 beruflich erforderlich
4 privat / funktionell
9 sonstige, n.n.bez.

Myopie ☐ 0 nein, 1 ja

Astigmatismus > 1 dpt ☐ 0 nein, 1 ja

Amblyopie ☐ 0 nein, 1 ja

Korrektur ☐ 1 Brille
2 harte KL

stabil seit: ⌷ Jahren 3 weiche KL
4 keine

Visus Ferne s.c. ⌷,⌷

Visus Ferne c.c. ⌷,⌷

Sphäre: + / - ⌷⌷,⌷⌷ dpt

Zylinder: + / - ⌷⌷,⌷⌷ dpt

Achse ⌷⌷⌷ °

Tensio ⌷⌷ mm Hg

Risikofaktoren / Begleiterkrankungen

Diabetes ☐ 0 nein, 1 ja

Glaukom ☐ 0 nein, 1 ja

Cataract ☐ 0 nein, 1 ja

Hornhauterkrankungen ☐ 0 nein, 1 ja

Uveitis ☐ 0 nein, 1 ja

Therapie / Operation

Operationsdatum ⌷⌷⌷⌷⌷⌷ TT MM JJ

Zielrefraktion + / - ⌷⌷,⌷⌷ dpt

Korrektur Sphäre + / - ⌷⌷,⌷⌷ dpt

Korrekturzone ⌷⌷ mm (Durchmesser der innersten Zone!)

Korrektur Zylinder + / - ⌷⌷,⌷⌷ dpt

Achse ⌷⌷⌷ °

Patientenkooperation ☐ 1 gut
2 mäßig
3 schlecht

Komplikationen ☐ 0 nein, 1 ja

wenn ja, welche?
(Klartext)

Postoperative Befunde nach ca. 3 Monaten

Datum ⌷⌷⌷⌷⌷⌷

Steroide ☐ 0 nein, 1 ja

Glaukomtherapie ☐ 0 nein, 1 ja

Visus Ferne s.c. ⌷,⌷

Visus Ferne c. c. ⌷,⌷

Sphäre: + / - ⌷⌷,⌷⌷ dpt

Zylinder: + / - ⌷⌷,⌷⌷ dpt

Achse ⌷⌷⌷ °

Haze ☐ (0 - 4)

Komplikationen ☐☐ 00 keine
01 Narbe
02 Dezentrierung > 1,0 mm
03 Central island
04 bakterielle Keratitis
05 Pilzkeratitis
06 immunologische Keratitis
11 Sonstige (visusmindernd)
12 Sonstige (nicht visusmindernd)

Re-operationen ☐☐ 00 keine
01 Re-PRK wegen Regression
02 Re-PRK wegen Unterkorrektur
03 Re-PRK wegen Überkorrektur
04 Re-PRK, Sonstige
05 PTK
06 Abrasio
07 Keratoplastik
11 Sonstige

Beschwerden ☐ 0 nein, 1 ja

Mit OP zufrieden ☐ 1 sehr
2 mäßig
3 nein

Postoperative Befunde nach ca. 12 Monaten

Datum ⌷⌷⌷⌷⌷⌷ TT MM JJ

Steroide ☐ 0 nein, 1 ja

Glaukomtherapie ☐ 0 nein, 1 ja

Visus Ferne s.c. ⌷,⌷

Visus Ferne c. c. ⌷,⌷

Sphäre: + / - ⌷⌷,⌷⌷ dpt

Zylinder: + / - ⌷⌷,⌷⌷ dpt

Achse ⌷⌷⌷ °

Haze ☐ (0 - 4)

Komplikationen ☐☐ (Schlüssel siehe oben!)

Re-operationen ☐☐ (Schlüssel siehe oben!)

Beschwerden ☐ 0 nein, 1 ja

Mit OP zufrieden ☐ 1 sehr
2 mäßig
3 nein

Abb. 1   Qualitätssicherung Refraktive Laserchirurgie – Befunddokumentation

2.4   Operativer Eingriff

▰▰▰▰▰▰▰▰ Grundsätzlich sind folgende Mindestvoraussetzungen zu berücksichtigen:

▷ Lokalanästhesie (Tropfanästhesie)
▷ Abrasio des Hornhautepithels unter keimarmen Bedingungen mit sterilen Instrumenten
▷ Durchmesser der kleinsten Ablationszone bei Myopiekorrektur nicht unter 6 mm
▷ Nachbehandlung mit antibiotischen Augentropfen und/oder -salben mindestens bis zum Epithelschluß

3.   Ergebnisqualität

3.1   Dokumentation

▰▰▰▰▰▰▰▰ Zur Dokumentation des Behandlungsergebnisses sind mindestens die Befunde und Operationsdaten gemäß beigefügter standardisierter Befunddokumentation festzuhalten.

3.2   Fortbildung

▰▰▰▰▰▰▰▰ Eine regelmäßige Fortbildung ist erforderlich. Hierzu geeignet ist u. a. der Nachweis der Teilnahme an mindestens einem von der KRL anerkannten theoretischen Kurs pro Jahr.

11.3   Präoperative Voraussetzung

▰▰▰▰▰▰▰▰ Zu den von der Kommission Refraktive Laserchirurgie fest vorgeschlagenen präoperativen Untersuchungen, führen wir in jedem Fall präoperativ eine Biometrie durch, worüber der Patient auch speziell aufgeklärt wird. Entwickelt er in den späteren Jahren eine Katarakt, kann auf diese Biometrie hilfreich zurückgegriffen werden.

▰▰▰▰▰▰▰▰ Ferner testen wir das Dämmerungssehen mit beiden Augen getrennt.

▰▰▰▰▰▰▰▰ Neben den von der KRL festgelegten Kontraindikationen, sollte bei einem Patienten mit Herzschrittmacher beim Laserhersteller abgeklärt werden, ob der Herzschrittmacher durch die elektromagnetische Strahlung des Lasers beeinträchtigt werden kann. Aufgrund von schwankenden Refraktionswerten in der Schwangerschaft raten wir Schwangeren von einem refraktiven Eingriff ab.

▰▰▰▰▰▰▰▰ Als relative Kontraindikationen des Auges verstehen sich Glaukom, Iritis/Uveitis und Keratokonus.

▰▰▰▰▰▰▰▰ Vor einem refraktiven Eingriff sollten weiche Kontaktlinsen auf dem zu operierenden Auge zwei Wochen, und harte Kontaktlinsen drei Wochen nicht mehr getragen werden. Patientinnen sollten darüber aufgeklärt werden, daß sie sich am Operationstag nicht schmincken sollten.

▰▰▰▰▰▰▰▰ Wenn der ophthalmologische Befund nicht gegen einen refraktiven Eingriff spricht, sollten die Erwartungen des Patienten immer noch einmal mit den statistisch möglichen Ergebnissen gegenübergestellt werden. Im Zweifelsfalle sollte man die Behandlung bei einem Patienten ablehnen. Da der Patient bei einem refraktiven Eingriff erstmals eine Leistung im Gesundheitswesen »aus der eigenen Tasche bezahlen« muß, erwartet er den 100 %igen Erfolg wie bei einem Werkvertrag. Juristisch bleibt auch ein refraktiver Eingriff ein Dienstvertrag wie sonst das gesamte ärztliche Handeln und ist nicht an Erfolg gebunden.

▰▰▰▰▰▰▰▰ Abschließend sollte mit dem Patienten in dem letzten Gespräch vor der Operation die angestrebte Zielrefraktion festgelegt werden.

11.4 Photorefraktive Keratektomie (PRK)

Zu Beginn eines Operationstages sollten, bevor mit den Vorbereitungen am ersten Patienten begonnen wird, beim Excimer-Laser ein Gaswechsel und ein Check-up durchgeführt werden. Zu diesem Zeitpunkt geben wir ferner die individuellen Patientendaten in eine Sitzungsdatei ein, um uns bei der späteren Behandlung ganz dem Patienten widmen zu können, und für einen möglichst zügigen und reibungslosen Behandlungsablauf sorgen zu können.

11.4.1 Operative Voraussetzung

a) Instrumentarium:
▷ Lidsperrer n. Kratz
▷ Ring-Markeur 7 mm, alternativ mit Astigmatismusmarkierung (90° und 180°)
▷ Hornhautschaber n. Kuhnt.

b) Einmalverbrauchsartikel:
▷ Keiltupfer
▷ Augenstäbchen
▷ Kanülen n. Sauter
▷ Einmalspritzen
▷ Schlauchsystem zum Absaugen
▷ puderfreie Einmalhandschuhe
▷ Kittel
▷ Einmalochtuch
▷ Tischbezug
▷ Raucotupf extra groß
▷ Sofra Tüll Augenkompresse.

c) Medikamente:
Lokal:
▷ Tetracain AT
▷ Floxal AS.
Per os:
▷ Dormicum 5 mg Tabletten präoperativ.
▷ Tramal Kapseln postoperativ (ersatzweise Valeron Tropfen)
▷ BSS-Lösung mit antibiotischen Zusatz (z.B.40mg Gentamycin auf 500 ml BSS)
▷ Braunol 2000 zur Desinfektion der Haut und Jod-Polyvidon 1% AT zur Desinfektion des Bindehautsackes.

11.4.2 Vorbereitung

Der Patient erhält ca. $\frac{1}{2}$ Std. vor dem operativen Eingriff in der Wartezone eine Tablette Dormicum 5mg, sowie lokal, am zu operierenden Auge, Tetracain AT 3x in Abständen von 10 Minuten. Es empfiehlt sich, beim letzten Tropfen auch das nicht zu operierende Auge einmalig mit Tetracain AT mitzutropfen. Dann wird der Patient in den Laserraum begleitet. Zur Infektionsprophylaxe führen wir eine Jodierung des äußeren Auges mit 7,5% Jodpolyvidonlösung (z. B. Braunol 2000) durch. Danach wird das Auge steril mit einem Abdecktuch abgedeckt und der Bindehautsack mit 1% Jodpolyvidonlösung ausgespült.

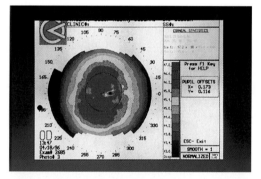

Hornhauttopographie vor PRK

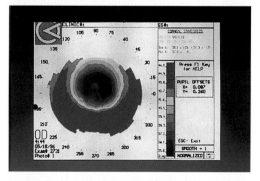

Hornhauttopographie nach PRK

11.4.3 Operation

━━━━━━ Mit einem nicht angefärbten Markeur markieren wir die zu behandelnde Zone. Korrigieren wir gleichzeitig einen Astigmatismus, verwenden wir einen Markeur mit Astigmatismusmarkierung. Dann folgt die Epithelabrasio mittels Hockeymesser (Hornhautschaber).

━━━━━━ Das Epithel kann auch mit dem Laser entfernt werden. Hierzu muß der Laser auf den PTK-Modus mit einer entsprechend großen Spotgröße, z.B. 7000 µm, eingestellt werden. Es wird nun so lange gelasert, bis das Epithel blau fluoresziert. Hierzu sollte am besten das Raumlicht ausgestellt werden.

━━━━━━ Besser ist aber unserer Meinung nach ein schnelle mechanische Abrasio mit dem Hockeymesser, die nicht länger als 20 bis 30 Sek. dauern sollte. Andernfalls besteht die Gefahr, u.a. später Central Islands zu provozieren. Betrachtet man, daß es sich bei den PRK-Patienten überwiegend um langjährige Kontaktlinsenträger handelt, ist die Durchführung der Epithelabrasio schwieriger als sonst. Kommt es bei der Epithelabrasio zu einer Verletzung der Bowman-Membran, sollte der Eingriff besser verschoben werden. Nach Entfernung des Epithels wird der Patient aufgefordert, auf das Fixierlicht des Lasers zu sehen, und die Laserbehandlung kann beginnen. Am Ende der Operation entfernen wir den Zelldetruitus mit einer Lösung aus BSS und Refobacin unter gleichzeitigem Absaugen. Anschließend erhält der Patient einen Verband mit Floxal AS.

11.5 Postoperative Behandlung

━━━━━━ Wir klären unsere Patienten sehr eingehend (mündlich als auch schriftlich) darüber auf, daß postoperativ stärkere Schmerzen auftreten. In der Regel verzichten wir auf die Gabe von lokalen Prostaglandinsynthesehemmern in der postoperativen Behandlung. Der Patient erhält von uns unmittelbar nach der Operation 1 Tramal Kapsel, eine weitere soll er 4 Stunden später nehmen und eine dritte Kapsel nur bei äußersten Schmerzen. Ist uns ein Patient präoperativ bereits als besonders schmerzempfindlich bekannt, setzen wir nur in diesem Fall am Ende der Operation eine Verbandskontaktlinse auf.

━━━━━━ Die postoperativen Kontrollen finden bei uns wie folgt statt:
▷ 1. Tag
▷ 3. Tag (bei Epithelschluß)
▷ 1 Woche postoperativ
▷ 3 Wochen postoperativ
▷ 6 Wochen postoperativ
▷ 3 Monate postoperativ
▷ 6 Monate postoperativ

━━━━━━ Bei Epithelschluß beginnen wir mit der Verordnung von steroidhaltigen AT, wie z.B. Inflanefran forte AT, die nach Schema (Abb. 2) über 5 Monate getropft werden sollen.

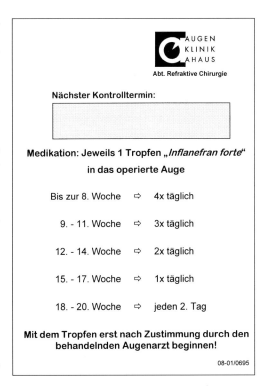

AUGEN KLINIK AHAUS
Abt. Refraktive Chirurgie

Nächster Kontrolltermin:

Medikation: Jeweils 1 Tropfen „*Inflanefran forte*"

in das operierte Auge

Bis zur 8. Woche	⇨	4x täglich
9. - 11. Woche	⇨	3x täglich
12. - 14. Woche	⇨	2x täglich
15. - 17. Woche	⇨	1x täglich
18. - 20. Woche	⇨	jeden 2. Tag

Mit dem Tropfen erst nach Zustimmung durch den behandelnden Augenarzt beginnen!

08-01/0695

Abb. 2   Tropfschema nach PRK nach Seiler

11.6 Komplikationen in der postoperativen Heilungsphase

▶ Protrahierter Epithelschluß

Sollte das Epithel verlangsamt zuheilen (d. h. fehlender Epithelschluß nach drei Tagen), wenden wir eine Verbandskontaktlinse an. In unserem eigenem Patientengut trat ein vorübergehender Haze nur bei jenen Patienten auf, bei denen ein verzögerter Epithelschluß vorlag und bei denen Steroide zu früh abgesetzt wurden.

▶ Postoperative Hyperopie

Zeigt sich nach 4–6 Wochen eine Hyperopie von > 1 dptr., empfehlen wir, die Steroide langsam auszuschleichen. Kommt es im späteren Heilungsverlauf zu einer Hazebildung, können wieder Steroide, z. B. Inflanefran AT 2 x tgl., für 4 Wochen lokal angesetzt werden. Hierunter bildet sich ein Haze meistens zurück. Andernfalls liegt eine Narbe vor.

▶ Postoperative Restmyopie

Postoperativ ist der unkorrigierte Visus zum einen für den Patienten, der möglichst weitgehend auf die Brille verzichten möchte, und zum anderen für den Arzt aussagekräftiger als der korrigierte Visus, mißt man doch mit allen gängigen Refraktometern immer genau die Übergangszone zwischen unbehandelter und behandelter Hornhaut und somit häufig »ein zuviel an minus«. Im Falle einer auffälligen Restkurzsichtigkeit sollte die Steroidbehandlung auf jeden Fall wie im beiliegenden Schema fortgeführt werden (Tengroth et al. 1993). Als weiteres muß man die Ursache der Restmyopie abklären:

- Dezentrierung
- Central Islands
- Zu geringe Abtragung (Ausgangsrefraktion falsch, Laserenergie nicht ausreichend)

In jedem der Fälle sollte nicht vor 6 Monaten nachbehandelt werden.

11.7 Laser in situ Keratomileusis (LASIK)

▬▬▬▬ Die LASIK-Operation wurde 1989 von Pallikaris erstmals an einem blinden Auge durchgeführt und seitdem weltweitig mehrere tausend Mal erfolgreich bei höheren Myopien angewandt (Pallikaris et al. 1990; Buratto et al. 1992; Knorz 1995). Die Vorteile der LASIK-Operation gegenüber der PRK liegen in geringeren postoperativen Schmerzen und einem schnelleren Visusanstieg, was eine raschere berufliche Rehabilitation als bei der PRK ermöglicht (Pallikaris und Siganos 1994; Brint et al. 1994). Die LASIK-Operation erfordert aber auch ein wesentlich höheres chirurgisches Geschick, und die meisten Operateure durchlaufen eine Lernkurve, ehe sie in dieser Technik sicher werden (Gimbel et al. 1996).

▬▬▬▬ Mittlerweile sind verschiedene Mikrokeratome im Handel. Wesentliche Unterschiede zwischen den Mikrokeratomen bestehen u. a. in der Messerbewegung, die oszillierend oder rotierend angeboten wird, in den Sichtverhältnissen, ob z. B. das gesamte Areal einsehbar ist, der Wahl des Flapdurchmessers und der Möglichkeit, die Hingegröße festlegen zu können (Wilhelm et al. 1996).

▬▬▬▬ Mit der LASIK-Methode können mittlere und höhere Myopie, Astigmatismus und, je nach Laser, auch Hyperopie korrigiert werden. Allerdings muß einschränkend, wie bereits im vorangehenden aufgeführt, erklärt werden, daß sich diese Operationstechnik noch in der klinischen Erprobung befindet.

▬▬▬▬ Zunächst wird bei dieser Methode eine nur 160 μm dünne Hornhautlamelle, die »Flap« genannt wird, mit dem Mikrokeratom eingeschnitten und wie ein Deckel zur Seite geklappt. Der entstehende Steg, der idealerweise 4 bis 4,5 mm lang sein sollte, wird »Hinge« genannt (Gimbel et al. 1996). Anschließend wird vom darunterliegenden Hornhaut-

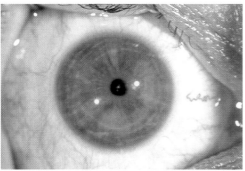

a Ausgangsbefund

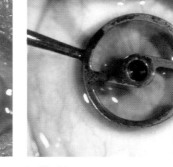

b Markieren

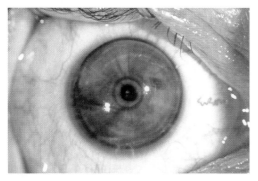

c Nach Entfernung des Markeurs

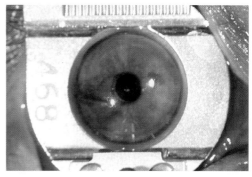

d Aufsetzen des Ansaugringes

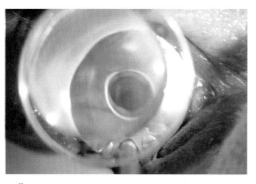

e Überprüfen des Augeninnendruckes
   (der Abdruck sollte kleiner als die
   Markierung sein)

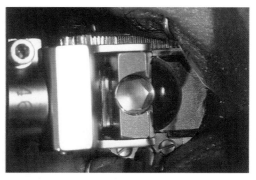

f Einsetzen des Mikrokeratoms

Abb. 3

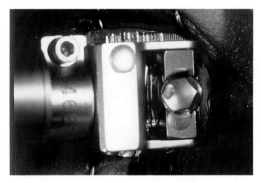

g Das Mikrokeratom wird angetrieben

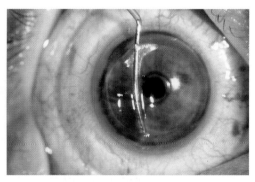

**h und i Nach Entfernung des Mikrokeratoms
und des Ansaugringes wird die Hornhautlamelle vorsichtig angehoben und**

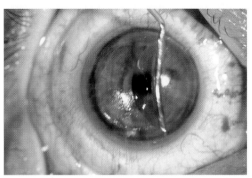

i

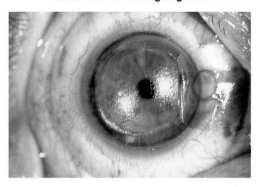

j   zur Seite geklappt

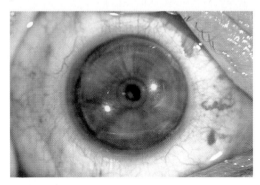

k Operativer Endbefund

Abb. 3

stroma mit dem Excimer-Laser, individuell
nach Ausgangsmyopie berechnet und compu-
tergesteuert, eine dünne Schicht Hornhautstroma abgetragen. Im Anschluß an die Exci-
mer-Laserbestrahlung wird die kleine Hornhau-
toberflächenlamelle wieder zurückgeklappt. Sie
legt sich der Unterfläche exakt an und braucht
wegen der Adhäsionskräfte nicht vernäht zu

werden. Der Vorteil dieses Verfahrens liegt in
einer wesentlich geringeren, bzw. völlig fehlen-
den Narbenbildung, da das Stroma, wie elektro-
nenmikroskopische Untersuchungen gezeigt
haben, narbenlos verheilt (Amm et al. 1995).
Aufgrund der Tatsache, daß die Hornhautoberfläche praktisch unverletzt belassen wird, haben
die Patienten postoperativ kaum Schmerzen.
Mit diesem Verfahren sind wesent-
lich höhere Korrekturen (Myopie bis –15 dptr.)
sowie auch die Korrektur von Astigmatismus
und Hyperopie möglich. Bei der LASIK-
Methode ist es besonders wichtig, realistische
Ziele zu setzen. Da in der Regel vor der Operation eine hohe Ausgangsmyopie besteht, ist es
unwahrscheinlich, daß der Patient später gänz-
lich im Leben auf eine Brille verzichten kann.
Die Voruntersuchungen entsprechen
denen der PRK. Wie die PRK ist auch die
LASIK-Operation eine ambulante Operation.
Da es sich bei der LASIK um einen invasiven
Eingriff handelt, sind die Vorschriften für ambulantes Operieren einzuhalten. Der Eingriff

sollte also in einem keimarmen OP durchgeführt werden. Die LASIK-Operation erfordert ein höheres, ophthalmochirurgisches Geschick als die reine PRK. Die Hauptfehlerquellen bei der LASIK-Operation liegen entweder in einer fehlerhaften Handhabung des Mikrokeratoms oder einer unzureichenden Reinigung. Operateur als auch Assistent sollten vor Beginn der Operation als auch intraoperativ nach einem genauen Plan vorgehen, um katastrophale Komplikationen zu verhindern.

11.7.1 Operative Voraussetzung

a) Instrumentarium:
- Mikrokeratom, fakultativ zusätzlich ein Austauschgerät, mit dem vom Hersteller angebotenem Zubehör
- Lidsperrer n. Kratz
- Kapselspatel, fein

b) Einmalverbrauchsartikel:
- Schneideklingen
- Schlauchsystem für das Mikrokeratom
- steriler Überzug für zuführendes Kabel
- Keiltupfer
- Augenstäbchen
- Kanülen n. Sauter
- Einmalspritzen
- Schlauchsystem zum Absaugen
- puderfreie Einmalhandschuhe
- Einmallochtuch
- Kittel
- Tischbezug
- Raucotupf extra groß
- Sofra Tüll
- Augenkompresse
- Augenklappe

c) Medikamente:
- Lokal:
- Tetracain AT
- BSS-Refobacin Lösung zum Spülen
- Braunol 2000 zur Desinfektion der Haut und Jod-Polyvidon 1% AT zur Desinfektion des Bindehautsackes
- Per os:
  - Dormicum 5 mg Tabletten präoperativ zur Sedierung. Gffls. Tramal Kapseln postoperativ.

11.7.2 Behandlung

Im Folgenden soll anhand des Mikrokeratoms Nr. 468 der Fa. Chiron (Automatic Corneal Shaper) der Operationsablauf mittels Checkliste dargestellt werden. Diese Checkliste kann auf alle anderen Mikrokeratome abgewandelt, angewandt werden. Da die LASIK-Operation nur unter sterilen Bedingungen durchgeführt werden darf, ist es erforderlich, daß sich der Excimer-Laser im aseptischen OP-Bereich befindet.

Ähnlich wie bei der PRK erhält der Patient bei uns $\frac{1}{2}$ Std. vor Operationsbeginn 1 Tbl. Dormicum und 3 x in Abständen von 10 Minuten Tetracain AT. Es empfiehlt sich, beim letzten Mal auch das unbehandelte Auge einmalig mit Tetracain AT zu tropfen. Im OP wird dann die Haut des Operationsgebietes mit Braunol desinfiziert, das OP-Gebiet mit einem Einmal-Lochtuch steril abgedeckt und ein Lidsperrer (bei uns hat sich der recht stabile Lidsperrer n. Kratz bewährt) eingesetzt. Der Bindehautsack wird nun mit 1%ig Jodpolyvidonlösung ausgespült, abschließend wird mit BSS-Lösung nachgespült. Wir gehen bei jeder LASIK-Operation streng nach dem folgenden Plan vor:

1. Schritt (Aufgabe der Chefassistentin A1)

Durchchecken und Instandhaltung
- Vollständigkeit der Ausrüstung
- Ausrüstung ist ordentlich gesäubert und sterilisiert

Markeur
- Markeur mit Methylenblau markieren

2. Schritt (Aufgabe von der Chefassistentin A1 und Operateur)

Zusammenbau des ALK-Kopfes
- Das Getriebe läßt sich leicht bewegen
- Der Klingenkopf bewegt sich ohne Widerstand; spaltförmige »Öffnung« des Klingenkopfes zum Getriebe
- Fest die Klinge einsetzen; runde Seite des Klingenkopfes zu den Rädern des Getriebes
- Überprüfen, daß die Klingenbewegung weich läuft (mit dem entsprechenden Stift)
- Genau die Dickenplatte (160 μ) einsetzen, es muß »klicken«

ALK-Kopf

▷ Stopper einbauen; (den richtigen Sitz des Stoppers überprüft man am besten durch einen Probelauf am Schweineauge. Es muß peinlichst darauf geachtet werden, daß bei der anschließenden nochmaligen Reinigung und Sterilisation die Stopperschraube nicht mehr verändert wird). Stopperschraube mit der Konterschraube fixieren. Der Stopper befindet sich auf der Seite der Getrieberäder.

▷ Kabelstecker an den Motor anschließen

▷ Motor an Schneidekopf schrauben und einen sterilen Überzug über Motor und Kabel ziehen

▷ Kabel in die Kontrolleinheit einsetzen

▷ ALK-Gerät durch den Ansaugring Probelaufen lassen

Ansaugring

▷ Ansaugring mit dem Handstück und der Kontrolleinheit verbinden

▷ Den Schlauch zudrücken, um den Ansaugdruck zu überprüfen

▷ Den Ansaugring unten zudrücken, um zu testen, daß genügend Unterdruck (Sog) entsteht.

3. Schritt

▬▬▬▬ Abschließendes nochmaliges Durchchecken durch den Operateur:

▷ Die Dickenplatte ist eingesetzt, die Dickenplatte hat beim Einsetzen richtig eingeklickt. Wenn man vergißt, die Dickenplatte richtig einzusetzen oder, wenn sie nicht richtig eingerastet ist, können katastrophale Schäden am Auge entstehen.

▷ Der Ring mit der Stopperschraube ist richtig montiert

4. Schritt

Operation

▷ Die Hornhaut wird markiert

▷ Der Ansaugring wird auf das Auge aufgesetzt; bei rechten Augen Zahradspange »zum Operateur«, bei linken Augen »vom Operateur weg«

▷ Das Auge wird mit ca. 65 mmHg angesaugt

▷ Die Applanationslinse wird aufgesetzt (der Abdruck des Kreises sollte kleiner als die Markierung sein, dann ist der Augeninnendruck über 65 mmHg) und der Augeninnendruck überprüft

▷ Das Auge wird bewässert (es sollte kein Meniskus entstehen)

▷ Das Keratom wird in den Ansaugring eingesetzt

▷ Der Sitz wird durch Kippen des Mikrokeratoms überprüft

▷ Nun kann das Keratom angetrieben werden, um die Hornhautlamelle zu schneiden

▷ Nach Schnitt Sauger ausschalten, Mikrokeratom entfernen

▷ Der Lentikel wird mit dem Spatel umgeklappt

▷ Mit dem Keiltupfer besonders in der Nähe des Hornhaut-Deckels jede Feuchtigkeit entfernen und den Hornhaut-Lentikel weiter zurückklappen

▷ Patient das »rote« Licht fixieren lassen

▷ ggf. Eye-tracking aktivieren

▷ Excimerlaser-Behandlung

▷ Anschließend Abspülen des Zelldetruitus mit einer BSS-Refobacin Lösung, Absaugen

▷ Reposition des Hornhaut-Lentikels

▷ Einige Minuten abwarten, während derer ab und zu ein Tropfen BSS-Lösung auf die Hornhautoberfläche geträufelt wird. Nach ca. drei bis vier Minuten durch Seitendruck prüfen, ob sich der Lentikel fest an das Stroma angesaugt hat, Verband.

▬▬▬▬ Am Ende der OP erhält der Patient 1 Tropfen Floxal AT und einen Verband auf das Auge. Es empfiehlt sich, nach einer Stunde noch einmal eine spaltlampenmikroskopische Kontrolle beim Patienten durchzuführen, bevor dieser die Klinik verläßt. Das Auge bleibt dann wieder bis zur Kontrolle am ersten postoperativen Tag verbunden. Nach dieser Kontrolle benötigt der Patient üblicherweise keinen Verband mehr.

▬▬▬▬ Bei der Kontrolle am ersten postoperativen Tag werden Floxal AT 4 x tgl. verordnet. Eine weitere Kontrolle findet am dritten postoperativen Tag statt und danach 1 Woche später und 4 Wochen später (s. Nachbehandlung der PRK, 11.5). Die Floxal AT werden für ca. 2 Wochen verordnet. Zusätzlich können Tränenersatzmittel angewandt werden. Über die ersten zwei postoperativen Wochen hinaus brauchen bei komplikationslosem Verlauf keine weiteren Augentropfen, bis auf Tränenersatzmittel, mehr angewandt werden.

▬▬▬▬ Der Patient wird eingehend darauf hingewiesen, daß er in den folgenden 6 Monaten nicht am Auge reiben darf, da sich hierdurch der Flap verschieben könnte.

11.7.3 Fehlermöglichkeiten bei der LASIK-Operation

1. Der Ansaugring sitzt nicht richtig.

▬▬▬▬▬ Folge: Der Flap wird ungleichmäßig geschnitten

▬▬▬▬▬ Vermeidung: Richtiges Druckmessen (der Kreis sollte kleiner als die Markierung sein, dann ist der Druck richtig aufgebaut und nach Einsetzen des Mikrokeratoms sollte dieses noch einmal kurz bewegt werden, um die Stabilität dieses Ansaugringes zu überprüfen).

2. Das Mikrokeratom läuft nicht bis zum Ende

▬▬▬▬▬ Folge: Zu kurz geschnittener Flap

▬▬▬▬▬ Vermeidung: Bevor das Mikrokeratom angetrieben wird, mit einer kleineren Vergrößerung des OP-Mikroskops kontrollieren, ob die Lider entsprechend weit aufgesperrt sind, und sich keine Zilien in die Zahnradspange einklemmen können.

3. Das Mikrokeratom stoppt auf der Hälfte der Strecke

▬▬▬▬▬ Folge: Nur halber Flap

▬▬▬▬▬ Vermeidung: Präoperativ Überprüfen des Motorengeräusches. Sollte der Motor ungleichmäßig laufen, spricht dies in den meisten Fällen für eine unzureichende Reinigung des Gerätes. In diesem Fall sollte mit der Operation nicht begonnen werden. Ein halb aufgeschnittener Flap sollte nicht mechanisch erweitert werden, sondern die Operation aufgeschoben werden und erst nach 3 Monaten von neuem begonnen werden.

4. Es wurde kein Flap geschnitten

▬▬▬▬▬ Fehler: Die Klinge wurde falsch herum eingelegt.

▬▬▬▬▬ Vermeidung: Die runde Klingenaussparung im Mikrokeratom der Fa. Chiron sollte zu den Zahnrädern zeigen.

5. Zu tiefer Flap oder Eröffnung der Vorderkammer

▬▬▬▬▬ Fehler: Es wurde vergessen, die Dickenplatte einzulegen.

▬▬▬▬▬ Vermeidung: Genaues präoperatives Check-up zwischen Operateur, Assistent und Instrumenteur nach immer wieder demselben Plan.

6. Kein Hinge

▬▬▬▬▬ Fehler: Fehlende Stopperschraube oder die Hingeabstufung wurde präoperativ nicht richtig eingestellt bzw. verstellt.

▬▬▬▬▬ Vermeidung: Vor der Sterilisation des Gerätes Probelauf am Tierauge

▬▬▬▬▬ Mit BSS-Lösung und einer Knüpfpinzette kann der abgetrennte Flap aus dem Mikrokeratom vorsichtig entfernt werden und auf das behandelte Hornhautstroma gelegt werden. Eventuell vier Einzelknüpfnähte zur Fixierung des Flaps.

11.8 Postoperative Komplikationen

▷ Interface-Epitheleinwachsung/Flusen im Interface
Am Ende der Operation wurde der Zelldetruitus nicht ausreichend weggespült. Unter sterilen Bedingungen mit einer BSS-Kanüle unter den Flap gehen und nochmals diesen anheben und spülen. Unter Umständen die Rückfläche des Flaps sowie das Hornhaut-Stroma mit dem Hockeymesser abschaben.

▷ Exzentrische LASIK
Fehler durch den Operateur beim Einstellen des Lasers.
Zur Korrektur einer exzentrischen LASIK empfiehlt sich eine astigmatische Keratotomie, 180° entgegen der Dezentrierung in 80%iger Tiefe.

▬▬▬▬▬ Bei den postoperativen Komplikationen sollte auch an die Gefahr einer Endophthalmitis gedacht werden.

11.9 Haze und Visusverlust

Auch bei sorgfältiger Indikationsstellung kann ein Visusverlust bei der PRK aufgrund von Haze oder einer exzentrischen Ablation auftreten. Dies trifft zu im Bereich von

bis –3 dptr.	in < 0,5 %
von –3,1 bis –6 dptr.	0,5 %
–6,1 dptr. bis –9,0	3 bis 7 %
über –9,1 dptr.	> 10 % der Fälle
	(Seiler und Genth 1994).

Bei der LASIK-Operation treten Komplikationen nach der Lernkurve in ca. 5 % der Fälle auf. Besteht eine Restmyopie nach LASIK, die vom Patienten nicht akzeptiert werden kann, und wünscht der Patient auch gegen ärztlichen Rat eine Nachkorrektur, sollte auf eine LASIK-Operation niemals eine PRK gesetzt werden. Das Epithel läßt sich nach LASIK-Operation kaum abradieren. Es empfiehlt sich vielmehr, nach einer LASIK-Operation zur Beseitigung der Restmyopie eine weitere LASIK-Operation durchzuführen. Dieses wird deshalb empfohlen, da bei der LASIK kein Haze oder Narbenbildung auftreten. Hierin liegt der Vorteil der LASIK gegenüber der PRK. Bis zu einem halben Jahr kann der Flap noch leicht gelöst werden und eine zweite Excimerlaserbehandlung durchgeführt werden. Später sollte man den Flap mit dem Mikrokeratom schneiden.

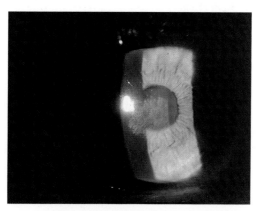

Abb. 4 Hornhautnarbe bei auswärts erfolgter PRK bei –18 dptr. Der Patient ist zwischenzeitlich auf –8 dptr. regrediert. Der Visus beträgt 0.63.

11.10 Phototherapeutische Keratektomie (PTK)

Wie bereits unter 11.2 aufgeführt, kann nach Ansicht der KRL die PTK, falls andere Methoden versagen oder versagt haben, eine alternative Behandlungsmöglichkeit bei folgenden Indikationen darstellen:

▷ rezidivierende Hornhauterosiones
▷ oberflächliche Hornhautnarben
▷ oberflächliche Hornhautdystrophien und -degenerationen
▷ Glättung oberflächlicher Hornhautirregularitäten

Bei der Behandlung des Pterygiums kann auch die PTK ein Rezidiv nicht verhindern (Busse, Förster et al. 1995). Als sehr dankbar hat sich auch in unserem Patientengut die Behandlung der rezidivierenden Erosio korneae erwiesen mit einer Rezidivfreiheit von 95 % nach $1\frac{1}{2}$ Jahren. Heinrich und Kollegen (1994) berichten über ähnliche Erfahrungen.

11.10.1 Behandlung

Die Vorbereitung (Instrumentarium, Einmalverbrauchsartikel, Medikamente) zur PTK ist wie bei der PRK (s. 11.4.1). Entgegen den Empfehlungen der KRL führen wir prä- als auch postoperativ immer eine Hornhauttopographie durch, um einen therapieinduzierten Astigmatismus oder eine Hyperopie ausschließen, bzw. dokumentieren zu können.

Bei der rezidivierenden Erosio corneae behandeln wir immer im rezidivfreien Intervall. Das Epithel an der entsprechenden Stelle wird zunächst großflächig entfernt. Dies gelingt meistens mühelos, da das geschlossene Epithel nur locker aufliegt. Danach wird die Fleckgröße des Laserstrahls gewählt und das Areal überlappend gelasert. Verfügt der Excimer-Laser über keinen mit der Hand steuerbaren Laserstrahl, so muß der Operator den Kopf des Patienten unter dem Laserstrahl auf die zu behandelnde Stelle führen. Meistens reichen bei der rezidivierenden Erosio korneae 40 bis 50 überlappende Herde.

Bei der Behandlung von Narben, Hornhautdystrophien als auch Irregularitäten wird zunächst ebenfalls das Epithel der Hornhaut in diesem Bereich abradiert. Im weiteren kann nun zur Schonung der »gesunden« Zwischenräume BSS-Lösung getropft werden, so daß nur die »Berge« (= Narben oder Irregularitäten) behandelt und die »Täler« unbehandelt bleiben (Abb. 5).

Am Ende einer jeden PTK erhält der Patient einen Verband mit Floxal AS und schmerzstillende Tabletten (s. bei der PRK):

Die Nachbehandlung der PTK endet bei uns mit dem Epithelschluß. Darüberhinaus empfehlen wir dem Patienten, weiterhin für die nächsten Monate Tränenersatzmittel anzuwenden.

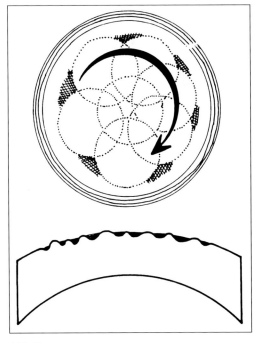

Abb. 5

Literatur

1. Amm, M., Wetzel, W., Uthoff, D., Duncker, W.: Vergleichende Untersuchung zweier refraktiver Methoden zur Korrektur höhergradiger Myopien: Photorefraktive Keratektomie versus Laser-in-situ-Keratomileusis. R. Rochels et al. (Hrsg.). 9. Kongreß der DgII 1995. Springer, Berlin 1995. Seiten 457–464.
2. Brint, S. F., Ostrick, D. M., Fisher, C. et al.: Six-month results of the multicenter phase I study of excimer laser myopic keratomileusis. J. Cataract Refract. Surg. 1994; 20: 610–615
3. Buratto, L., Ferrari, M., Rama, P.: Excimer Laser Intrastromal Keratomileusis. Am. J. Ophthalmol. 113: 291–295 (1992)
4. Förster, W., Busse, H.: Die Phototherapeutische Keratektomie mit dem 193-nm-Excimerlaser. Augenärztliche Fortbildung, Urban und Vogel 1995. Band 18 (1995), 59–62.
5. Gimbel, H. V., Basti, S., Kaye, G. B., Ferensowicz, M.: Experience during the learning curve of laser in situ keratomileusis. J. Cataract Refract. Surg. 1996; 22: 542–550
6. Heinrich, A. W., Frank, H. U., Eckhardt, B. H., Hütz, W. W.: Zur Behandlung der rezidivierenden Erosio korneae mit dem 193nm-Excimerlaser. In: J. Wollensak et al. (Hrsg.). 8. Kongreß der DGII. S. 605–608. Springer, Berlin 1994.
7. Knorz, M. C.: Laser-in-situ-Keratomileusis. Ophthalmo-Chirurgie 7: 29 – 36 (1995)
8. Neuhann, Th.: Zur Entstehung von Central Islands. Vortrag während des 2. Symposiums des Argon-Laser Zentrums München am 23. und 24. Februar 1996 in München.
9. Pallikaris, I. G., Papatzanaki, M. E., Stathi, E. Z., Frenschock, O., Georgiadis, A.: Laser in Situ Keratomileusis. Lasers in Surgery and Medecine 10: 463–468 (1990)
10. Pallikaris, I. G., Siganos, D. S.: Excimer laser in situ keratomileusis and photorefractive keratectomy for correction of high myopia. J. Cataract Refract. Surg. 1994; 10: 498–510
11. Seiler, T., Marshall, J., Rothery, S., Wollensak, J.: The potential of an infrared hydrogen fluoride (HF) laser (3.0um) for corneal surgery. Lasers Ophthalmol 1986; 1:49–60
12. Seiler, T., Wollensak, J.: Myopic photorefractive keratectomy with the excimer laser; one-year follow-up. Ophthalmology 1991; 98:1156–1163
13. Seiler, T., Genth, U.: Zum gegenwärtigen Stand der chirurgischen Myopiekorrektur. Deutsches Ärzteblatt 91. Heft 48, 2. Dezember 1994. Seite A3344–A3350.
14. Tengroth, B., Epstein, D., Fagerholm, P., Hamberg-Nystrom H, Fitzsimmons, T.D.: Excimer laser photorefractive keratectomy for myopia. Clinical result in sighted eyes. Ophthalmology, May 1993, 100 (5): 739–45.
15. Trokel, S. L.; Srinivasan, R., Braren, B.: Excimer laser surgery of the cornea. Am. J. ophthalmol. 1983; 96: 710–715
16. Wilhelm, F., Lindner, H., Gießmann, T.: Mikrokeratome in Deutschland – ein aktueller Überblick. Ophthalmo-Chirurgie 8: 71–80 (1996)

12.
Anhang

12.1 Hersteller-/Lieferantenverzeichnis

Alcon Pharma GmbH
Blankreutestr. 1
D-79108 Freiburg
Tel. 0761/1304-226
Fax 0761/1304-228

Bene Med
Medizinischer Fachhandel
Hagenaustr. 7
D-85416 Langenbach
Tel. 08761/76140
Fax 08761/8743

Chiron Adatomed GmbH
Max-Planck-Str. 6
D-85609 Dornbach
Tel. 089/94570158
Fax 089/94570444

Domilens GmbH
Holsteiner Chaussee 303 a
D-22457 Hamburg
Tel. 040/559880-0
Fax 040/559880-80

Erbe Elektromedizin GmbH
Waldhörnlestr. 17
D-72072 Tübingen
Tel. 07071/755-457
Fax 07071/755189

ETHICON GmbH & Co. KG
Robert-Koch-Str. 1
D-22851 Norderstedt
Tel. 040/52975333
Fax 040/52975643

Hans Geuder GmbH
Hertzstr. 4
D-69126 Heidelberg
Tel. 06221/301081
Fax 06221/303122

Johnson & Johnson Medical
GmbH VISTAKON
Oststraße 1
D-22844 Norderstedt
Tel. 040/52207-770
Fax 040/52207-773

LOHMANN GmbH & Co. KG
Irlicherstr. 55
D-56567 Neuwied
Tel. 02631/99-0
Fax 02631/996467

Dieter Mann GmbH
Rotäcker Str. 31
D-63743 Aschaffenburg
Tel. 06021/31020
Fax 06021/960337

med-tec
Medizintechnik-Vertriebs-GmbH
Am Schustersfeld 5
D-63776 Mömbris
Tel. 06029/5877
Fax 06029/5878

J.D. Möller
Optische Werke GmbH
Rosengarten 10
D-22880 Wedel
Tel. 04103/709281
Fax 04103/709370

Morcher GmbH
Kapuzinerweg 12
D-70374 Stuttgart
Tel. 0711/953200
Fax 0711/9532080

A.M. Peschke GmbH
Saldorferstr. 5
D-90429 Nürnberg
Tel. 0911/264600
Fax 0911/263402

Pharmacia GmbH
Am Wolfsmantel 46
D-91058 Erlangen
Tel. 09131/621-0
Fax 09131/621-202

Pharm Allergan GmbH
Rudolf-Plank-Str. 31
D-76275 Ettlingen
Tel. 07243/5010
Fax 07243/501100

POLYTECH Ophthalmologie GmbH
Arheilger Weg 6
D-64380 Roßdorf
Tel. 0 61 54/69 99-0
Fax 0 61 54/69 99 20

Herbert Schwind GmbH & Co. KG
Optische Geräte
Mainparkstr. 6–10
D-63801 Kleinostheim
Tel. 0 60 27/50 80
Fax 0 60 27/50 82 08

Serag-Wiessner GmbH & Co. KG
Zum Kugelfang 8–12
D-95119 Naila
Tel. 0 92 82/9 37-0
Fax 0 92 82/58 17

STORZ Instrument GmbH
Im Schuhmachergewann 4
D-69123 Heidelberg
Tel. 0 62 21/8 23-0
Fax 0 62 21/82 31 67

tpm taberna pro medicum GmbH
Im Dorf 15 a
D-21335 Lüneburg
Tel. 0 41 31/40 15 55
Fax 0 41 31/40 17 55

TECHNOMED Gesellschaft für
med. u. med.-techn. Systeme GmbH
Arnold-Sommerfeld-Ring 1
D-52499 Baesweiler
Tel. 0 24 01/80 99-0
Fax 0 24 01/80 99-36

Wöhlk Contact-Linsen GmbH
Heinrich-Wöhlk-Str. 4
D-24232 Schönkirchen
Tel. 0 43 48/70 11 60
Fax 0 43 48/70 11 99

Carl Zeiss
D-73446 Oberkochen
Tel. 0 73 64/20-0
Fax 0 73 64/68 08

12.2 Empfehlenswertes Zusatzinstrumentarium

Katarakt-Operation:
▷ Leukostrips porös Best.-Nr. 2881 (Fa. Beiersdorf)
▷ Visitec siliconummantelte Polierkanüle Best.-Nr. 5005 (Fa. Domilens, Hamburg)
▷ 5,7 mm Erweiterungslanze Best.-Nr. 1125 (Fa. Domilens, Hamburg)
▷ Katena justierbares Diamantmesser Best.-Nr. K2–6540 (Fa. Domilens, Hamburg)

Glaukom-Operation:
▷ Nylon 10 x 0 Polytech Nadel 15 M 43J
▷ Fluorets steril (Fluoreszenzstreifen) List Nr. FL 1 PL0033/5095 PA 118/26/1 (Smith + Nephew, England)

Keratoplastik-Operation:
▷ Geführtes Trepansystem (GTS-System) mit Durchmesser 7,5 mm (Fa. Polytech)

Refraktive Chirurgie:
▷ Justierbarer Lidsperrer mit offenen Drähten nach Kratz Best.-Nr. K1–5671 von Katena (Fa. Domilens, Hamburg)
▷ Ring-Markeur 7 mm Best.-Nr. C6171, alternativ mit Astigmatismusmarkierung (90° Best.-Nr. C6632 unc 180° Best.-Nr. C6633) von Medizinisches Zubehör Ursula Beck, Heroldsberg
▷ Hornhautschaber n. Kuhnt Best.-Nr. 13131 von Storz
▷ Kapselspatel Best.-Nr. 55350 von Storz

12.3

Übernahme aus:
Deutsches Ärzteblatt 91, 8. August 1994, Heft 31/32, Seite 1384 bis 1387

Vereinbarung von Qualitätssicherungmaßnahmen beim ambulanten Operieren

gemäß § 14 des Vertrages nach § 115b Abs. 1 SGB V vom 13. 06. 1994

zwischen 1. dem AOK-Bundesverband, Bonn; dem Bundesverband der Betriebskrankenkassen, Essen; dem IKK-Bundesverband, Bergisch Gladbach; der See-Krankenkasse, Hamburg; dem Bundesverband der landwirtschaftlichen Krankenkassen, Kassel; der Bundesknappschaft, Bochum; dem Verband der Angestellten-Krankenkassen e. V., Siegburg; dem AEV-Ersatzkassen-Verband e. V. Siegburg und 2. der Deutschen Krankenhausgesellschaft, Düsseldorf sowie 3. der Kassenärztlichen Bundesvereinigung, Köln.

§ 1
Inhalt

Die Vertragspartner vereinbaren entsprechend der in § 14 des Vertrages nach § 115 b SGB V getroffenen Regelung Maßnahmen zur Sicherung der Qualität für die gemäß § 3 des Vertrages nach § 115 b SGB V katalogisierten ambulanten Operation und Anästhesien.
Die Vereinbarung gilt sowohl für ambulante Operationen und Anästhesien im Krankenhaus als auch für ambulante Operationen und Anästhesien im Rahmen der vertragsärztlichen Versorgung.
Die Pflicht zur Erfüllung gesetzlicher Bestimmungen, insbesondere solche gesundheits- und berufsrechtlicher Art, bleibt unberührt.

§ 2
Erklärungspflicht

(1) Die Erbringung der nach § 3 des Vertrages nach § 115 b SGB VB katalogisierten ambulanten Operationen und/oder Anästhesien ist im Krankenhaus und in der vertragsärztlichen Versorgung nur dann zulässig, wenn die in dieser Vereinbarung festgelegten Anforderungen erfüllt sind.
(2) Krankenhäuser, die ambulante Operationen und/oder Anästhesien erbringen wollen, haben zugleich mit der Mitteilung gemäß § 1 Abs. 1 des Vertrages nach § 115 b SGB V eine Erklärung abzugeben, daß sie die Anforderungen dieser Vereinbarung erfüllen. Eine gleichlautende Erklärung erhält die Landeskrankenhausgesellschaft.
(3) Ärzte, die in der vertragsärztlichen Versor-

gung ambulante Operationen oder Anästhesien erbringen wollen, haben eine Erklärung gegenüber der zuständigen Kassenärztlichen Vereinigung abzugeben, daß sie die Anforderungen dieser Vereinbarung erfüllen.

§ 3
Anforderungen an die fachliche Befähigung der ambulant operierenden/anästhesierenden Ärzte

(1) Ambulante Operationen und Anästesien sind nach Facharztstandard zu erbringen. Danach sind ambulante Operationen und Anästhesien nur von Fachärzten, unter Assistenz von Fachärzten oder unter deren unmittelbarer Aufsicht und Weisung mit der Möglichkeit des unverzüglichen Eingreifens zu erbringen.
(2) Ambulante Operationen dürfen in der vertragsärztlichen Versorgung auch von Fachärzten für Allgemeinmedizin und Praktischen Ärzten sowie von Ärzten ohne Facharztbezeichnung erbracht werden, sofern und soweit sie das Recht zum Führen der Facharztbezeichnung eines Fachgebietes haben, zu dessen Weiterbildungsinhalt obligatorisch der Erwerb von eingehenden Kenntnissen, Erfahrungen und Fertigkeiten in den Operationen des Fachgebietes gehören. Für Anästhesien gilt dies entsprechend unter der Voraussetzung, daß die in Satz 1 genannten Ärzte das Recht zum Führen der Facharztbezeichnung haben.
(3) Ist für bestimmte Operationen über das Recht zum Führen einer Facharztbezeichnung hinaus der Erwerb einer Schwerpunktbezeichnung, einer Fachkunde oder der Abschluß einer fakultativen Weiterbildung Voraussetzung, können solche operativen Leistungen nur erbracht werden, wenn der erfolgreiche Abschluß dieser zusätzlichen Weiterbildung durch entsprechende Zeugnisse und/oder Bescheinigungen gem. § 2 Abs. 2 und 3 nachgewiesen worden ist.

§ 4
Bauliche, apparativ-technische, hygienische und personelle Voraussetzungen

(1) Unbeschadet der Verpflichtung des für die Operatin oder für die Anästhesie verantwortlichen Arztes, in jedem Einzelfall zu prüfen, ob

Art und Schwere des Eingriffs und der Gesundheitszustand des Patienten die ambulante Durchführung der Operation oder der Anästhesie nach den Regeln der ärztlichen Kunst mit den zu Verfügung stehenden Möglichkeiten erlauben, müssen die baulichen, apparativ-technischen, personellen und hygienischen Voraussetzungen (gegebenenfalls unter Hinzuziehung eines Arztes für Hygiene und Umweltmedizin) in Abhängigkeit von Art, Anzahl und Spektrum der durchgeführten Operationen mindestens die Bedingungen der Absätze 2 bis 5 erfüllen. Hierbei sollen die vorhandenen Ressourcen soweit wie möglich genutzt werden.

(2) Bauliche Anforderungen
- Operationsraum/-räume
- Personalumkleidebereich mit Waschbecken und Vorrichtung zur Durchführung der Händedesinfektion
- Geräte,- Vorrats- und Sterilisierraum (gegebenenfalls gesondert), Aufbereitungsbereich
- Entsorgungs- und Putzraum
- gegebenenfalls Ruheraum/Aufwachraum für Patienten – Umkleidebereich für Patienten.

(3) Apparativ-technische Voraussetzungen
a) Operationsraum
- Flüssigkeitsdicht verfugter Fußboden
- Abwaschbarer dekontaminierbarer Wandbelag bis mindestens zwei Meter Höhe
- Boden und Wände scheuerdesinfektionsfest
- Lichtquellen zur fachgerechten Ausleuchtung des Operationsraumes und des Operationsgebietes mit Sicherung durch Stromausfallüberbrückung, auch zur Sicherung des Monitoring lebenswichtiger Funktionen oder durch netzunabhängige Stromquelle mit operationsentsprechender Lichtstärke als Notbeleuchtung.
- Entlüftungsmöglichkeiten unter Berücksichtigung der eingesetzten Anästhesieverfahren und der hygienischen Anforderungen
b) Wascheinrichtung
- Zweckentsprechende Armaturen und Sanitärkeramik zur chirurgischen Händedesinfektion
c) Instrumentarium und Geräte
- Instrumentarium zur Reanimation und Geräte zur manuellen Beatmung, Sauerstoffversorgung und Absaugung
- Geräte zur Infusions- und Schockbehandlung
- OP-Tisch/Stuhl mit fachgerechten Lagerungsmöglichkeiten
- Fachspezifisches, operatives Instrumentarium mit ausreichenden Reserveinstrumenten
- Gegebenenfalls Anästhesie- beziehungsweise Narkosegeräte mit Spezialinstrumentarium (kann auch vom Anästhesisten gestellt werden)
d) Arzneimittel, Operationstextilien, Verband- und Verbrauchsmaterial
- Notfallmedikamente zu sofortigem Zugriff und Anwendung
- Operationstextilien beziehungsweise entsprechendes Einmal-Material, in Art und Menge so bemessen, daß gegebenenfalls ein Wechsel auch während des Eingriffs erfolgen kann.
- Infusionslösungen, Verband- und Nahtmaterial, sonstiges Verbrauchsmaterial

(4) Hygienische Voraussetzungen
- Sterilisator, z. B. Überdruck-Autoklav
- Anwendung fachgerechter Reinigungs-, Desinfektions- und Sterilisationsverfahren
- Hygieneplan

(5) Personelle Voraussetzungen
- Falls keine ärztliche Assistenz bei Operationen erforderlich ist, mindestens ein(e) qualifizierter(e) Mitarbeiter(in) mit abgeschlossener Ausbildung in einem nichtärztlichen Heilberuf oder im Beruf als Arzthelfer(in) als unmittelbare Assistenz
- Eine Hilfskraft (mindestens in Bereitschaft)
- Falls medizinsch erforderlich, für Anästhesien ein(e) Mitarbeiter(in) mit entsprechenden Kenntnissen.

§ 5
Verfahren zur Qualitätssicherung

(1) Die Vertragspartner verpflichten sich, die Erfüllung der Anforderungen an die fachliche Befähigung der ambulant operierenden oder anästhesierenden Ärzte, die Sicherung der baulichen, apparativ-technischen, hygienischen und personellen Voraussetzungen und weitere ausgewählte Qualitätssicherungsaspekte unter Einschluß der Indikationsstellung mit den geeigneten Maßnahmen zu überprüfen.

Zur Erfüllung dieser Aufgaben sehen die Vertragspartner vor, Fragen der Qualitätssicherung beim ambulanten Operieren auf der Grundlage der Berichte der Kommissionen nach Abs. 2 regelmäßig zu beraten und bei Bedarf diese Vereinbarung fortzuschreiben.

Fachkundige Ärzte der ambulant operierenden Fachgebiete und des Medizinischen Dienstes der Krankenversicherung sollen beratend hinzugezogen werden.

Die Vertragspartner kooperieren mit der Arbeitsgemeinschaft zur Förderung der Qualitätssicherung in der Medizin.

(2) Die Kassenärztlichen Vereinigungen, die Landeskrankenhausgesellschaften und die Landesverbände der Krankenkassen gemeinsam mit den Verbänden der Ersatzkassen bilden ein paritätisch besetztes Gremium (Kommission Ambulantes Operieren).

Der Kommission sollen je drei Vertreter der Vertragspartner auf Landesebene angehören.

Zu den Sitzungen können ein Vertreter der Landesärztekammer sowie von jedem Vertragspartner bis zu zwei fachkundige Ärzte der ambulant operierenden Fachgebiete beziehungsweise des Medizinischen Dienstes der Krankenversicherung beratend hinzugezogen werden.

Die Kommission trifft auf Antrag von mindestens drei Mitgliedern unter fachspezifischen Gesichtspunkten eine Auswahl der zu prüfenden operativen Eingriffe und der dabei besonders zu beachtenden Qualitätssicherungsaspekte.

(3) Die Kommission wählt aus ihrer Mitte einen Vorsitzenden. Der Vorsitz soll regelmäßig nach jeweils zwei Jahren unter den Vertragspartner auf Landesebene wechseln. Die Kommission soll eine Geschäftsstelle einrichten, deren Kosten anteilig von den Vertragspartnern auf Landesebene getragen werden.

(4) Die Kommission bewertet die Ergebnisse nach § 7 auf Landesebene. Sie berichtet den Vetragspartnern auf Bundesebene über wesentliche Ergebnisse.

(5) Die Kommission richtet eine Arztgruppe ein, in der jeweils ein von der Kassenärztlichen Vereinigung der Landeskrankenhausgesellschaft und den Landesverbänden der Krankenkassen gemeinsam mit den Verbänden der Krankenkassen gemeinsam mit den Verbänden der Ersatzkassen zu benennender fachkundiger Arzt vertreten ist.

Wenn sich insbesondere aus der Auswertung nach § 7 Anhaltspunkte für Qualitätsdefizite ergeben, fordert die Kommission den Arzt auf Antrag von mindestens drei Mitgliedern zu einem Gespräch mit der Arztgruppe auf. Die Arztgruppe teilt dem Arzt mit, welche Unterlagen sie für das Gespräch für erforderlich hält, und stimmt mit ihm den Termin für das Gespräch ab.

Liegen Anhaltspunkte dafür vor, daß Qualitätsdefizite insbesondere aus unzureichender Strukturqualität resultieren, kann die Kommission mehrheitlich eine Begehung und ein Gespräch am Ort der Leistungserbringung veranlassen.

Eine Begehung setzt eine schriftliche Einverständniserklärung des Vertragsarztes oder Krankenhauses voraus. Der Termin der Begehung ist mit dem Arzt beziehungsweise Krankenhaus abzustimmen. Bei der Begehung sollen die Ärzte der Arztgruppe grundsätzlich dieselbe Gebietsbezeichnung führen wie der ambulant operierende Arzt beziehungsweise der Operationsbereich im Krankenhaus.

Wird die Einverständniserklärung zu einer Begehung verweigert, kann die Kommission der Kassenärztlichen Vereinigung oder den Landesverbänden der Krankenkassen und den Verbänden er Ersatzkassen empfehlen, die Genehmigung zur Erbringung der betreffenden Leistungen zu versagen oder zu widerrufen.

Bei einem Gespräch oder einer Begehung auftretende Fragen sollen in kollegialem Dialog geklärt werden.

Die Arztgruppe erstellt für die Kommission einen Bericht über das Ergebnis des Gesprächs beziehungsweise der Begehung und spricht gegebenenfalls Empfehlungen zu den notwendig angesehenen Qualitätssicherungsmaßnahmen aus. Der Vertragsarzt oder das Krankenhaus erhalten eine Durchschrift des Berichts mit der Gelegenheit zur Stellungnahme.

(6) § 115 Abs. 2 Satz 5 SGB V sowie § 135 Abs. 3 SGB V bleiben unberührt.

§ 6
Dokumentation

(1) Die Dokumentation ambulanter Operationen und Anästhesien muß – unter Beachtung datenschutzrechtlicher Bestimmungen – vergleichende statistische Auswertungen zum Zweck der Qualitätssicherung ermöglichen. Hierzu haben Krankenhäuser und Vertragsärzte unbeschadet der berufsrechtlichen Pflicht zur Dokumentation für die Zwecke nach § 7 die Daten der Anlage 1 Nr. 1 anonymisiert zu erfassen. Sie haben weiter die in Anlage 1 Nr. 2 und 3 festgelegte Dokumentation zu führen.

(2) Die Daten nach Abs. 1 Satz 2 sind von Krankenhäusern und Vertragsärzten auf einem einheitlichen Datenerhebungsbogen oder Datensatz gemäß Anlage 2 zu dokumentieren, den die Vertragspartner ergänzend zu dieser Vereinbarung festlegen.

(3) Die Vertragspartner auf Bundesebene regeln, welche fachgebietsspezifischen Qualitätsmerkmale bei welchen ambulanten Operationen und Anästhesien zusätzlich zu der

fachgebietsübergreifenden Basisdokumentation nach Anlage 1 zu erfassen sind.

Solange und soweit solche ergänzenden Regelungen zur fachspezifischen Dokumentation nicht getroffen worden sind, können diese durch die Vertragspartner auf Landesebene bestimmt werden.

§ 7
Statistische Auswertungen

(1) Statistische Auswertungen zum Zweck der Qualitätssicherung erfolgen auf der Grundlage der nach § 6 erhobenen Daten. Datenschutzrechtliche Bestimmungen sind zu beachten.

(2) Zu Zwecken der statistischen Auswertung übermitteln auf Anforderung die Vertragsärzte und die Krankenhäuser die Daten nach § 6 an die von den Vertragspartnern auf Landesebene benannte Stelle für gemeinsame Auswertungen. Die Vertragspartner auf Landesebene unterstützen diese Stelle; dies gilt auf für die Prüfung der Vollzähligkeit und Vollständigkeit der übermittelten Daten.

KV- beziehungsweise landesübergreifende Auswertungen können von den Vertragspartnern auf Landesebene vereinbart werden.

(3) Soweit die Vertragspartner auf Bundesebene dies festlegen, stehen ihnen die auf Landesebene erhobenen Daten zur Verfügung.

§ 8
Vergütung

(1) Die Vergütung für die Dokumentation gemäß § 6 wird in der Anlage 3 geregelt.

§ 9
Übergangsregelung

(1) Krankenhäuser, die bereits vor Inkrafttreten dieser Vereinbarung ambulante Operationen und/oder Anästhesien durchgeführt haben, behalten die Berechtigung, wenn sie bis spätestens 3 Monate nach Inkrafttreten dieser Vereinbarung eine Erklärung gemäß § 2 abgegeben haben. Absatz 4 bleibt unberührt.

(2) Ärzte mit dem Recht zum Führen der Facharztbezeichnung in einem operativen Fachgebiet oder der Anästhesie, die bereits von Inkrafttreten dieser Vereinbarung ambulante Operationen oder Anästhesien aus dem Katalog der Leistungen entsprechen § 3 des Vertrages nach § 115 b SGB V im Rahmen der vertragsärztlichen Versorgung durchgeführt und abgerechnet haben, behalten die Berechtigung, wenn sie bis spätestens drei Monate nach Inkrafttreten dieser Vereinbarung eine Erklärung gemäß § 2 abgegeben haben. Absatz 4 bleibt unberührt.

(3) Sofern Ärzte, die kein Recht zum Führen einer Facharztbezeichnung in einem operativen Fachgebiet haben, Praktische Ärzte sowie Fachärzte für Allgemeinmedizin bereits vor Inkrafttreten dieser Vereinbarung ambulante Operationen aus dem Katalog nach § 3 des Vertrages nach § 115 b SGB V im Rahmen der vertragsärztlichen Versorgung durchgeführt und abgerechnet haben, behalten sie die Berechtigung für die Leistungen nach den Gebührenordnungsziffern 2012, 2105, 2145, 2146, 2147, 2150, 2152, 2156, 2211, 2230, 2740, 2741 aus dem Zuschlagskatalog nach Nr. 80 EBM.

Sofern darüber hinaus im Einzelfall weitere spezielle operative oder anästhesiologische Leistungen aus dem Katalog nach § 3 des Vertragesw gem. § 115 b SGB V vor Inkrafttreten dieser Vereinbarung durchgeführt und abgerechnet wurden, bedarf die weitere Erbringung einer besonderen Genehmigung der Kassenärztlichen Vereinigung. Die Genehmigung setzt voraus, daß spätestens bis zum 31.12.1995 die Erfüllung der Voraussetzungen nach § 4 nachgewiesen wird. Abs. 4 bleibt unberührt. Die Genehmigung ist unter der Auflage des rechtzeitigen Nachweises der Voraussetzungen als vorläufige Genehmigung zu erteilen. Die kassenärztliche Vereinigung kann die Erfüllung der Voraussetzungen durch die Qualitätssicherungs-Kommission gem. § 135 Abs. 3 SGB V überprüfen lassen. Verweigert der Arzt die Überprüfung, ist die Genehmigung unverzüglich zu widerrufen.

(4) Die in § 4 Abs. 2 dieser Vereinbarung festgelegten baulichen Anforderungen sind von Krankenhäusern und Vertragsärzten, die bereits vor Inkrafttreten dieser Vereinbarung ambulante Operationen und/oder Anästhesien durchgeführt haben, spätestens bis zum 31. Dezember 1995 zu erfüllen. Dies ist bis spätestens 31. März 1996 den in § 2 Abs. 2 beziehungsweise 3 genannten, jeweils zuständigen Institutionen nachzuweisen.

§ 10
Folgen nicht rechtzeitige Erklärungen gem. § 9

(1) Wird eine der notwendigen Erklärungen gem. § 9 nicht rechtzeitig abgegeben, so setzen die Landeskrankenhausgesellschaften und die Kassenärztliche Vereinigung in ihrem Zuständigkeitsbereich eine Nachfrist von vier Wochen. Nach Ablauf der Frist endet die Berechtigung der Erbringung von Leistungen unmittelbar kraft dieser Vereinbarung.

(2) Das Recht, die Voraussetzungen nach §§ 3 und 4 zu einem späteren Zeitpunkt nachzuwei-

sen, bleibt unberührt. Die Abrechnungsbefugnis beginnt in diesem Fall mit Abgabe der Erklärung gemäß § 2.

§ 11
Geltung der Vereinbarung

(1) Diese Vereinbarung tritt zum †.10.1994 in Kraft. Die Dokumentationspflicht gemäß § 6 Abs. 2 tritt gemeinsam mit der Vergütungsregelung gemäß § 8 am 1.1.1995 in Kraft.

(2) Für die Kündigungsmöglichkeit gitl § 19 des Vertrages nach § 115 b SGB V entsprechend.

(Unterschriften)

Anlage 1

(zu § 6 Abs. 1, Dokumentation)

1. Für die Zwecke nach § 7 (Statistische Auswertungen) sind die folgenden Daten anonymisiert zu erfassen:

- Präoperative Diagnose (Text und ICD-Schlüssel),
- Indikation zum operativen Eingriff,
- Präoperative Vorbereitung/Prämedikation,
- Operations-Nr.,
- Art der Operation mit Angabe der EBM-Nr(n).,
- Art der Anästhesie mit Angabe der EBM-Nr(n).,
- Dauer der Operation und der Anästhesie,
- Postoperative Diagnose (Text und ICD-Schlüssel),
- soweit vorhanden, histologischer Befund,
- Komplikationen:
  Intraoperative Komplikationen,
  Postoperative Komplikationen (zum Beispiel Nachblutungen),

Narkosezwischenfall,
Unmittelbare stationäre Fortsetzung der Behandlung,
Revisionseingriff,
Infektionen,
Spätkomplikationen, festgestellt bei gegebenenfalls erfolgenden Kontrolluntersuchungen oder mitgeteilt durch den weiterbehandelnden Arzt.

2. Außerdem sind in der Patientenakte zu vermerken:

- Patientenaufklärung zu Anästhesie und Operation,
- Operationsbericht,
- Zustand des Patienten bei Entlassung aus der unmittelbaren Betreuung in der Praxis oder im Krankenhaus,
- die gegebenenfalls erfolgte Absprache zur Übernahme des Patienten in die ambulante Betreuung durch einen anderen Arzt einschließlich gegebenenfalls erforderlichen pflegerischer Nachsorge.

3. Zusätzlich ist eine Infektionsstatistik für die Operationseinrichtung zu führen.

Erläuterungen der KBV:
Die Anlage 2 zu dieser Vereinbarung (Einheitlicher Datenerhebungsbogen oder Datensatz) gem. § 6 Abs. 2 wird zur Zeit noch entwickelt. Die Anlage 3 zu dieser Vereinbarung (Vergütung für die Dokumentation) gem. § 8 ist noch nicht dreiseitig vereinbart. Nach Abschluß erfolgt eine gesonderte Veröffentlichung.

12.4

Übernahme aus:
Deutsches Ärzteblatt 91, 23. September 1994, Heft 38, Seite 1628 bis 1630

Richtlinie der Bundesärztekammer zur Qualitätssicherung ambulanter Operationen[1]

1. Begriffsdefinition:

Die ambulante Operation[2] ist dadurch gekennzeichnet, daß der Patient im allgemeinen die Nacht vor und nach dem Eingriff zu Hause verbringt[3]. Ausgenommen sind die sogenannten Kleineingriffe, die in Art und Behandlungsumfang im Benehmen mit den medizinisch-wissenschaftlichen Fachgesellschaften und Berufsverbänden zu regeln sind.

2. Ziel:

Das Ziel ist sicherzustellen, daß durch den ambulant durchgeführten Eingriff der Patient während der prä-, peri- und postoperativen Behandlung keinem höheren Risiko (auch im Zusammenhang mit der postoperativen Betreuung) ausgesetzt sein darf als bei einer Behandlung unter stationären Bedingungen.

3. Anforderungen:

3.1 Qualitätssicherung in den einzelnen Fachgebieten

Die fachspezifischen Anforderungen zur Qualitätssicherung ambulanter Operationen werden in den Anlagen zu dieser Richtlinie geregelt. Diese Anlagen werden von der Bundesärztekammer in Zusammenarbeit mit den jeweils zuständigen medizinisch-wissenschaftlichen Fachgesellschaften und Berufsverbänden erstellt. Die in den Anlagen festzulegenden, fachspezifischen Anforderungen können sich sowohl auf die räumlichen, hygienischen, personellen und/oder organisatorischen Voraussetzungen (Strukturqualität) als auch auf spezielle Anforderungen der Prozeß- (zum Beispiel Regelung zur Dokumentation) und/oder Ergebnisqualität (zum Beispiel Beteiligung an externen Qualitätssicherungsmaßnahmen der Ärztekammern) beziehen.

Die Fachöffentlichkeit ist durch die Bundesärztekammer in geeigneter Weise zu informieren. Die berufsrechtlich verbindliche Einführung dieser Richtlinie und Überprüfung erfolgt durch die jeweils zuständige Ärztekammer. Hierbei unterstützt die Bundesärztekammer die Ärztekammern als Koordinations- und Informationsgremium.

3.2 Strukturqualität

3.2.1 Persönliche Qualifikation der ambulant operierenden Ärzte[4]/Anästhesisten.
Operationen/Anästhesien werden nach Facharztstandard erbracht.
Der Facharztstandard setzt unter anderem auch voraus
1. ausreichende Kenntnisse, Fähigkeiten und Fertigkeiten in der Notfallmedizin und der Beherrschung prä-, peri- und postoperativer Komplikationen im Zusammenhang mit den durchgeführten Operationen/Anästhesien,
2. gegebenenfalls Nachweis zusätzlicher Qualifikationsvoraussetzungen.

3.2.2 Qualifikation des Assistenzpersonals
Der Operateur/Anästhesist hat dafür Sorge zu tragen, daß gegebenenfalls zu beteiligendes Assistenzpersonal in ausreichender Zahl mit einer ausreichenden Qualifikation zur Verfügung steht.

3.2.3 Räumliche, apparative und hygienische Anforderungen
Folgende räumliche, apparative und hygienische Voraussetzungen müssen sichergestellt sein:
1. Die in der Anlage 1 festgelegten baulichen, apparativ-technischen und hygiensichen Mindestforderungen sind zu erfüllen.
2. Bei Operationen mit einer erkennbar höheren Infektionsgefährdung ist über die Anforderungen der Anlage 1 hinaus der Krankenhausstandard anzusetzen.
3. Die einschlägigen gesetzlichen Bestimmungen, insbesondere die im Gerätesicherheitsrecht, Arzneimittelrecht, Medizinproduktrecht, Eichgesetz und Eichordnung, Röntgenverordnung und Strahlenschutzverordnung, in der EG-Richtlinie für aktive implantierbare medizinische Geräte und der für Medizinprodukte festgelegten Anforderungen sind zu beachten. Die vorgenannten Anforderungen beziehen sich

---

[1] Stand: 13. April 1994
[2] im weiteren Operation genannt
[3] Vgl. § 3 des Vertrages nach § 115 b Abs. 1 SGB V – Ambulantes Operieren im Krankenhaus vom 1. April 1993
[4] im weiteren Operateur genannt

sowohl auf die unmittelbar zum Eingriff/Anästhesie notwendigen Instrumente und Gerätschaften als auch solche zur Notfallversorgung und Dokumentation, die in ausreichender Anzahl vorhanden sein müssen.

3.2.4 Allgemeine organisatorische Anforderungen

Folgende organisatorische Voraussetzungen müssen sichergestellt sein:

1. Ständige Erreichbarkeit des Operateurs für den Patienten (gegebenenfalls Vertretungsregelung).

2. Beteiligung an externen und internen Qualitätssicherungsmaßnahmen der Ärztekammern.

3. Dokumentation der ausführlichen und umfassende Information des Patienten über den Eingriff/Anästhesie, alternative Möglichkeiten der Durchführung und Nachbehandlung.

4. Geregelter Informations- und Dokumentenfluß zwischen den beteiligten Ärzten; dies gilt insbesondere für eventuell auftretende postoperative Komplikationen und unerwünschte Spätergebnisse.

5. Sind der vorbehandelnde Arzt und der Operateur nicht identisch, muß eine Kooperation für die Weiterbehandlung gewährleistet sein.

6. Sind Operateur und nachbehandelnder Arzt nicht identisch, muß eine Kooperation für die Nachbehandlung gewährleistet sein.

7. Zwischen Operateur und einem geeigneten benachbarten Krankenhaus muß vorsorglich für eine gegebenenfalls notwendige stationäre Behandlung eine Kooperation vereinbart sein.

8. Geregelte Abfallentsorgung entsprechend den gesetzlichen Bestimmungen.

3.3 Prozeßqualität

In jedem Fall sind durchzuführen und zu dokumentieren:

3.3.1 Präoperative Diagnostik und Therapie

1. Die präoperative Diagnostik muß neben der Indikation zur Operation sicherstellen, daß der Patient durch die Operation/Anästhesie keinem erkennbaren höheren Risiko als bei einer stationär durchgeführten Behandlung ausgesetzt wird. Dies ist auch in dem zu dokumentierenden Beratungsgspräch mit dem Patienten zu erörtern, wobei insbesondere die Notwendigkeit und Möglichkeiten der Nachbetreuung festzuhalten sind. Hierbei sind nicht nur medizinische Daten, sondern auch das regionale Umfeld, in der die Nachsorge gesichert werden muß, zu berücksichtigen (zum Beispiel Fähigkeit und Bereitschaft der Angehörigen zur häuslichen

Hilfe, Wohnverhältnisse, Sprachprobleme, Telefon).

2. Sind der Arzt, der die präoperative Diagnostik durchführt, und der Operateur/Anästhesisten über die von ihm durchgeführte präoperative Diagnostik, Indikationsstellung, Behandlung, Beratung des Patienten und die von ihm vorgesehenen Nachbetreuungsmöglichkeiten (s. auch 3.3.3) zu informieren.

Die präoperative Medikation hat in Absprache mit dem Operateur/Anästhesisten zu erfolgen. Der Operateur/Anästhesist hat die durch den vorbehandelnden Arzt übermittelten Patientenunterlagen zu prüfen. Der Operateur hat sich im Rahmen der ihm obliegenden Aufklärungspflicht beim Patienten zu vergewissern, ob und in welchem Umfang dieser durch den vorbehandelnden Arzt sowohl über den geplanten Eingriff, dessen Risiken und die Nachbetreuung als auch deren Alternativen beraten worden ist. Gegebenenfalls sind fehlenede Untersuchungen und Unterlagen zu ergänzen.

3. Der für die Operation verantwortliche Arzt entscheidet über Art und Umfang der Operation. Dies geschieht in fachlicher Abstimmung mit dem gegebenenfalls zu beteiligenden Anästhesisten und mit dem Patienten und Abwägung seines häuslichen Umfeldes. Dabei ist er verpflichtet, in jedem Einzelfall zu prüfen, ob Art und Schwere des beabsichtigten Eingriffes unter Berücksichtigung des Gesundheitszustandes des Patienten die ambulante Durchführung der Operation nach den Regeln der ärztlichen Kunst mit den zu Verfügung stehenden Möglichkeiten erlauben.

Dies ist in dem zu dokumentierenden Aufklärungsgesprächs rechtzeitig und ausführlich mit dem Patienten zu erörtern.

3.3.2 Ambulante Operationen/Anästhesien

1. Die Operation/Anästhesie und Versorgung während der Operation/Anästhesie hat nach Facharztstandard unter Beachtung der räumlichen, hygiensichen, personellen, apparativen und organisatorischen Anforderungen dieser Richtlinien zu erfolgen.

2. Bei einer im Zusammenhang mit der Operation notwendigen Narkose ist der Patient unter Aufsicht eines Anästhesisten zu überwachen und diese Überwachung zu dokumentieren.

3.3.3 Behandlung nach der Operation

1. Der Operateur/Anästhesist hat durch eine zu dokumentierende Abschlußvisite sicherzustellen, daß der Patient ohne erkennbare Gefahr in

die ambulante Behandlung und Betreuung entlassen werden kann.
2. Die Nachbehandlung (Medikation, Rehabilitation usw.) erfolgt in Absprache zwischen dem Operateur/Anästhesisten und dem nachbehandelnden Arzt.

3.4 Ergebnisqualität
3.4.1 Beteiligung an Maßnahmen zur externen Qualitätsicherung der Ärztekammern
Die bei ambulanten Operationen beteiligten Ärzte sind verpflichtet, die für eingeführte Maßnahmen der externen Qualitätssicherung (vgl. insbesondere 3.4.2 Punkt 1–3) notwendigen Patientendaten in anonymer Form an die für Qualitätssicherung zuständigen Stellen bei der Ärztekammern zu übermitteln.

3.4.2 Beurteilung der Ergebnisqualität
Die Ergebnisqualität muß für die verschiedenen Fachgebiete sichergestellt werden durch
1. einen Vergleich zwischen ambulant und stationär durchgeführten Operationen (zum Beispiel anhand typischer Tracereingriffe und/oder Tracerdiagnosen),
2. einen regelmäßigen Austausch der Ergebnisse in fachspezifischen oder fachübergreifenden Qualiätszirkeln (zum Beispiel bestehend aus vor- und nachbehandelnden Ärzten, Operateur und Anästhesist),
3. Patientenfragebögen zur Erhebung der Patientenzufriedenheit und der Spätergebnisse,
4. eine regelmäßige, interne Prüfung anhand der für das Fachgebiet gesetzten Standards unter Einbeziehung des gesamten Personals (interne Qualitätssicherung),
5. Nachweise einer regelmäßigen Fortbildung.

Anlage 1:
Mindestanforderungen an die bauliche, apparativ-technische und hygienische Ausstattung

1. Bauliche Anforderungen
- Operationsraum/räume
- Personalumkleidebereich mit Waschbecken und Vorrichtung zur Durchführung der Händedesinfektion
- Geräte-, Vorrats- und Sterilisierraum, Aufbereitungsbereich
- gegebenenfalls Ruhe-/Aufwachraum für Patienten
- Umkleidebereich für den Patienten

2. Apparativ-technische und sonstige Anforderungen
a) Operationsraum
- Flüssigkeitsdicht verfugter Fußboden
- Abwaschbarer dekontaminierbarer Wandbelag bis mindestens zwei Meter Höhe
- Boden und Wände scheuerdesinfektionsfest
- Lichtquellen zur fachgerechten Ausleuchtung des Operationsraumes und des Operationsgebietes mit Sicherung des Monitoring lebenswichtiger Funktionen mit operationsentsprechender Lichtstärke als Notbeleuchtung
- Entlüftungsmöglichkeiten unter Berücksichtigung der eingesetzten Anästhesieverfahren und hygienischen Anforderungen
b) Wascheinrichtung
- Zweckentsprechende Armaturen und Sanitärkeramik zur chirurgischen Händedesinfektion
c) Instrumentarium und Geräte
- Instrumentarium zur Reanimation und Geräte zur manuellen Beatmung, Sauerstoffversorgung und Absaugung
- Geräte zur Infusions- und Schockbehandlung
- OP-Tisch/Stuhl mit fachgerechten Lagerungsmöglichkeiten
- Fachspezifisches, operatives Instrumentarium mit ausreichenden Reserveinstrumenten
- Gegebenenfalls Anästhesie- beziehungsweise Narkosegerät mit Spezialinstrumentarium (kann auch vom Anästhesisten gestellt werden)
d) Arzneimittel, Operationstextilien, Verband- und Verbrauchsmaterial
- Notfallmedikamente zu sorfortigem Zugriff und Anwendung
- Operationstextilien beziehungsweise entsprechendes Einmal-Material in Art und Menge so bemessen, daß gegebenenfalls ein Wechsel auch während des Eingriffes erfolgen kann
- Infusionslösungen, Verband- und Nahtmaterial, sonstiges Verbrauchsmaterial

3. Hygienische Anforderungen
- Sterilisator, z. B. Überdruck-Autoklav
- Anwendung fachgerechter Reinigungs-, Desinfektions- und Sterilisationsverfahren
- Hygieneplan

12.5

Übernahme aus:
Deutsches Ärzteblatt 91, 23. September 1994, Heft 38, Seite 1630 bis 1631

Richtlinie der Bundesärztekammer zur Qualitätssicherung endoskopischer Eingriffe[1]

Vorwort:

Endoskopische Eingriffe haben in den letzten Jahren erheblich zugenommen; so wird zum Beispiel bundesweit etwa die Hälfte aller Cholezystektomien über einen endoskopischen Zugang durchgeführt. Endoluminale Eingriffe sind Verfahren verschiedener Fachdisziplinen. Die Bundesärztekammer ist gehalten, gemeinsam Rahmenbedingungen abzustecken, in die sich Empfehlungen und Leitlinien der medizinisch-wissenschaftlichen Fachgesellschaften und der Berufsverbände zur Qualitätssicherung (Kontrolle) einfügen müssen; sie betreffen personelle und sächliche Probleme.

1. Begriffsdefinition:

Endoskopische Eingriffe sind diagnostische und/oder therapeutische Verfahren, die mit Hilfe optischer Leitsysteme und spezieller Instrumente in Körperhöhlen/-räume und Hohlorganen durchgeführt werden.

2. Ziele:

Das endoskopische Vorgehen hat das Ziel, bei verkleinertem Zugangsweg und verbesserter Sicht zumindest ein gleiches Ergebnis wie bei einem offenen Zugang zu ermöglichen, um dem Patienten einen möglichst schonenden Eingriff zukommen zu lassen.[2]

3. Anforderungen:

3.1 Qualitätssicherung in den einzelnen Fachgebieten

Die fachspezifischen Anforderungen zur Qualitätssicherung endoskopischer Eingriffe werden in den Anhängen dieser Richtlinien geregelt. Diese Anhänge werden von der Bundesärztekammer in Zusammenarbeit mit den jeweils zuständigen medizinisch-wissenschaftlichen Fachgesellschaften und Berufsverbänden erstellt.

Die in den Anhängen festzulegenden, fachspezifischen Anforderungen können sich sowohl auf die räumlichen, hygienischen, personellen, apparativen und/oder organisatorischen Voraussetzungen (Strukturqualität) als auch auf spezielle Anforderungen der Prozeßqualität (zum Beispiel Regelungen zur Dokumentation) und/oder Ergebnisqualität (zum Beispiel Beteiligung

an externen Qulitätssicherungsmaßnahmen der Ärztekammern) beziehen.

Die Fachöffentlichkeit ist durch die Bundesärztekammer in geeigneter Weise zu informieren. Die berufsrechtlich verpflichtende Einführung dieser Richtlinie und die Überprüfung erfolgt durch die jeweils zuständige Ärztekammer. Hierbei unterstützt die Bundesärztekammer die Ärztekammern als Koordinations- und Informationsgremium.

3.2 Strukturqualität

3.2.1 Persönliche Qualifikation des Arztes, der endoskopische Eingriffe durchführt

Endoskopische Eingriffe werden nach Facharztstandard erbracht.

Der Facharztstandard setzt unter anderem auch voraus

1. ausreichende Kenntnisse, Fähigkeiten und Fertigkeiten in der Notfallmedizin und Beherrschung peri- und postoperativer Komplikationen im Zusammenhang mit den durchgeführten endoskopischen Eingriffen,

2. gegebenenfalls Nachweis zusätzlicher Qualifikationsvoraussetzungen.

3.2.2 Qualifikation des Assistenzpersonals

Jeder Arzt, der endoskopische Eingriffe durchführt, hat dafür Sorge zu tragen, daß das gegebenenfalls zu beteiligende Assistenzpersonal in ausreichender Zahl mit einer ausreichenden Qualifikation zur Verfügung steht.

3.2.3 Räumliche, apparative und hygienische Anforderungen

1. Die in der Richtlinie für Krankenhaushygiene und Infektionsprävention des Bundesgesundheitsamtes festgelegten speziellen Anforderungen sind zu beachten.

2. Die einschlägigen gesetzlichen Bestimmungen, insbesondere die im Gerätesicherheitsrecht, Arzneimittelrecht, Medizinprodukterecht, Eichgesetz und Eichordnung, Röntgenverord-

---

[1] Stand: 13. April 1994

[2] Bei einem ambulant durchgeführten endoskopischen Eingriff sind auch die Anforderungen der »Richtlinie der Bundesärztekammer zur Qualitätssicherung ambulanter Operationen« zu beachten.

nung und Strahlenschutzverordnung, in der EG-Richtlinie für aktive implantierbare medizinische Geräte und der für Medizinprodukte festgelegten Anforderungen sind zu beachten. Die vorgenannten Anforderungen beziehen sich sowohl auf die unmittelbar zum Eingriff notwendigen Instrumente und Gerätschaften als auch solche zur Notfallversorgung und Dokumentation, die in ausreichender Anzahl vorhanden sein müssen.

3.2.4 Allgemeine organisatorische Anforderungen

Folgende organisatorische Voraussetzungen müssen sichergestellt sein:
1. Dokumentation der ausführlichen Information des Patienten über den Eingriff, seine Besonderheiten, die Nachbehandlung sowie die differentialdiagnostischen und/oder differentialtherapeutischen Möglichkeiten der Durchführung des Eingriffes (zum Beispiel sollte der Patient darüber aufgeklärt werden, daß die sich gegebenenfalls intraoperativ ergebende Notwendigkeit, den Eingriff über einen größeren Zugang zu erweitern, keine Komplikationen bedeuten muß).
2. Beteiligung an externen und internen Qualitätssicherungsmaßnahmen der Ärztekammern.

3.3   Prozeßqualität

In jedem Fall sind durchzuführen und zu dokumentieren:
3.3.1 Präoperative Diagnostik und Therapie
Die präoperative Diagnostik muß neben der Indikation zum endoskopischen Eingriff sicherstellen, daß dem Patienten durch die Wahl des endoskopischen Verfahrens kein erkennbarer Nachteil im Behandlungsergebnis im Vergleich zum offenen Eingriff entsteht. Jeder Arzt hat vor dem endoskopischen Eingriff zu prüfen und zu dokumentieren, ob
1. unter Abwägung von Alternativen der Eingriff indiziert ist,
2. die Art und Schwere des Eingriffes und der Gesundheitszustand des Patienten den endoskopischen Eingriff erlauben,
3. seine eigenen Kenntnisse, Fähigkeiten, die seines Personals und die ihm zur Verfügung stehenden räumlichen, technischen und organisatorischen Gegebenheiten es erlauben, den Ein-

griff den Regeln der ärztlichen Kunst gemäß durchzuführen,
4. der Patient hinreichend und rechtzeitig differentialdiagnostisch und/oder differentialtherapeutisch aufgeklärt worden ist.

3.3.2 Endoskopischer Eingriff

1. Der endoskopische Eingriff und die Versorgung während des Eingriffes hat nach Facharztstandard unter Beachtung der räumlichen, hygienischen, personellen, apparativen und organisatorischen Anforderungen dieser Richtlinie zu erfolgen.
2. Jeder Arzt, der einen endoskopischen Eingriff durchführt, hat einen ausführlichen Bericht über den endoskopischen Eingriff anzufertigen.

3.3.3 Behandlung nach dem endoskopischen Eingriff

Die Nachbehandlung (Medikamente, Rehabilitation usw.) erfolgt in Absprache zwischen dem nachbehandelnden Arzt und dem Arzt, der den endoskopischen Eingriff durchgeführt hat.

3.4   Ergebnisqualität

3.4.1 Beteiligung an Maßnahmen zur externen Qualitätssicherung der Ärztekammern
Die bei endoskopischen Eingriffen beteiligten Ärzte sind verpflichtet, die für eingeführte Maßnahmen der externen Qualitätssicherung (vergleiche insbesondere 3.4.2 Punkt 1–3) notwendigen Patientendaten in anonymer Form an die für Qualitätssicherung zuständigen Stellen bei den Ärztekammern zu übermitteln.

3.4.2 Beurteilung der Ergebnisqualität

Die Ergebnisqualität muß für die verschiedenen Fachgebiete sichergestellt werden durch
1. einen Vergleich zwischen ambulant und stationär durchgeführten endoskopischen Eingriffen (zum Beispiel anhand typischer Tracereingriffe und/oder Tracerdiagnosen),
2. einen reglmäßigen, fachspezifischen oder fachübergreifenden Austausch der Ergebnisse endoskopischer Eingriffe,
3. Patientenbefragung zur Erhebung der Patientenzufriedenheit und den Spätergebnissen endoskopischer Eingriffe,
4. den Nachweis einer regelmäßigen Fortbildung.

12.6 Kommission für Krankenhaushygiene und Infektionsprävention

Anforderungen der Hygiene beim ambulanten Operieren in Krankenhaus und Praxis

Anlage zu Ziffern 5.1. und 4.3.3 der Richtlinie für Krankenhaushygiene und Infektionsprävention

1 Einleitung

Das ambulante Operieren darf für den Patienten nicht mit einem höheren Infektionsrisiko verbunden sein als operative Eingriffe im Rahmen einer stationären Behandlung. Stationäre und ambulante operative Eingriffe erfordern den gleichen Hygienestandard.

Operative Eingriffe im Sinne dieser Richtlinie sind die nach § 115 Abs. (1) 1. (SGB V) katalogisierten ambulanten durchführbaren Operationen.

Vor elektiven Eingriffen sollen Infektionen auch anderer Organe oder Organsysteme erkannt und ggf. behandelt worden sein.

Deshalb ist die präoperative Untersuchung auch unter dem Gesichtspunkt der Infektionsprävention durchzuführen und zu dokumentieren. Die Eingriffe sind in der Reihenfolge A, B und C durchzuführen, wenn sie nicht verschiedenen Räumen zugeordnet sind.

A Aseptische und diesen gleichzusetzende operative Eingriffe.

B Operative Eingriffe an Organen oder Geweben, die mikrobiell besiedelt oder potentiell mikrobiell besiedelt sind.

C Operative Eingriffe an infizierten Organen oder Geweben.

2 Allgemeine bauliche Anforderungen

Die baulichen Gegebenheiten sind im OP-Bereich so zu gestalten, daß die Eingriffe unter hygienisch einwandfreien Bedingungen durchgeführt werden können.

Bei der Planung von Einrichtungen für ambulante Operationen ist ein Arzt für Hygiene beratend hinzuzuziehen.

Der Raumbedarf hängt von der Art der Eingriffe ab. Der OP-Bereich ist vom übrigen Praxisbereich zu trennen.

Flächen

Die raumumschließenden Flächen wie Fußboden, Wände und Decke und die Flächen von technischen Einrichtungen müssen leicht zu reinigen und zu desinfizieren sein. Kantenübergänge sind so auszuführen, daß keine Schmutzablagerungen in Ecken und Winkeln möglich sind (z. B. gekehlte Fußleiste).

Einrichtung

Leuchten, Heizflächen, Hängeanschlüsse usw. sind so zu gestalten und anzubringen, daß Staubablagerungen nach Möglichkeit vermieden werden. Die Oberflächen müssen zugänglich und allseitig leicht zu reinigen und zu desinfizieren sein. Oberflächen von elektrischen Installationen (z. B. Schaltschränken) müssen die Anwendung von Desinfektionsmitteln, z. B. wäßrige Lösung, ermöglichen, ohne dadurch beschädigt zu werden.

Installationen

Installationen sind so auszuführen, daß von ihnen keine hygienischen Gefahren ausgehen und notwendige Desinfektionsmaßnahmen erfolgreich durchgeführt werden können.

3 Mindestanforderungen für operative Eingriffe

3.1 Räume

- Operationsraum/räume,
- Umkleidebereich für Patienten,
- Umkleidebereich für das Personal mit Waschbecken und Vorrichtung zur Durchführung einer Händedesinfektion,
- ggf. Geräte- und Vorratsraum/räume (rein),
- ggf. Ruheraum/Aufwachraum für Patienten,
- Putzraum/Entsorgungsraum,
- Sterilisierraum mit Aufbereitungsbereich.

Aus Gründen der Infektionsprävention sind RLT-Anlagen nicht erforderlich.

---

* Die nach § 115 (Abs. 1) 1. (SGB V) katalogisierten ambulant durchführbaren Operationen werden von den zuständigen Berufsverbänden eingeteilt in: 1. Eingriffe, bei denen die Mindestanforderungen nach Ziffer 3, 2. Eingriffe bei denen die Mindesanforderungen nach Ziffer 4 dieser Anlage erfüllt sein müssen. Nach Abstimmung mit der Kommission für Krankenhaushygiene und Infektionsprävention wird diese Einteilung als Anhang zur Anblage veröffentlicht.

3.2 Personal

Vor operativen Eingriffen ist die Berufskleidung (z. B. Kittel) anzulegen und nach einer hygienischen Händedesinfektion eine den Anforderungen an den Eingriff entsprechende frische Schutzkleidung (z. B. Schutzkittel, Schürze, Mund-Nasen-Schutz, Haarschutz, sterile Handschuhe) anzulegen.

Die Schutzkleidung wird nach operativen Eingriffen in entsprechende Behältnisse abgelegt.

3.3 Patient

Die Haut des Operationsgebietes des Patienten ist zu reinigen und, falls erforderlich, zu rasieren. Die Rasur soll am Tage des Eingriffs kurz vor der Operation hautschonend durchgeführt werden. Die Hautdesinfektion erfolgt mindestens zweimal von zentral nach peripher. Das Desinfektionsmittel ist mit sterilen Tupfern auf der Haut zu verteilen. Die Haut muß während der für das Desinfektionsmittel vorgeschriebenen Einwirkzeit vollständig benetzt sein. Es ist darauf zu achten, daß kein herabgelaufenes Desinfektionsmittel unter den Patienten gelangt, da dies zu schweren Nekrosen führen kann.

Zur Hautdesinfektion sind vornehmlich Mittel auf der Wirkstoffbasis von Alkoholen zu verwenden. Zur Keimreduktion auf Schleimhäuten können Antiseptika verwendet werden. Im Anschluß an die Desinfektion ist die Umgebung des Eingriffsgebietes bzw. die gesamte Haut abzudecken.

Bei Operationen, bei denen eine Durchnässung zu erwarten ist, sollen flüssigkeitsundurchlässige Abdeckungen verwendet werden. Inzisionsfolien als Abdeckung leisten keine hygienischen Vorteile.

3.4 Ver- und Entsorgung von sterilem und kontaminiertem (benutztem) Material

Instrumente und medizinisches Material dürfen nur in staubgeschützten Schränken im Operationsraum vorgehalten werden. Eine Lagerhaltung im Operationsraum ist nich zulässig.

Benutzte Instrumente, Materialien und textile Abdeckmaterialien sind so zu entsorgen oder zur Aufbereitung zu transportieren, daß Patienten, Personal und Umgebung nicht kontaminiert werden. Abfälle sind in geeigneten, geschlossenen Behältnissen zu entsorgen. Spitze, scharfe und zerbrechliche Gegenstände dürfen nur in geschlossenen Behältnissen entsorgt werden, deren Wände vom Inhalt nicht durchstochen werden können.

3.5 Durchführung der Desinfektionsmaßnahmen

Die Maßnahmen ergeben sich aus der Art des Eingriffs (Gruppe A, B oder C) und daraus, ob der Patient an einer übertragbaren Krankheit leidet.

Für die routinemäßige Desinfektion sind Mittel der Liste der Deutschen Gesellschaft für Hygiene und Mikrobiologie (DGHM) zu verwenden. Neben der routinemäßigen Reinigung oder Desinfektion können zusätzliche Desinfektionsmaßnahmen notwendig werden. Dies kann erforderlich sein, wenn eine Kontamination vorliegt. Dabei ist zu beachten, daß eine ausreichende Wirksamkeit der Mittel gegen Mykobakterien und Viren vorhanden ist. Es sind bevorzugt aldehydhaltige Flächendesinfektionsmittel zu verwenden. Alle Maßnahmen sind als Scheuer-Wisch-Desinfektion durchzuführen.

Maßnahmen nach Eingriffen der Gruppen A und B

Desinfiziert werden die patientennahen Flächen (z. B. OP-Lampe), alle kontaminierten Flächen außerhalb des patientennahen Umfeldes sowie der Fußboden im patientennahen Umfeld. Erst nach Abschluß der Desinfektionsarbeiten können die Vorbereitungen für den nächsten Eingriff begonnen werden.

Maßnahmen nach Eingriffen der Gruppe C

Desinfiziert werden die patientennahen (z. B. OP-Lampe), alle kontaminierten Flächen außerhalb des patientennahen Umfeldes sowie der Fußboden. Erst nach Abschluß der Desinfektionsarbeiten können die Vorbereitungen für den nächsten Eingriff begonnen werden.

Maßnahmen nach Betriebsende

Am Ende des OP-Betriebes ist eine Desinfektion und Reinigung aller Flächen bis zu einer Höhe von ca. 2 m sowie des gesamten Inventars durchzuführen.

4 Mindestanforderungen für operative Eingriffe mit erhöhten Anforderungen an die Keimarmut

4.1 Räume

Operationsbereich:
- Operationsraum/-räume,
- Waschraum mit Vorrichtung zur Durchführung der Händedesinfektion,
- Personalumkleideraum,
- gemeinsamer Patientenumkleide-/Patientenübergaberaum,

- ggf. zusätzlich Vorraum (Ein- und Ausleitungsraum),
- ggf. Aufwachraum/Ruheraum,
- Geräte- und Vorratsraum,
- Raum (Bereich) für Geräte- und Instrumentenaufbereitung (rein/unrein)/Sterilisierraum,
- Putzraum/Entsorgungsraum.

Die Größe des Operationsraumes ist so zu bemessen, daß er unter Berücksichtigung der Arbeitsabläufe ausreichend Platz für das notwendige Personal und die erforderlichen Geräte bietet, da räumliche Enge die erforderlichen hygienischen Maßnahmen behindert. In jedem Operationsraum darf nur ein Operationstisch installiert werden.

Wasch- und Reinigungsbecken sowie Bodenabläufe sind grundsätzlich in Operationsräumen nicht zulässig.

Toiletten dürfen nicht im OP-Bereich untergebracht werden. Sie sind vorzugsweise im unreinen Raum der Personal- und Patientenumkleide unterzubringen.

Raumlufttechnische Anlagen (RLT-Anlagen)

Sind RLT-Anlagen aufgrund der Art und Eingriffe erforderlich, sind sie nach DIN 1946 Teil 4 auszuführen.

Der Betrieb einer raumlufttechnischen Anlage dient auch der Sicherung arbeitsmedizinischer Bedingungen. Zu den besonderen Aufgaben der raumtlufttechnischen Anlage gehört neben der Aufrechterhaltung des erforderlichen thermischen Raumklimas und der Ableitung von Narkosegasen die weitgehende Herabsetzung des Gehaltes an Mikroorganismen und Staub. Art und Dimension von raumlufttechnischen Anlagen richten sich nach arbeitsmedizinischen Vorschriften und krankenhaushygienischen Richtwerten für Keimbelastung in Abhängigkeit von den durchzuführenden Operationen.

4.2 Personal

Personen, die den OP-Bereich betreten, müssen im unreinen Bereich der Personalumkleide ihre Oberbekleidung und Schuhe bis auf die Unterwäsche ablegen. Vor Betreten des reinen Bereichs ist eine hygienische Händedesinfektion durchzuführen. Im reinen Bereich werden keimarme Bereichskleidung (Hose, Hemd oder Kittel, OP-Schuhe) und der Haarschutz angelegt.

Im OP-Bereich darf an Händen und Unterarmen kein Schmuck (z. B. Uhren, Eheringe, Armbänder) getragen werden. Das Operationsteam führt im Waschraum die chirurgische Händedesinfektion durch.

Haarschutz und Mund-Nasen-Schutz

Der Mund-Nasen-Schutz ist spätestens vor Betreten des Waschraumes oder des Einleitungsraumes anzulegen. Betreten des OP-Raumes ohne Mund-Nasen-Schutz ist nicht zulässig. Bart- und Kopfhaare müssen vollständig bedeckt sein. Der Mund-Nasen-Schutz muß Mund und Nase vollständig abdecken. Wird er gelöst, ist er zu erneuern. Danach ist eine hygienische Händedesinfektion durchzuführen. Vor jeder Operation ist ein neuer Mund-Nasen-Schutz anzulegen. Der Mund-Nasen-Schutz sollte nicht länger als zwei Stunden getragen werden.

Hygienische Händedesinfektion

Das Desinfektionsmittel wird über die trockenen Hände verteilt (Innen- und Außenflächen einschließlich Handgelenk, Flächen zwischen den Fingern und Daumen) und gründlich eingerieben. Dabei ist darauf zu achten, daß die Hände während der vorgeschriebenen Einwirkungszeit mit dem Mittel feucht gehalten werden. Die Einwirkzeit beträgt bei Präparaten mit Alkohol als Wirkstoff in der Regel mindestens 30 Sek.

Zur hygienischen Händedesinfektion sind, wenn vom Wirkungsspektrum her vertretbar, Mittel auf der Wirstoffbasis von Alkoholen zu verwenden, die in der Liste der DGHM oder der Desinfektionsmittel-Liste des Bundesgesundheitsamtes verzeichnet sind bzw. in den Standardzulassungen gemäß § 36 des Arzneimittelgesetzes (AMG) entsprechen. Die für die Händedesinfektion empfohlenen Mengen an Desinfektionsmittel sind als Mindestmengen anzusehen. Besondere Sorgfalt ist auf die Desinfektion der Fingerkuppen und der Nagelfalze zu verwenden. Wurden die Hände sichtbar oder merklich mit keimhaltigen Ausscheidungen (Eiter, Sputum, Stuhl, Exsudat u. ä.) kontaminiert, so sind die beschmutzten Stellen vor der eigentlichen Händedesinfektion mit einem Zellstoff- oder Wattebausch zu reinigen. Die hygienische Händedesinfektion ist dann zweimal nacheinander durchzuführen, ehe mit der Reinigung der Hände begonnen wird. Es ist darauf zu achten, daß bei der hygienischen Händedesinfektion in jedem Fall eine abschließende Desinfektion der gereinigten, trockenen Hände erfolgen muß.

Chirurgische Händedesinfektion
Zur chrirugischen Händedesinfektion sind Mittel auf der Wirkstoffbasis von Alkoholen zu verwenden, die in der Liste der DGHM verzeichnet sind bzw. die den Standardzulassungen gemäß § 36 AMG entsprechen.
Die chirurgische Händedesinfektion umfaßt zwei Verfahrensschritte. Die Haut muß zunächst durch Reinigungsmittel von dem ggf. an der Oberfläche befindlichen Schmutz befreit und anschließend abgetrocknet werden. Anschließend wird die Haut mit Desinfektionsmittel behandelt.

Desinfektion:
a) Desinfektion von Händen und Unterarmen einschließlich Ellenbogen,
b) Desinfektion von Händen und Unterarmen,
c) Desinfektion von Händen einschließlich Handgelenken, dabei Hände über Ellenbogenniveau halten (Mindesteinwirkzeit 3–5 Min.).
Während der vorgeschriebenen Einwirkzeit müssen die Hände und Unterarme vollständig mit Desinfektionsmittel benetzt sein. Danach dürfen Hände und Unterarme nicht mehr abgetrocknet werden.
Das operierende Personal gelangt nach Abschluß der chirurgischen Händedesinfektion vom Waschraum aus in den Operationsraum. Vor Anästhesiebeginn führt das Anästhesie-Personal eine hygienische Händedesinfektion durch.

Sterile Schutzkleidung
Im Operationsraum werden vom Operationsteam sterile Schutzkleidung (OP-Mantel) und sterile Handschuhe erst angelegt, wenn Hände und Unterarme trocken sind. Wenn erforderlich, ist flüssigkeitsdichte Kleidung zu tragen.

Verhalten des Personals
Der Wechsel von Handschuhen, Mund-Nasen-Schutz und/oder des sterilen OP-Mantels während einer Operation darf nicht in der unmittelbaren Nähe des Operations- und Instrumententisches durchgeführt werden.
Nach Beendigung der Operation werden die Handschuhe und der OP-Mantel im Operationsraum, der Mund-Nasen-Schutz außerhalb des Operationsraumes abgelegt.
Bei länger dauernden Operationen soll nach etwa zwei Stunden ein Wechsel des Mund-Nasen-Schutzes vorgenommen werden. Die nicht unmittelbar an der Operation Beteiligten (Springer, Anästhesiepersonal) müssen den Mund-Nasen-Schutz ebenfalls in angemessenen Zeitabständen wechseln. Vor der nächsten Operation ist ein neuer Mund-Nasen-Schutz anzulegen und erneut eine chirurgische Händedesinfektion durchzuführen. Nach Benutzung der WC-Anlage ist ein erneutes Umkleiden erforderlich. Beim Verlassen des Aufenthaltsraumes ist eine hygienische Händedesinfektion durchzuführen.
Ausschleusen des Personals: Bereichskleidung, Haarschutz sowie Operationsschuhe werden im unreinen Bereich der Personalumkleide abgelegt. Wird die Personalumkleide betreten, so ist vor einem erneuten Betreten des Operationsraumes ein erneutes Umkleiden erforderlich.

4.3 Patient
Die Haut des Operationsgebietes des Patienten ist bereits außerhalb des Operationsbereichs gründlich zu reinigen. Wenn eine Entfernung der Haare notwendig ist, darf sie am Operationstag erst kurz vor dem operativen Eingriff und möglichst außerhalb der Operationseinheit hautschonend durchgeführt werden. Im Operationsraum erfolgt eine gründliche Desinfektion der Haut des Operationsgebietes mindestens zweimal von zentral nach peripher.
Das Desinfektionsmittel ist mit sterilen Tupfern auf der Haut zu verteilen. Die Haut muß während der für das Desinfektionsmittel vorgeschriebenen Einwirkungszeit vollständig benetzt sein. Es ist darauf zu achten, daß kein herabgelaufenes Desinfektionsmittel unter den Patienten gelangt, da dies zu schweren Nekrosen führen kann.
Zur Hautdesinfektion sind vornehmlich Mittel auf der Wirkstoffbasis von Alkoholen zu verwenden. Die Präparate müssen frei von bakteriellen Sporen sein. Zur Keimreduktion auf Schleimhäuten können Antiseptika verwendet werden. Im Anschluß an die Desinfektion ist die Umgebung des Operationsgebietes bzw. die gesamte Haut neben dem vorgesehenen Operationsschnitt abzudecken. Bei Operationen, bei denen eine Durchnässung zu erwarten ist, sollen flüssigkeitsundurchlässige Abdeckungen verwendet werden. Inzisionsfolien als Abdeckung bieten keine hygienischen Vorteile.

4.4 Ver- und Entsorgung von sterilem und kontaminiertem (benutztem) Material; Wegeführung für Patienten, Personal und Güter
Instrumente und medizinisches Material dürfen nur in staubgeschützten Schränken im Eingriffsraum vorgehalten werden. Eine Lagerhal-

tung im Eingriffsraum ist nicht zulässig. Benutzte Instrumente, Materialien und textile Abdeckungsmaterialien sind so zu entsorgen oder zur Aufbereitung zu transportieren, daß Patienten, Personal und Umgebung nicht kontaminiert werden. Abfälle sind in geeigneten, geschlossenen Behältnissen zu entsorgen.

Wäsche und Abfall sind unmittelbar nach Operationsende in ausreichend keimdichten, geschlossenen Behältnissen zum Entsorgungsraum zu transportieren. Spitze, scharfe und zerbrechliche Gegenstände dürfen nur in geschlossenen Behältnissen entsorgt werden, deren Wände vom Inhalt nicht durchstochen werden können.

Eine Trennung der Wege für Patienten und Personal vor und nach der Operation aus Gründen der Infektionsprävention ist nicht erforderlich. Auf den Wegen für Patienten und Personal können auch die Geräte, sterile und nichtsterile Güter transportiert werden.

4.5   Maßnahmen während und nach jeder Operation

Die Zahl der Personen im Operationsraum und das Sprechen und Umhergehen sind auf das notwendige Maß zu beschränken. Die Türen der Operationseinheit einschließlich des OP-Raumes dürfen grundsätzlich sowohl während der Operation als auch außerhalb der Operation nicht offen stehen. Die Instrumententische für die nachfolgenden Operationen dürfen im Operationsraum nicht während einer Operation, sondern erst nach Beendigung der Entsorgungs- und Desinfektionsmaßnahmen gerichtet werden.

Maßnahmen bei Operationen der Gruppe A
Benutzte Instrumente, Materialien und textile Abdeckmaterialien sind so zu entsorgen oder zur Aufbereitung zu transportieren, daß Patienten und Umgebung nicht kontaminiert werden. Abfälle sind in geeigneten, geschlossenen Behältnissen zu entsorgen. Alle Behältnisse mit kontaminiertem Material sind nach Beendigung der Operation aus dem Operationsraum in den Entsorgungsraum zu transportieren.

Maßnahmen bei Operationen der Gruppe B
Alle Instrumente, Textilien und ggf. kontaminierte Geräte, die während eines nicht aseptischen Teiles einer Operation in Gebrauch waren oder auf dem Instrumententisch lagen, sind vor Beginn des aseptischen Teiles des Eingriffes zu wechseln. Benutzte Instrumente, Materialien und textile Abdeckungsmaterialien sind so zu entsorgen oder zur Aufbereitung zu transportieren, daß Patienten, Personal und Umgebung nicht kontaminiert werden. Abfälle sind in geeigneten, geschlossenen Behältnissen zu entsorgen. Alle Behältnisse mit kontaminiertem Material sind nach Beendigung der Operation aus dem Operationsraum in die Entsorgungsschleuse zu transportieren.

Verhalten und Maßnahmen bei Operationen der Gruppe C
Nach einer Operation der Gruppe C muß das Operationsteam den OP-Mantel und die Handschuhe im Operationsraum in die dafür vorgesehenen Behältnisse ablegen. Ggf. legen alle im Operationsraum anwesenden Personen einen keimarmen OP-Mantel an und wechseln die Operationsschuhe beim Verlassen des Operationsraumes. Alle Personen müssen sich für die nachfolgende Operation aus- und mit frischer Bereichskleidung wieder einkleiden.

4.6   Durchführung der Desinfektionsmaßnahmen im OP-Bereich

Die Maßnahmen ergeben sich aus der Art des Eingriffs (Gruppe A, B oder C) und daraus, ob die Patienten an übertragbaren Krankheiten leiden.

Für die routinemäßige Desinfektion sind Mittel der Liste der DGHM zu verwenden. Neben der routinemäßigen Reinigung und Desinfektion können zusätzliche Desinfektionsmaßnahmen notwendig werden. Dies kann erforderlich sein, wenn eine Kontamination durch Eiter, Blut, Speichel, Urin oder Fäzes vorliegt. Dabei ist zu beachten, ob ggf. eine ausreichende Wirksamkeit der Mittel gegen Mykobakterien und Viren vorhanden ist. Es sind bevorzugte aldehydhaltige Flächendesinfektionsmittel zu verwenden. Alle Maßnahmen sind als Scheuer-Wisch-Desinfektion durchzuführen.

Maßnahmen nach Operationen der Gruppen A und B
Desinfiziert werden die patientennahen Flächen (z. B. OP-Lampe), alle kontaminierten Flächen außerhalb des patientennahen Umfeldes sowie der Fußboden im patientennahen Umfeld. Erst nach Abschluß der Desinfektionsarbeiten können die Vorbereitungen für die nächste Operation begonnen werden.

Maßnahmen nach Operationen der Gruppe C
Desinfiziert werden die patientennahen Flächen (z. B. OP-Lampe), alle kontaminierten Flächen außerhalb des patientennahen Umfeldes.

sowie der Fußboden. Erst nach Abschluß der Desinfektionsarbeiten können die Vorbereitungen für die nächste Operation begonnen werden.

Maßnahmen nach Operationen bei Patienten mit übertragbaren Krankheiten
Desinfiziert werden die patientnnahen Flächen (z. B. OP-Lampe), alle kontaminierten Flächen außerhalb des patientennahen Umfeldes sowie der gesamte Fußboden. Dabei ist zu beachten, ob ggf. eine ausreichende Wirksamkeit der Mittel gegen Mykobakterien und Viren vorhanden ist. Deshalb ist bei der Wahl des Desinfektionsmittels der Arzt für Hygiene hinzuzuziehen.
In bestimmten Fällen können auch umfangreiche Maßnahmen erforderlich sein; z. B. werden bei offener Lungentuberkulose alle Flächen und das gesamte Inventar desinfiziert.
Bei behördlichen (vom Amtsarzt) angeordneten Desinfektionen sind Mittel der Desinfektionsmittel-Liste des Bundesgesundheitsamtes in der dort angegebenen Konzentration und Einwirkzeit zu verwenden.

Maßnahmen in Nebenräumen
In den Waschräumen sollten ggf. auch während des Operationsbetriebes benutzte Waschbecken einschließlich Armaturen und kontaminierte bzw. nasse Wand- und Bodenflächen regelmäßig desinfiziert werden.

Maßnahmen nach Betriebsende
Täglich nach Betriebsende ist eine Desinfektion und Reinigung aller Flächen bis zu einer Höhe von ca. 2 m sowie des gesamten Inventars durchzuführen.

5   Weitere Maßnahmen

Ausführliche Erläuterungen sind der Anlage zu Ziffer 5.1. »Anforderungen der Krankenhaushygiene in der operativen Medizin« zu entnehmen.
Zu den allgemeinen Anforderungen an Reinigung, Desinfektion und Sterilisation – insbesondere von Wäsche und Instrumenten – wird auf die Anlagen zu den Ziffern
6.12   Hausreinigung und Flächendesinfektion,
7.1   Durchführung der Sterilisation,
7.2.   Durchführung der Desinfektion
verwiesen.
Ebenso ist die Anlage zu Ziffer 5.6 »Hygienische Untersuchungen in Krankenhäusern und anderen medizinischen Einrichtungen« zu berücksichtigen.
Entsprechend § 9 der Unfallverhütungsvorschrift ist ein Hygieneplan zu erstellen. Eine Infektionsstatistik ist gemäß Forderungen des 96. Deutschen Ärztetages von allen operativ tätigen Ärzten zu führen.

Sachverzeichnis

Q

R

S

T

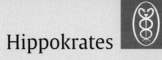
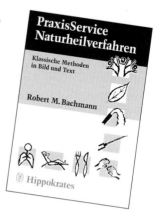